当代国家级名老中医学术经验丛书 **总主编** 段富津 韩 燕

国家级名老中医
浙江省名中医

徐志瑛学术经验集

主 审 徐志瑛
主 编 何以蓓

中国中医药出版社
·北 京·

图书在版编目（CIP）数据

徐志瑛学术经验集/何以蓓主编．—北京：中国中医药出版社，2016.5
（当代国家级名老中医学术经验丛书）
ISBN 978－7－5132－2470－3

Ⅰ.①徐…　Ⅱ.①何…　Ⅲ.①中医学－临床医学－经验－中国－现代
Ⅳ.①R249.7

中国版本图书馆CIP数据核字（2015）第087315号

中 国 中 医 药 出 版 社 出 版
北京市朝阳区北三环东路28号易亨大厦16层
邮政编码　100013
传真　010 64405750
北京市泰锐印刷有限责任公司印刷
各地新华书店经销
*
开本 710×1000　1/16　印张 17.5　字数 313 千字
2016年5月第1版　2016年5月第1次印刷
书号　ISBN 978－7－5132－2470－3
*
定价　45.00元
网址　www.cptcm.com

社长热线　010 64405720
购书热线　010 64065415　010 64065413
微信服务号　zgzyycbs
书店网址　csln.net/qksd/
官方微博　http://e.weibo.com/cptcm
淘宝天猫网址　http://zgzyycbs.tmall.com

《徐志瑛学术经验集》

编 委 会

主　审　徐志瑛
主　编　何以蓓
副主编　王新华　凌红羽（凌艺匀）
编　委　（按姓氏笔画排序）
王德玉　方灵云　朱杭溢
汤　军　许海舰　杜　颖
何煜舟　陈　永　庞彩苓
胡秋末　徐　华　殷莉波
傅淑艳　裘生梁

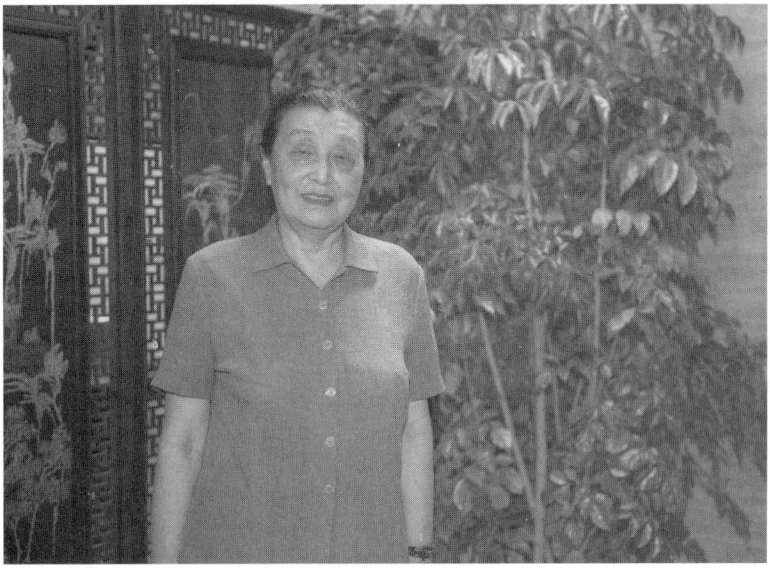

徐志瑛教授

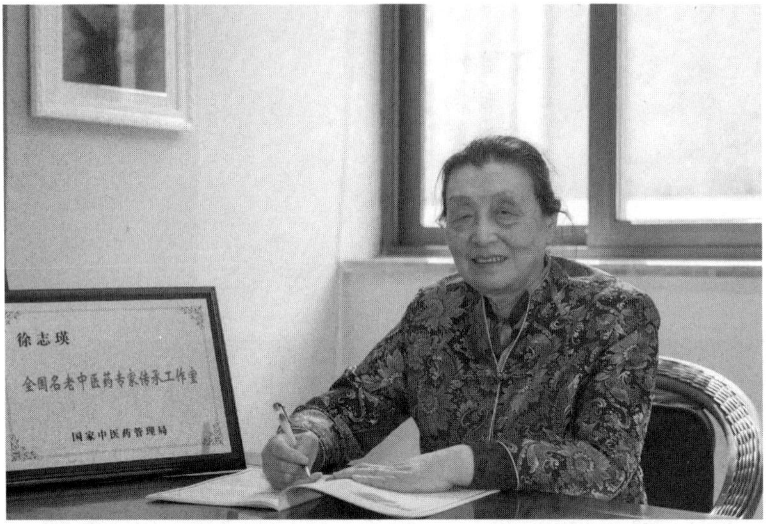

徐志瑛教授（摄于 2016 年工作室）

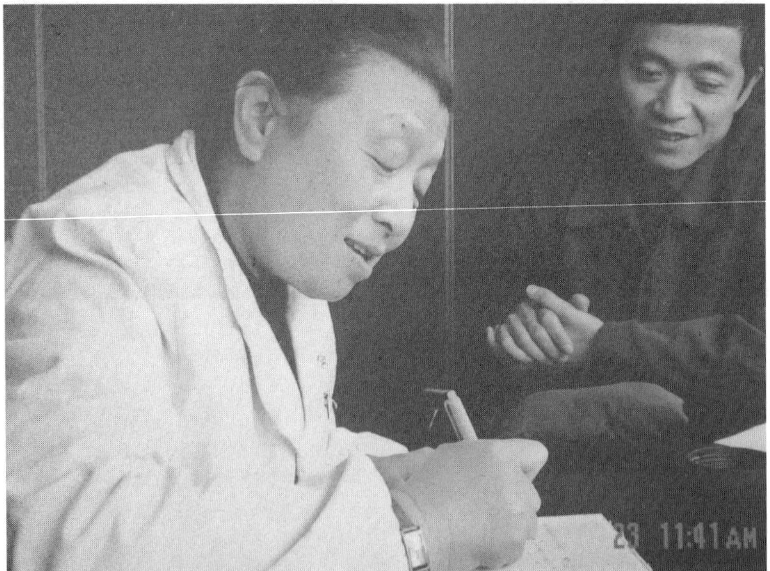

徐志瑛教授为患者诊病

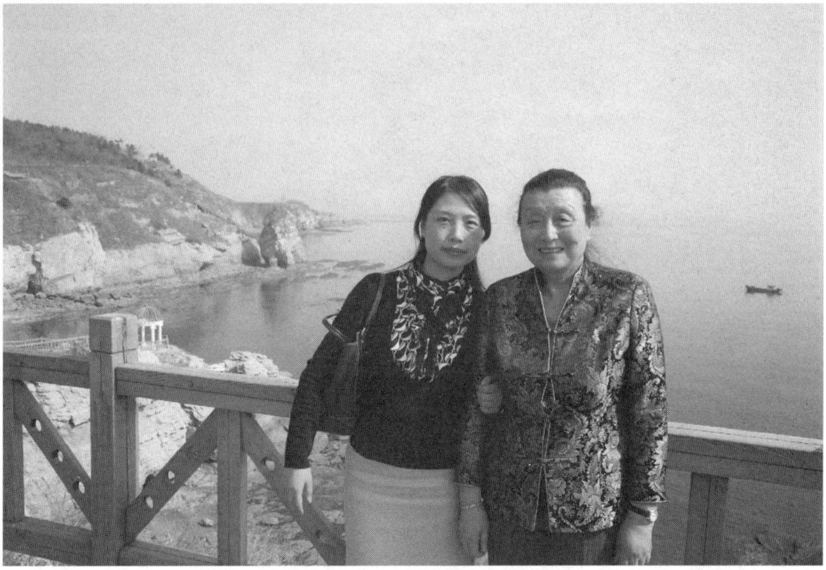

徐志瑛教授与女儿凌红羽

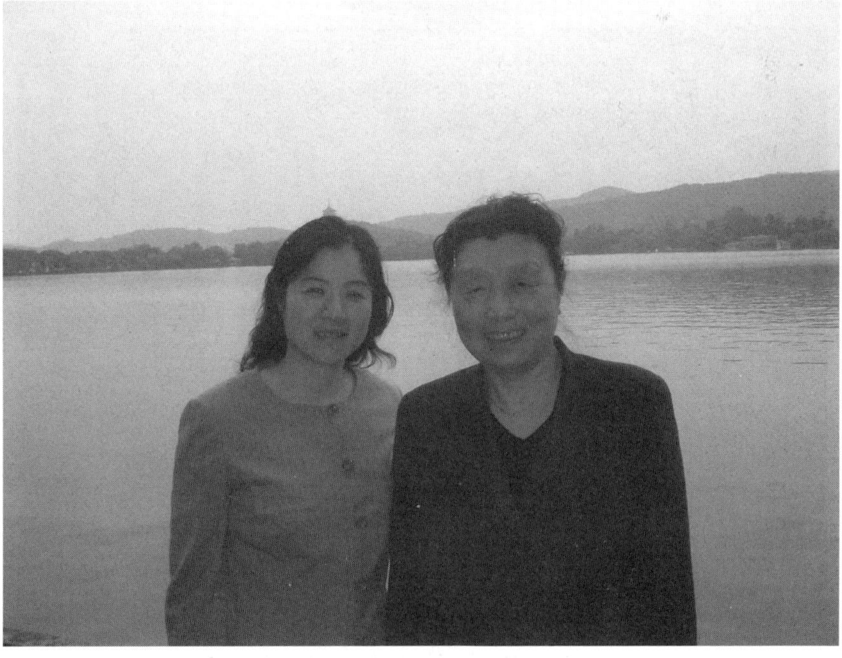

徐志瑛教授与本书主编何以蓓

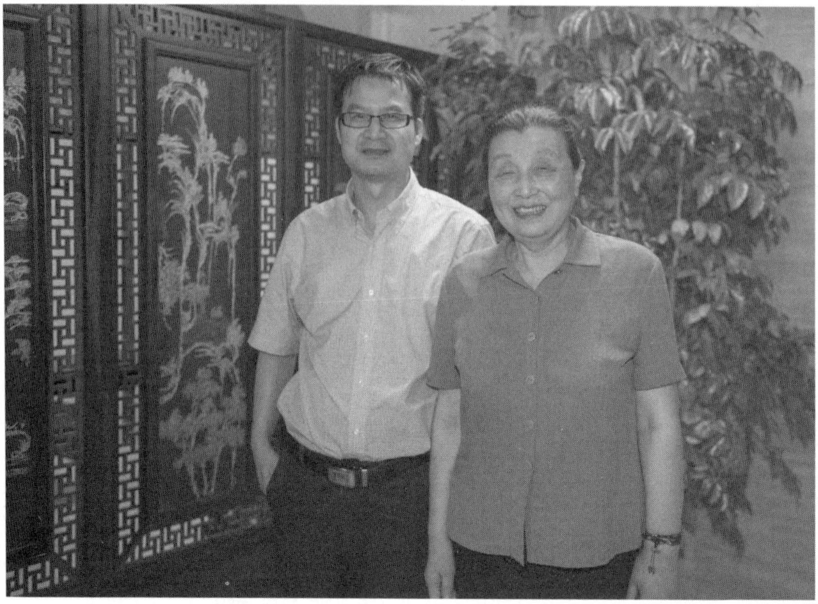

徐志瑛教授与弟子王新华

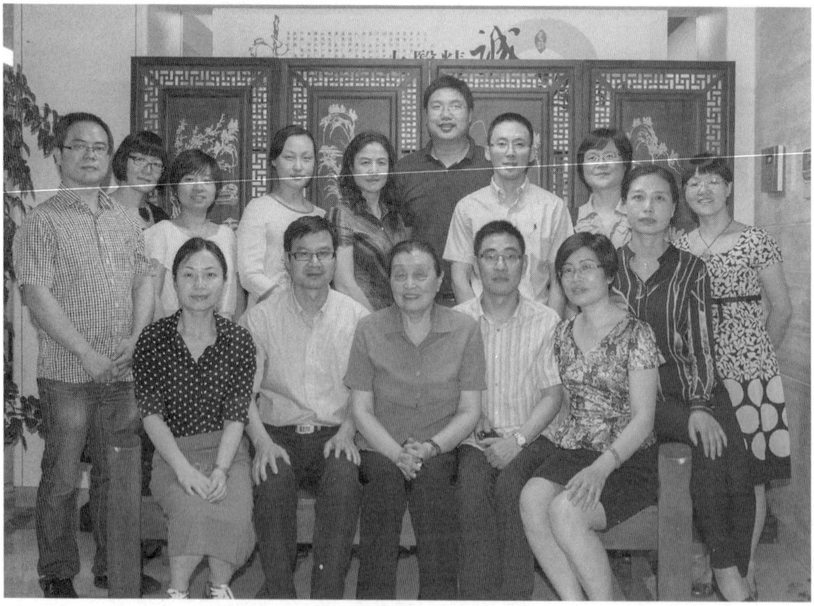

徐志瑛教授与学生和弟子

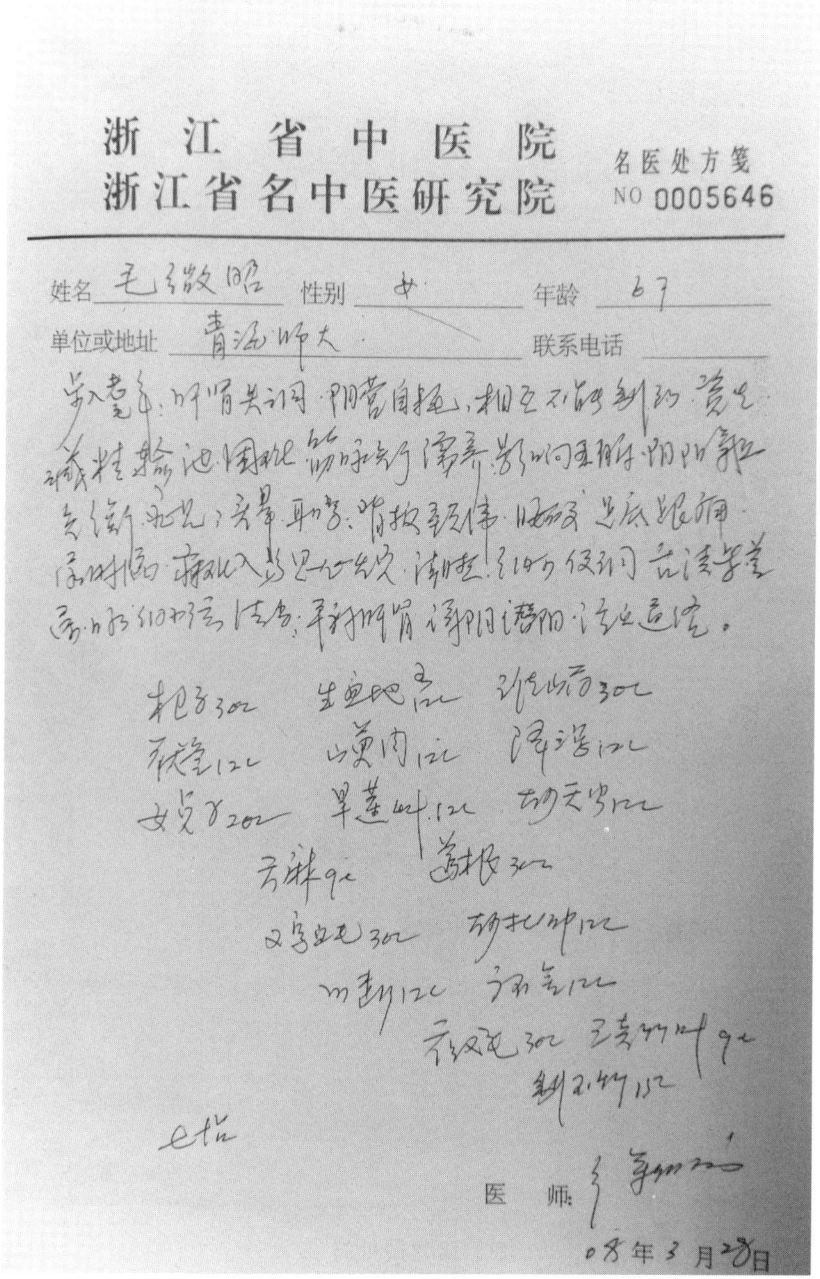
浙江省中医院
浙江省名中医研究院
名医处方笺
NO 0005646
姓名 性别 女 年龄 67
单位或地址 联系电话
医师：
08年3月28日

徐志瑛教授处方一

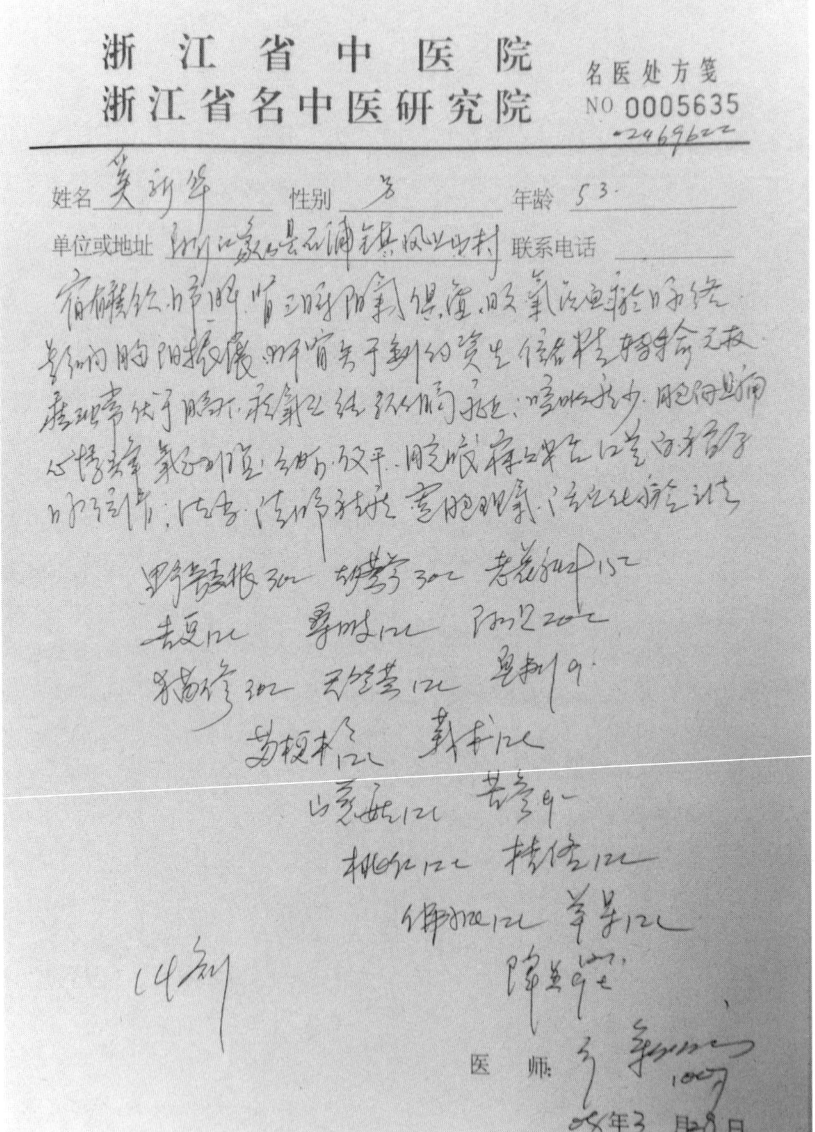

浙江省中医院

浙江省名中医研究院

名医处方笺

NO 0005635

姓名 [illegible] 性别 [illegible] 年龄 53

单位或地址 [illegible] 联系电话

[illegible]

医师：[illegible]

08年3月28日

徐志瑛教授处方二

简　介

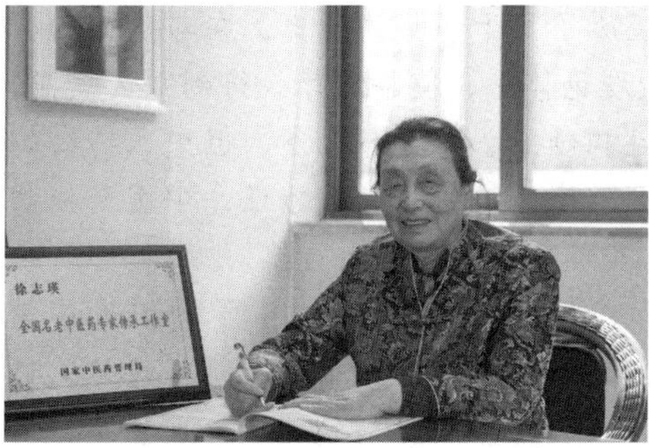

徐志瑛，女，主任中医师，教授，博士研究生导师。1939 年 12 月出生于浙江杭州，1965 年毕业于浙江中医学院（现浙江中医药大学）中医医疗系（六年制），毕业后一直从事临床、教学、科研工作。曾任浙江中医学院附属第一医院、浙江省中医院院长兼浙江中医学院中医系主任、中医教研室主任兼中内科主任。历任浙江省中医学会常务理事、中国中西医结合呼吸病学会常务理事、浙江省老年科学技术学会常务理事、浙江省老年卫生工作者协会常务理事。被聘为《浙江中医杂志》《中华现代中医学杂志》《浙江工程与医学》等杂志的特邀编委。1997 年被评为浙江省名中医和浙江省名老中医药专家学术经验继承工作指导老师，2004 年获全国老卫生科技优秀工作者称号，2005 年被聘为国家级卫生应急专家，2006 年获得“首届中医药传承特别贡献奖”，2002 年和 2012 年先后被遴选为全国老中医药专家学术经验继承工作第三批和第五批指导老师，2011 年国家中医药管理局批准成立“徐志瑛全国老中医药专家传承工作室”。

序　言

中医学从《黄帝内经》开始，已经历了两千多年的历史，在与疾病的斗争中不断开拓和发展，创造了辨证论治理论体系，使临床疗效得到很大提高。虽然中医学经过了跌宕起伏，也有暗流和礁石、高峰与低谷，但中医传统的理法方药今天仍在临床上大放异彩，临床疗效得到了有效验证，中医药依然深入人心，得到广大民众的认可，为人类健康做出了极大贡献。

经过50多年的临床、教学与科研，我深深感受到了中医学的博大和精深。中医学是通过"审证求因""审因求症"，通过症和因进行辨证论治，进而提出施治方案；是从整体观出发，以五脏为中心，对精、气、血、津、液的亏损，通过脏腑间相辅相成的协调和相互滋生、相互制约的平衡，联系局部与整体，采用中药进行治疗，从而使脏腑协调，气血和顺，阴阳平衡，最终去除疾病，达到生机不息。

继承和创新是中医学代代相传的关键所在。近些年，国家不断探索通过多种方式培养中医人才，如研究生教育、师承教育、继续教育等。然而更重要的则是靠临床实践和自身感悟。这是因为，临床医学是研究疾病病因、诊断、治疗和预后，提高临床治疗水平，促进人体健康的科学，是直接面对疾病和患者，对患者直接实施治疗的科学。自然环境、人体禀赋、工作劳逸、生活贫富、社会进步等都会影响人的身体健康。我自行医以来，疾病病种的变化就很大，所以医生要"学到老"。现代中医师更要"古为今用，结合现代，验证经典，继承创新"，每代医师只有真正做到前辈希望的那样"青出于蓝而胜于蓝"，才能做好继承和创新。

徐志瑛

2015年10月20日

总 前 言

中医药学源远流长，上溯先秦，下逮近代，群贤辈出，代有传人，创造了光辉的学术成就，积累了丰富的理论和经验。新中国成立以来，中医药学开展了中医理论研究和中医药现代化建设等工作，中医药学无论在理论上还是在实践上都得到了很大的发展，大大丰富了中医药学的内容。

中医药学术思想的传承具有浓厚的学科特色，名老中医个人在中医药学术发展中举足轻重。对于国家级名老中医的学术思想及宝贵经验进行整理，并以文字的形式进行呈现，这不仅是中医传承得以推广的有效手段，也是对中医药学科发展具有重要推动作用的基础性工作。为此，我们特编辑出版“当代国家级名老中医学术经验丛书”。

本丛书收录的均为人事部、原卫生部和国家中医药管理局联合遴选的国家级名老中医。这些名老中医又均为本省的名中医。每位名医单独成册，每册分为医家传略、临床治验、方药经验、医论医话和大事记等几部分，能够比较全面地反映名老中医药专家的临床经验和医学人生。

本丛书作者均为名老中医的弟子，对名老中医的诊疗经验和学术思想理解颇深，所收录的内容经验独到，特色明显，疗效突出，能够体现名老中医的特点。

本丛书资料翔实，内容丰富，语言精练，切合临床，具有较强的实用性，能够有效指导广大中医药者的临床实践，为中医药的学术传承发挥积极作用。

第二届国医大师　段富津

2015 年 7 月

前　言

徐志瑛教授是我国当代著名中医学家，在长达50年的医疗、教学和科研中，她融古贯今，积极探索，形成了自己独特的诊疗观，在中医临床、教学和科研等方面取得了突出成绩，为中医药事业发展做出了积极贡献。作为一位经验丰富的中医内科专家，徐志瑛教授擅长治疗呼吸系统疾病，提出“古为今用，结合现代，验证经典”的观点，强调肺为洁净之府，容不了丝毫异物，除常规运用清肺热、散风寒、化瘀湿等方法外，十分重视排痰治疗，将祛痰、豁痰、涤痰和化痰之法进行细分用于临床。治疗急、慢性呼吸系疾病均采用祛痰和豁痰之法，治疗留饮注重涤痰，在培本时化痰并注重健脾益肾；急性期缓解则按“春夏养阳，秋冬养阴”调理，首举膏方治疗。她的关于“慢性肺心病缓解期冬病夏治临床研究”课题，曾获浙江省医学科学技术进步奖二等奖，属国内领先。“通因通用”法多用于消化系疾病，然徐志瑛教授则将其用于呼吸系统疾病，实践证明，其“通因通用”法与现代医学机理完全符合。对于肺间质纤维化，徐志瑛教授提出了“肺络为病”的观点，认为此类患者的气管中、肺泡内和肺泡形成的死腔中都有痰积（痰栓），只有采用软化痰积、活血散瘀方可去除病因。然后整体调治，方能逐渐缓解病情，最终达到临床痊愈。经她治疗的肺间质纤维化病人，生存期超过10年者比比皆是，打破了西医所说的最多生存4年的界限。徐志瑛教授认为，呼吸系疾病均由热、湿（浊）、痰、瘀互结所致，且兼气虚、阴亏、津乏，故治疗上要综合考虑，急则“清热宣肺，祛痰豁痰，软坚活血”或“清热养阴，润肺豁痰，软坚活血”；缓则“补中不忘祛痰，益气必参活血，养阴需加清热，治肺需顾鼻咽”，整个治疗清中带补，寒温并用，动静结合。

对于代谢综合征，以及肝、胆、胃等消化系统疾病，徐志瑛教授提出“从肝论治”；肠道疾病在“审证求因”后以“六腑以通为荣”为治则，先清肠中瘀积之热，再行健脾补肾收敛之法，终达临床痊愈。

徐志瑛教授是一位勇于探索的学者。50年来，面对疑难杂症她倾心倾力，积累了丰富的经验，如肺脓疡、肝脓疡、脓胸、支气管扩张、胃溃疡、克隆恩病、阑尾脓肿等，她不是坐等患者上门，而是与西医外科联合，有的在引流间、有的在手术前主动前去观察病情并施以药方。她指出，虽然脓胸、肝脓疡不发热，然仍属痈证。痈证在病程发展中可出现热化和寒化，寒化往往因禀赋不足所致，治疗在清热的基础上加温通之品，如附子、桂枝、白芥子、皂角刺等，同时注重扶正袪邪，适加收敛之药，往往获效明显。

本书对徐志瑛教授临床、教学和用药情况进行整理，共分四章。第一章医家传略，介绍徐志瑛教授的从医经历和学术成就。第二章临床治验，介绍徐志瑛教授运用中医理论进行辨证论治的经验和案例。第三章方药经验，介绍徐志瑛教授不拘泥古方，临床用药的经验和常用验方。第四章医论医话，介绍了徐志瑛教授行医50年所形成的自己独特的治法特点、膏方及食疗治病养生的经验和对疾病诊治的体会与思考。

我侍诊徐志瑛教授十余年，耳濡目染，受益颇多。徐志瑛教授无论临证、教学，还是会诊、带教，其用心、耐心、专心、倾心的学术作风；对病人胆大心细、急病人所急的行医态度；对学生充满爱心、毫无保留的为师仁心深深地感染着我。本书编写过程中，徐志瑛教授因腰椎病发作，只能接受手术治疗。医生嘱咐她卧床休息，但她仍带病修改书稿，在书稿审定期间，她每天做完理疗后都是带着腰托坐在电脑前进行修改。她对中医事业的热爱和执着，对中医学术的严谨态度令我们后辈深受感动。这次长达1年多的编辑整理，使我更加感受到了中医学的博大精深和老一辈中医药专家深厚的专业素养和人文底蕴。她常说“时间宝贵”“学无止境”，希望后辈能为社会多做贡献。本书的出版是对徐志瑛教授多年临床、教学和方药等的经验总结，是为临床医师、在校学生和中医爱好者呈现的一份宝贵的指导资料。她常告诫我们，“你们一定要熟读经典，不断提高基础理论知识，完成继承和创新工作，为人类健康多做贡献”，并常用“青出于蓝而胜于蓝”激励我们。

我深深地感谢徐志瑛老师对我的倾心关怀和热心指导，诚挚感谢工作室的全体成员给我的无私配合和帮助，同时衷心感谢所有支持我完成本书的领导和专家。我将以此作为新的起点，继承、发扬老一辈中医药专家的宝贵经验，为人类的健康事业奉献我的绵薄之力。

何以蓓

2015年8月15日于杭州

目 录

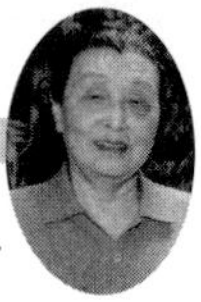

第一章

医家传略

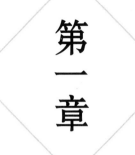

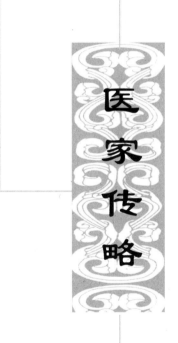

医学之道，源远流长。以伏羲为始，而著于岐黄；于仲景立法，而代有发展。古代诸贤，上穷七政，下查方宜，大而阴阳五行，小而昆虫草木，无不神明于意，而后可起沉疴以济世。徐志瑛教授精研《内经》《本草经》《伤寒论》等经典，旁及历代诸名贤之著述，无所不览，可谓功底深厚，学识广博。自入岐黄之门，行医五十载，兢兢业业，刻苦钻研，积累了丰富之临床经验。在此期间，她从基层做起，在生与死中摸爬滚打，练就了一身抢救急危重症的本领。她将中医经典理论融会贯通，提倡中西汇通，西为中用，在疑难病治疗中屡屡创造奇迹。而今，她虽已近耄耋之年，仍坚守在临床一线，一有闲暇则教书育人、笔耕不辍，将自己的临床经验无私地传授给年轻后辈，为了中医药事业的发展，可谓是呕心沥血，鞠躬尽瘁。

励志中医，服务基层

徐志瑛教授生长于秀美的西子湖畔，少年时期的她即对中医产生了浓厚的兴趣，立志要以中医药学济世为民，几经努力，她终于在1959年考入浙江中医学院（现为浙江中医药大学）。在校6年，她勤学苦读，孜孜不倦，虽感中医奥博难解，但必反复琢磨。天道酬勤，她毕业后坚定地踏入杏林，并逐渐对岐黄之术产生了浓厚的感情。

临床实习期间，徐志瑛教授遇到了一位中医家学渊源的老师——宁波城隍中医院妇科医师宋世焱先生。宋先生是闻名于世的宋氏妇科传人，不但岐黄之术了得，且善于兼收并蓄。他常以中、西医两法治疗疾病，且收效显著，这对徐志瑛教授日后采用中、西两法治病产生了深远的影响，也为其临床诊治水平的提高奠定了坚实的基础。

1965年大学毕业后，徐志瑛教授被分配到江西高安县人民医院，在那里一干就是8年。当地是血吸虫病流行区，第1年她下乡搞血吸虫病防治工作，血防工作小组成员除她之外都是西医出身且治疗血吸虫病也都是运用西医的锑剂治疗。当时徐志瑛教授刚从学校毕业不久，最初她只有开药瓶、抽药水的份儿，后来慢慢学会打针、用药，工作起来不分昼夜、不分中西。一天晚上11点，她刚忙完回到房间，一名患者家属惊慌失措跑来，原来患者使用锑

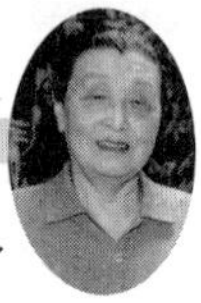

剂后发生了副作用，阿斯综合征——心脏停搏，于是全组人员紧急抢救，又是强心针、又是心内穿刺、又是心外按摩……经历了这次抢救后，徐志瑛教授深深感到有许多治疗技术必须在实践中才能提高。

一次在休息后回生产大队途中，她遇到大队长中风瘫痪在床，虽西药吃了不少但效果不明显。一个重体力劳动者躺在床上需要他人照顾，沮丧是可想而知的，大家听说徐志瑛教授是中医，就请她来试试。徐志瑛教授凭着自己学到的中医理论知识，予中药补阳还五汤加减和每天针灸治疗，1 个月后大队长能离床下地活动了。这是她第一次运用中医药治疗病人，初战告捷，信心陡增，徐志瑛教授真切感受到了弘扬中医医术的快乐。

在血防小组中，徐志瑛教授被分在切脾组。由于血吸虫病肝脾肿大腹水的患者很多，运用西药利尿起效快，能很快缓解痛苦，因此人们都习惯使用西药治疗，中医中药在当时几乎无人问津。在这种情况下，徐志瑛教授则常常以“学中医者当姓‘中’”而自勉。她发现腹水患者运用西医利尿或切除脾脏的方法后，远期效果并不佳，腹水还会不断地产生，她认为这正是发挥中医特长的好机会。肝脾大腹水的关键病机是“瘀”，选用化瘀的方法或可解除腹水。于是她大胆选用桂枝茯苓丸为主方加减，效果甚佳，肝脾大的情况逐渐改善，腹水消失，许多人又可以下地劳动了。这使徐志瑛教授深感中医药有广阔的用武之地，对“学以致用”这四个字的理解更深了，其名声也在当地传了开来。

1965 年 10 月至 1971 年在江西高安县人民医院工作期间，当时农村急性传染病（流行性出血热、乙脑、流脑、麻疹、钩端螺旋体病等）多发，且病情危重的很多，在抢救过程中，徐志瑛教授不但掌握了现代医学的诊断技术和操作方法，还运用中医药治愈和抢救了许多病人，积累了丰富的临床经验。记得刚大学毕业的 7 月份，她作为医疗队员下到公社开展乙脑的治疗。当天来了一位 15 岁女孩，高热、角弓反张、抽搐、神志不清，对这种情况她只在书本上看到过，从未亲眼看到，惊慌中不知道该这么办？正在发呆时，一位外科西医师过来了，用氯丙嗪针剂使抽搐得到缓解，同时又用了安乃近滴鼻和 30% 酒精擦浴等退热方法，但患者仍高烧不退。这位西医大夫对她说：治疗发热中医应该很有办法的。这句话让刚踏上工作岗位的徐志瑛教授增添了信心，她用银翘白虎汤、复方菖蒲郁金汤给病人开窍退热，第 3 天起患者的热度渐渐下降，第 4 天抽搐停止，第 5 天发现患者鼻、口腔有白色脓团，仔细一看全是蛔虫结成的团块在往外涌。她顾不上害怕，忙为患者清除蛔虫、反复冲洗。就这样，徐志瑛教授五天五夜守在患者身边，第 6 天患者终于热退神清。

这个案例激发了徐志瑛教授用中医中药攻克乙脑、流行性出血热等急性传染病病魔的决心。她发现，这些传染病高热往往是卫、气、营分同时受累，治疗不能按部就班，于是她用银翘白虎汤和复方菖蒲郁金汤抢救乙脑高热昏迷，缩短了病程，减少了后遗症，取得了满意的疗效。麻疹并发肺炎，她以化斑汤加减，清透疏泄，使很多患儿得到缓解。

在治疗流行性出血热过程中，第 1 例就碰上一位无尿、高度水肿的“胖子”，由于当时路途远、交通不便患者无法转送，徐志瑛教授就用凉血利尿中药不停灌服。到了晚上 9 点护士来告诉说，患者拉了一大盆约 4000mL 的尿，第二天再看时，患者已由“胖子”变成美女了。正是由于中医中药的运用，流行性出血热的死亡率由以往的 96.5% 降为 16.7%。

一次正值双抢季节，一个妇女抱着一个五六岁的孩子冲进门诊，哭着喊着求医生快点救人。徐志瑛教授察看患儿双瞳孔缩小，神志不清，已处于昏迷状态，问病史妇女告诉徐志瑛教授：患儿平时身体健康，因为农忙昨晚回家晚了，小孩已睡着，今一大早天还未亮又去田里干活，现回家准备给孩子做早饭，发现孩子没声音了。徐志瑛教授见状，考虑到患儿两餐未进食，诊断为低血糖导致休克，于是赶紧给予葡萄糖静脉推注，一会儿小孩就醒过来了。

8 年的江西工作经历，徐志瑛教授从一名学生成长为一名全科医生，艰苦的环境锻炼了她自强不息、坚韧不拔、在逆境中成长的精神，也使她看到了缺医少药给农村百姓带来的痛苦，使她进一步树立了“不分贵贱，一视同仁”的高尚医德。

厚积薄发，医术精湛

1971 年徐志瑛教授调入浙江省中医院，在这里她有幸得到了魏长春、杨继荪、宋世焱、陈过等名医的精心指点，加深了对中西医理论基础知识的理解，并在治疗中采用中西医结合的方法，取得了较好的疗效，受到了西医大夫和患者的好评。她率先在医院采用中医药进行“三衰”抢救，并成立中医急诊科，亲自担任科主任和学科带头人，并为省内开展和组建中医急诊协作组制定治疗方案，负责高热、出血、中风、休克、急性菌痢等课题研究，担任省急诊协作组副组长，为浙江省的中医急诊工作做出了重要贡献。之后她又转入慢性支气管炎、肺心病的研究，成立了呼吸科，使浙江省中医院成为全国中西医结合肺心病协助组副组长单位。她本人还担任秘书和常务理事，

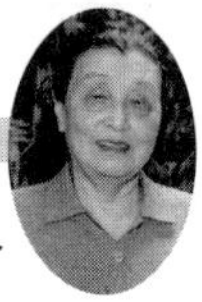

成为浙江省呼吸病学研究基地的学科带头人。

徐志瑛教授是一位全科中医师，在妇科、急诊、老年病、养生、疑难杂症等方面均有较好的疗效，尤其擅长急慢性支气管炎、支气管哮喘、支气管扩张、慢性阻塞性肺病、肺源性心脏病及肺间质纤维化等呼吸系疾病的治疗，且经验丰富特色明显。由于她中医基础理论深厚，对各类疑难杂症有其独特的见解，且擅长运用现代医学的检查手段，因而使患者得到了早期的确诊和满意的疗效。20 世纪 90 年代初，一位年仅 20 多岁的重症支气管哮喘患者，经药物治疗无效，已奄奄一息，年轻的值班医生见状均束手无策。当时徐志瑛教授任浙江省中医院院长，看到这种情况她当机立断，立即给予气管插管，人工机械通气。当时的呼吸机还是老一代国产的，设备相当落后，没有监测系统。她指导年轻医生守护在患者边上，不断调节机器和吸痰，并进行动脉血气分析监测，每 3 小时她来查房 1 次。经两天一夜的抢救，她终于把患者从死亡边缘拉了回来。现在回想起用这样落后的机器能把患者救活，该有何等的胆识和水平啊！

辨证施治，学术创新

50 多年的临床实践，徐志瑛教授积累了丰富的经验，并形成了自己的学术思想和观点。

1. 重视辨证的整体观

面对复杂的证候群，徐志瑛教授能透过现象看本质，抓住辨证的纲领和关键证候，准确地辨别病证的属性。如在呼吸系统疾病的治疗中她强调，黄痰固为有热，但白痰未必一并是寒。她认为二者皆因蕴结化热而成，其区别只是程度不同罢了。治肺脓疡，不要一味清热排脓，要重视“审证求因”注意其虚。如一例支气管胸膜瘘脓胸行胸腔闭锁引流患者，静脉抗生素使用 2 个多月，仍脓流不断，外科医生认为患者胸腔闭锁引流不可能拔除，需终生带管。徐志瑛教授会诊后见其消瘦，乏力，面色无华，舌质淡苔白，脉细，认为这是因长期肉腐血败为脓，正气必损伤而形成的邪恋正虚之证，应治以益气清热，排脓活血。她以大剂黄芪为主药，益气托毒生肌，鼓舞正气，加用清热解毒，化痰祛瘀生肌之药。经半年调治，患者瘘管口闭合，胸腔引管拔除，最后康复出院。

2. 治肺论痰，创治痰法

肺系疾病，虽临床表现不同，但究其病因病机不外一个“痰”字。痰既是肺、脾、肾、水液代谢失常的产物，又可成为肺疾的致病因素，引起更为广泛的病理变化，导致多种病证的发生，故辨治肺系疾病，不止于肺，亦不离于肺，关键在于“治痰”。

徐志瑛治痰之法可归纳为祛痰、化痰、豁痰、涤痰四法。祛痰指祛除体内上部大气道的痰饮，主要指祛除存在于肺部的痰饮，药如桔梗、贝母、天竺黄之类。化痰指借助于脾气的帮助来化去全身的痰饮，主要指痰较为清稀者，有健脾燥湿以杜生痰之源之意，药如二陈、平胃之类。豁痰指将积聚在体内的痰块化掉，使之成为较软的痰液排出体外，药如贝壳、石类。涤痰是指荡涤清稀或稠厚的无形之痰，以避免其窜走体内关节间隙、肌腱筋络或空腔之中而变生他病。无论何种治痰之法，其方药均能通过机体的调节将痰排出。就排痰的力量而言，涤痰 > 豁痰 > 祛痰 > 化痰。

3. 强调中西医互补，重宏观、微观结合辨证

在中医宏观辨证论治的基础上，结合现代医学技术，深入、微观地认识疾病，使中医辨证更趋完整、准确并得以发展。如她根据在纤维支气管镜、电镜下观察到老慢支患者气管壁充血水肿、痰积黏附难以排出的现象，提出在临证中必须重用祛痰、豁痰药物。一位高热 1 月余的中年女患者，咳嗽、咳痰不畅，时有咯血，久治不愈，身体虚弱。纤维支气管镜检查示：支气管中有较多痰液，右下支气管开口处有大量的痰液溢出。徐志瑛教授在辨证中抓住患者咯血后反而体温有所下降、支气管中聚有大量痰液及体弱气虚的特点，认为肺部的痰已阻塞在支气管中，且郁而化热伤及肺络，致肺失宣降，加之患者发热 1 个多月，肺气已虚无力排痰，故治疗上宜采用益气托毒排痰之法。她重用黄芩 30g，金荞麦 30g，鱼腥草 30g，生黄芪 30g，合用千金苇茎汤加桔梗 12g 和祛痰的寒水石、海浮石、蛤壳等，药后不到 1 周，患者便咳出大量黄白色痰液，体温逐渐正常。之后改用益气健脾，佐清肺化痰法调治收功。

再如对肺阴虚患者，纤维支气管镜检查发现：气道中痰干黏如栓，病人舌质红苔光如镜，她运用“增液行舟”法，选用山海螺、南沙参、麦冬、鲜芦根、鲜石斛等养阴之品使气道湿润，气道液增痰出，从而可迅速改善症状，后期再予清肺祛痰之法调治，效果满意。她在进行慢阻肺、哮喘血液流变学的研究中发现，此类患者存在血液黏稠度高的现象，故而提出在治疗早期就须重视活血化瘀法的运用。

4. 首举“冬病夏治”“冬令调治”

徐志瑛教授主张遵循《素问》的“春夏养阳，秋冬养阴”原则来调治肺系疾病，并总结出“补中不忘祛痰、益气必参活血、养阴需加清热”三大治则，寓清中带补、寒温并用、动静结合之意。自 1983 年以来，她利用慢性呼

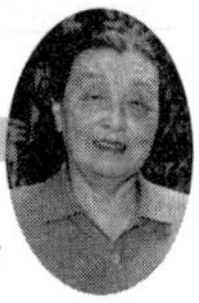

吸系疾病发作期和缓解期的时间差，首举“冬病夏治”“冬令调治”，按整体和阶段进行调理，使该病的发展得到缓解，有的甚至临床治愈的作用。她采用个体化治疗方法，每年运用膏滋和胶丸治疗的患者达1000多例。

5. 广集博采，用药灵活

徐志瑛教授有着丰富的用药配伍经验，常常是一药多用，内外结合。她认为，哮喘病人中出现过敏现象，是肺脏与气管的上皮细胞发生了变化，这与皮肤过敏性疾病是一致的，所以她常将的皮肤科的药物用于哮喘病患者，且疗效奇特。如治疗肺间质纤维化，按肺部疾病常规用药外，加重了活血软坚的药物，如白芥子、皂角刺、王不留行、槐角等，以荡涤无形痰瘀，使患者的肺CT片有明显改善。徐志瑛教授根据中医“肺主皮毛”的理论，临证治疗时十分重视肺与皮毛的关系。她发现，患肺系疾病的患者往往同时存在牛皮癣、皮炎等皮肤病，一旦肺部症状得到控制，牛皮癣或皮炎也相继消退，于是她常在治疗肺部疾患的药中加入皮肤科药物，从而取得了两病同解的效果。她还常根据疾病的不同部位，采用不同的引经药，如头痛加卷柏，手痛加桑枝、桂枝等，使病情达到了较快的缓解。

勤于科研，硕果累累

早在1976年，徐志瑛教授就在陈过和杨继荪主任医师的指导下开展了肺心病的临床研究。她的《肝素、力其丁抢救重型肺性脑病30例》和《通里攻下、活血化瘀治疗肺源性心脏病急性发作期66例对血液流变学和血气分析研究》两篇论文在“首届全国中西医结合肺心病会议”上进行交流，浙江省中医院因此被推举为全国中西医结合肺心病研究组副组长单位，徐志瑛教授则担任副秘书长和常务理事。在20世纪80年代初，她主持的“慢性肺心病缓解期冬病夏治临床研究”课题，获浙江省医学科学技术进步二等奖。她对慢性阻塞性肺病发作期和缓解期的病理特点进行研究，提出了慢性肺源性心脏病阴阳转化的机理，完成了“慢性肺源性心脏病阴阳转化实验研究及清热养阴法应用”课题，该课题获浙江省教育委员会科学技术进步三等奖。她率先进行了“冬病夏治”法对肺心病缓解期的临床研究，筛选制成“夏治1～4号”系列胶囊，在每年夏至到秋分进行治疗已达30余年，深得病人好评。其水平属国内领先，1992年获浙江省卫生厅医学科技进步二等奖。之后，她在“夏治一号”的基础上研制成“肺心固本冲剂”，集益气、温肾、清热、活血诸法于一体，相关课题“益气温肾清热活血法对COPD肺功能保护作用的研究”获浙江省中医药技术创新二等奖。历年来，她共主持和参加省级课题15项，已通过鉴定10项；参与《实用中西结合呼吸病学》《呼吸系病理学和治疗学》《健康与合理营养》《中西医结合临床内科学》《徐志瑛膏方经验》等著作的编写共50余万字；发表论文50余篇，获论文奖3篇。

教书育人，提携后学

徐志瑛教授热心教学，曾任浙江中医学院（现浙江中医药大学）中医系主任，承担本科工作和研究生的中医内科教学。2002年被原人事部、卫生部和国家中医药管理局联合遴选为第三批全国名老中医药专家学术经验继承工作指导老师，侍诊左右的本院青年医师日益增多，并吸引了众多国外和省内、省外的医生随诊抄方，可谓桃李满天下。徐志瑛教授对其众多中青年医师的学术经验继承工作倍加关心，精心修改他们的周记、月记和学术论文，尤其要求学生开膏方时必须写脉案，她还常常修改学生的脉案到深夜。在徐志瑛教授的悉心培养和潜移默化的影响下，学生们的中医临证水平迅速提高，并且从导师身上学到了做人的道理和为医的真谛。她高尚的医德、谦逊的态度、和蔼的面容和精湛的医术始终激励着学生们。2011年以徐志瑛教授命名的全国名中医工作室成立，徐志瑛教授更是将培养学生、传承学术经验作为己任，倾注了大量心血，为学生们深入浅出地讲解《内经》《伤寒》《金匮》《温病》要旨，并结合自己的临证经验，启蒙发聩，学生们从中不仅学到了知识，也学到了导师严谨的治学精神。学生们曾到导师家中拜访，见其狭窄的书桌上摆放着各种泛黄的古书，其上布满密密麻麻的小字，这些都是她的读书心得。在她的电脑中还有大量笔记和PPT，这对于一个年过七旬、患有严重腰疾的老人来说实属不易。学生们均被导师的这种锲而不舍精神所感动，更深刻地体会到了导师的传道之心。徐志瑛教授虽门诊患者众多，但她仍注意悉心收集典型病案，用于教学，并嘱咐我们再忙也要自己收集病例，这样能不断总结经验，对提高中医临床水平多有益处。由此可见其拳拳之心。由于徐志瑛教授对中医传承工作的贡献，2006年获中华中医药学会“首届中医药传承特别贡献奖”。

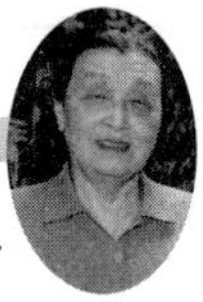

真挚感言，志在千里

50多年的临床、教学和科研生涯，徐志瑛教授越来越感到中医学确确实实是一座博大精深的宝库，还有很多很多地方需要不断探索。总感到“学到老，学不了”。她认为，《素问》《难经》《灵枢》《伤寒论》《金匮要略》等经典医籍，要反复钻研、用心阅读，要从中寻找与现代医学的结合点，拓宽自己的诊疗手段，寻找更有效的指导下级医师的方法。

徐志瑛教授最崇敬的中医学家有张仲景、叶天士、朱丹溪、唐容川、秦伯未、蒲辅周，以及她的老师魏长春、杨继荪、宋世焱、陈过等。

徐志瑛教授认为，要成为一名真正的“良医”，就必须具有“雄鹰的眼睛、雄狮的胆量、鲁班的智慧、波洛的推理、女人的纤手”，在临床上要做到“眼勤、耳勤、口勤、手勤、脚勤”，唯此，方能为人类的防病、治病、延年益寿做出贡献。她对医生、医师、名医、大夫、天使的感言是：

医师
被认为是神圣的职业，
被人们称为白衣天使。
医生
他为病人带来了健康，
他有救护患者的权利，
他是救死扶伤的使者。
大夫
同一个职业不同的称呼，
同样的名称做同样的事。
要成为一名真正的大夫，
就必须付出更多的代价，
因为他们都是同一地球人。
名医
不是随便可以得到的，
是医师的梦想和追求。
没有梦想就不会成功，
没有追求就不会圆满。
他是经过了几十年的磨炼，

他是从抢救的刀尖上滚出来的，
他是从死人堆里爬出来的，
失败和成功永远是平等的。
他为了抢救可以把家庭抛在脑后，
他为了治疗的延续可以把孩子忘掉，
他会将失败和死亡的病例深刻脑海，
他会将成功病人的喜悦与大家分享，
要成为名医很难，要做好名医更难。
天使
像上帝派来一样，
但不是神，是人！
同样生活在地球上，
同样吃的是五谷杂粮，
同样有辛酸苦辣。
他要利用眼、耳、口、手、脚，
要从环卫工人做起，直到神圣的天使。
虽然他面对的是患者排出的污秽，
但回报他的却是患者的健康和微笑。
他要学会各种手段，
去解决患者的痛苦和烦恼。
他不是为利也不是为钱，
他要的是人们永远身心健康，
他要的是人类永久益寿延年，
医生永远要做最强者。

第二章

临床治验

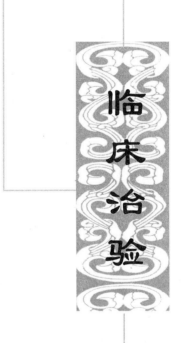

咳　　嗽

咳嗽是各种肺系疾病的共同症状，是患者就诊时最常见的主诉。现代医学认为，咳嗽是一种人体保护性反射，能将气管和支气管中的分泌物和异物排出，但过度的咳嗽则影响生活和睡眠，失去保护作用，需要正确处理。任何能诱发呼吸道黏膜反应的因素都可诱发咳嗽，临床上主要包括急性支气管炎，病毒感染后气道高反应，咳嗽变异性哮喘，慢性咽炎、慢性鼻炎、鼻窦炎引起的后鼻道下滴综合征（喉源性咳嗽），胃食管反流引起的咳嗽，精神性咳嗽等。主要症状有咳嗽、咳痰或干咳无痰，咽痒咽痛，或有鼻塞流涕或有胸闷气促等。

一、病因病机

中医学认为，宣发、肃降是肺气的基本运动形式，各种使肺失宣发肃降的因素都可致咳嗽。《景岳全书·咳嗽》云："咳嗽之要，止惟二证，何为二证？一曰外感，一曰内伤，而尽之矣。"徐志瑛教授认为，肺为华盖，又为娇脏，外合皮毛，易受四时之邪侵犯，其中以风邪、风寒、风热为多，而南方湿热之地，很容易郁而化热，而成为痰热之证。《素问·咳论》云："皮毛者肺之合也，皮毛先受邪气，邪气以从其合也，其寒饮食入胃，从肺脉上至于肺则肺寒，肺寒则内外合邪，因而客之，则为肺咳。"所以咳嗽之症往往内外引动，治疗上既要注重外感，又要注意内伤，需衷中参西，辨证施治。

徐志瑛教授治咳嗽一般先区分急性期和迁延期，但患者无论处在哪一期，均不忘对痰的治疗。她认为，痰是人体内水、精、津、液代谢异常，停聚而成的病理产物，同时痰液又可以成为新的致病因子，引起更为广泛的病理变化，出现多种症状和体征。痰有狭义和广义之分，狭义之痰是指肺部渗出物和呼吸道的分泌物，或咳嗽而出，或呕恶而出，容易被人们察觉和理解，故有人称其为"外痰""有形之痰"；广义之痰是由于机体气机郁滞，或阳气衰微，或情怀不畅，不能正常运化津液，使体液停留积聚，逐步蕴结而成，往往不为人们所察觉，故称其为"内痰""无形之痰"。

有形之痰，其量的多少、色的黑白、质地的清浊、气味的腥淡视之可见，触之可及，闻之有声。其原因往往是由于外感六淫之邪造成，使肺之宣肃失常，水道失于通调，水浊停留蓄积于肺脏，故有"肺为贮痰之器"之说，治

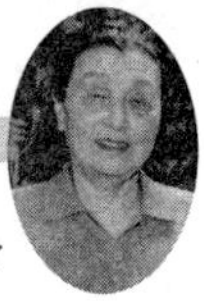

疗当用豁痰之法。常用中药有桔梗、桑白皮、贝母、瓜蒌、海浮石、寒水石、海蛤壳、天竺黄、皂角刺等。如痰稀色白者多属寒痰，方选三拗汤合止嗽散加减；痰稠色黄者多属热痰，方选千金苇茎汤或清气化痰丸加减；咳痰量多者多属湿痰，方选二陈汤合三子养亲汤加减；痰少难咳者多属燥痰，方选桑杏汤加减。无形之痰蓄积于脏腑经络之间，视之不见，触之不及，闻之无声，主要通过观察临床上的症状和体征来辨证求因，审因论治。其形成往往是由于湿聚，而湿邪的来源直接与脾的运化功能有关。脾虚则积湿生痰，故理脾化湿，杜其生痰之源，是治疗痰证的重要方法。化痰法是调理脾气，使水液运化，液行则不生湿，无法炼液成痰，徐志瑛教授临床常用四君子汤合导痰汤。如有老痰者，可用辛开苦降之法，化湿并荡涤无形之痰；黄芩配莱菔子，另加海浮石、海蛤壳、白芥子、皂角刺、鬼见羽、山慈菇、寒水石、夏枯草、橘络、橘核等软坚祛痰，使气道的痰栓软化，肺泡中的痰液清除，还其肺的洁净之府。另外，还要促肾阳之气，上温脾阳以助水液正常运行，采用寒水石配淡附子、菟丝子配茯苓、巴戟天配桑椹子，最后达到肺、脾、肾三脏之阴阳平衡，咳、饮、痰俱解而愈。徐志瑛教授根据咳嗽的急缓，分期进行论治。

二、辨证论治

（一）急性期咳嗽

徐志瑛教授认为，临床中起病急、病程短者多为外感表证，以邪实为主，病位多在于肺，常由六淫之邪犯肺，使肺气失于宣降所致，治则当以宣畅气机、祛除病邪为主。鼻咽为肺之关窍，常为肺腑代受病邪，亦为徐志瑛教授所重视。另外，咳嗽也常因内因而致，多见胆胃之气上逆，又可因心气犯肺，木火刑金、子病及母等。治疗上或宣肺清肺，或肃肺祛痰，或通窍利咽，或祛风止痒，或内外兼治。

1. 宣肺清肺

常见的外感证型以风寒袭肺、风热犯肺、风燥伤肺为主。风寒袭肺以麻黄汤或荆防败毒散加减；风热可用银翘散或徐志瑛教授的经验方加减；风燥伤肺则用桑杏汤或清热养阴等润肺祛痰之剂。如遇外邪侵袭，痰热内闭，郁而化火，成肺热之证，则可用清肺祛痰之法，如麻杏石甘汤之类。临床所见部分患者有恶风（怕吹电扇或空调）、无汗或自汗、遇到冷风或稍受凉后咳嗽加重的现象，此要辨清是表寒，还是表虚，其症有别。表寒外束，肺气郁闭，必咳而振之来保持肺气通畅，其咳声重浊有力但不扬，遇风鼻塞、喷嚏即作。

表虚者，咳声低微无力而不扬，且易出汗。对于表寒外束、肺内郁热之咳嗽，可循《临证指南医案·咳嗽》“辛以散邪，佐微苦以降气为治”，用止嗽散加减，以荆芥、防风、桔梗等宣肺疏寒；薄荷、牛蒡子、桑叶等以清肺利咽；与辛散之荆、防、桔梗相反相成，调畅气机，收逆气而止咳。对于表虚宣发无力者，宜扶正祛邪，和营宣肺，以参苏饮加减；阴虚重以葳蕤汤加减，必要时加桂枝汤调和营卫。

2. 肃肺祛痰

咳嗽是肺气上逆、失于宣降的一种表现。肺为娇脏，职司清肃，不耐邪侵，如清肃之令不行，则容易留湿生痰。痰的存在，使气道不洁，失于清肃，痰凝咽喉，常常刺激咳嗽的发生。外感之后，因宣降失司，气机郁滞，储液成痰；或由邪郁化热，蒸液生痰。多表现为咽痒且干，似有异物，痰黏不出，或声音嘶哑，甚则干咳，或气逆上冲，咽部检查常见充血明显，咽后壁滤泡增生、色鲜红。治当清热肃肺，可选用金荞麦、黄芩、老鹳草、佛耳草、鱼腥草、云雾草、肺形草等，亦可配用宣肺祛痰之药，如桔梗、浙贝母、蛤壳、海浮石、寒水石、鹅管石、天竺黄、桑白皮等；气逆上冲者，可酌加旋覆花、苏子、前胡、枇杷叶肃肺下气，意在祛实热，洁气道，保肺阴，使肺的肃降功能在清热后得以恢复。值得一提的是，徐志瑛教授善用薏苡仁、淡竹叶、车前子之类加强肃肺功能，通调水道，使邪有出路，正如《临证指南医案·咳嗽》所说：“苦降淡渗，俾上焦蒙昧之邪，下移出腑而后已。”

3. 通窍利咽

《医学心悟》云：“肺有两窍，一在鼻，一在喉，鼻窍宜开而不闭，喉窍宜闭而不开，今鼻窍不通，则喉窍将启，能无虑乎？”

肺开窍于鼻，鼻与喉相通而连于肺，鼻喉是呼吸之门户，故有“鼻为肺之窍”“喉为肺之门户”之说。临床上患咳嗽者常伴有慢性鼻炎、副鼻窦炎，见鼻塞流涕，其分泌物可倒流刺激咽喉而作咳，故鼻病也是本病的主要兼症，并为复发的祸根。所以徐志瑛教授认为，通窍治之是治疗咳嗽的重要手段，她常选用鹅不食草、辛夷、白芷、苍耳子之类。

另外，咳嗽常兼有咽痒、咽痛，故徐志瑛教授将利咽止咳作为治疗咳嗽的常用方法，常选用金荞麦配射干以利咽消肿，马勃、木蝴蝶、人中白消肿止痒，玄参、藏青果、安南子养阴润喉。

4. 祛风止痒

“痒则为风”，咽痒作咳为风邪客于咽喉所致。风有内、外之分，外风者为外感六淫之首，临床多见六邪夹风客于咽喉，故治当祛风止痒。徐志瑛教授常用蝉衣、浮萍、地肤子、白鲜皮、蛇床子等药。内风者，为肝胆郁而化

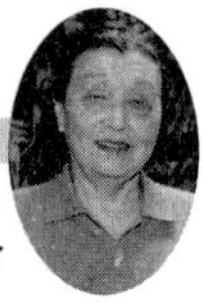

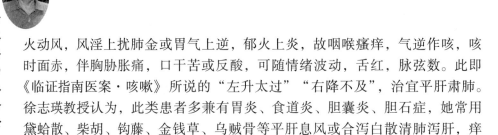

火动风，风淫上扰肺金或胃气上逆，郁火上炎，故咽喉瘙痒，气逆作咳，咳时面赤，伴胸胁胀痛，口干苦或反酸，可随情绪波动，舌红，脉弦数。此即《临证指南医案·咳嗽》所说的“左升太过”“右降不及”，治宜平肝肃肺。徐志瑛教授认为，此类患者多兼有胃炎、食道炎、胆囊炎、胆石症，她常用黛蛤散、柴胡、钩藤、金钱草、乌贼骨等平肝息风或合泻白散清肺泻肝，痒除则咳自止。

5. 内外兼治

在久治内服不佳之时，如咳嗽咽痒咽痛或有梗塞感，可用外治法。因咽喉为气道门户，位置较浅，药物容易到达，故徐志瑛教授配合外治之法，如超声雾化吸入。特别是对咽喉充血明显、扁桃体肿大、咽壁滤泡增生者，徐志瑛教授常用西瓜霜加猴枣散、西黄散混匀，早、晚喷咽喉各1次，半小时内不可饮水，效果甚佳。

（二）迁延期咳嗽

徐志瑛教授认为，起病缓、病程长者多为里证，为内伤咳嗽。《内经》云：“五脏六腑皆令人咳，非独肺也。”《景岳全书》曰：“五脏各以其时受病，非其时各传以与之。然则五脏之咳，由肺所传，则肺为主脏，而五脏其兼者也。”说明咳嗽的病位在肺，肺系病变多表现咳嗽，而辨治咳嗽，不只于肺，亦不离于肺。内伤咳嗽常虚实夹杂，治疗上徐志瑛教授常采用扶正为主，兼以祛邪、以肺为主，兼调整各脏的方法。

1. 补虚扶正

正气虚弱是病邪留恋不去、咳嗽日久不愈的主要原因，正气虚弱主要表现在肺、脾、肾三脏俱虚。气虚痰蕴不解又可涉及肺阴、肾阴的不足，脾胃虚弱则饮伏膈下，所以久病咳嗽者需进行辨证论治。

（1）肺气不足

常见反复咳嗽者，甚者1月数次，或感背寒，此时尚未涉及脾气、肾气，故纳、便均正常，舌质正常，苔稍白，脉细滑或缓。治当先清热宣肺、祛痰散风利咽，在此基础上加用玉屏风散。徐志瑛教授强调，使用玉屏风散时要辨清痰浊是否去尽，若未去尽，黄芪可先改为其他益气药如人参叶、太子参或党参，阴虚为主先用黄精，再逐改用生黄芪，量渐加至30g；白术可先改为苍术；若营卫不和可加用桂枝汤。

（2）肺肾阴虚

咳嗽日久，邪易化热伤津耗液，咽需液养，喉赖津润；咽喉失养，虚风内生，则咽痒咳嗽反复缠绵，表现为干咳无痰，舌红少苔。治当以甘凉养其阴，可用南沙参、麦门冬、天花粉、百合、玉竹、枸杞子、桑椹子、鲜石斛、芦根之类。特别是五味子性酸，入肺、肾二经，功在敛肺滋阴，配以甘凉之沙参、麦冬，可起到酸甘化津、利咽润燥的作用。

（3）肺肾气虚

气虚无力托痰外出，卫外不固，自汗，恶风，易重复外感，故咳嗽或缠绵或咳而气促，动则加剧，上楼明显，胸闷或痛，故在清肺祛痰的基础上伍入生黄芪、生白术、防风以益气固表，苏梗、苏木或薤白瓜蒌半夏汤加皂角刺、桃仁、莪术等，以宽胸活血，并加用温肾纳气之品，如巴戟天、补骨脂、菟丝子、紫石英，以加强卫外功能，防止反复发作。

（4）脾胃虚弱

脾气健运，水谷精微运化输布正常；若脾气虚弱、运化失常，则湿浊中阻，津液不能上承，诸窍失养为病。《素问·玉机真脏论》说："脾不及则令人九窍不通。"《素问·阴阳类论》又说："喉咽干燥，病在土脾。"故脾虚湿盛，化热炼痰成饮，上渍于肺，又可使正常津液不能上承于咽喉，此乃咳嗽的又一成因。症见咽干不适，似有异物，不思饮水，痰多色白，胸闷脘痞，纳呆，大便或溏，舌质淡体胖，苔白滑且腻，脉濡、滑。治当健脾化湿，祛痰利咽。初用藿香、佩兰、苍白术、姜半夏、云茯苓、生薏苡仁、炒薏苡仁、炒莱菔子、滑石化湿运脾；若湿邪化热，加黄芩、金荞麦、鱼腥草、桑白皮等；若湿浊清，则以参苓白术散或苓桂术甘汤善后。

2. 活血通络

咳嗽经久不已，或失治误治，无不由气及血，由经入络。因肺主气，朝百脉，血液运行赖肺气推动，肺病的早期即可出现气血凝滞，甚则肺络受损。故咳嗽日久，宜佐以活血化瘀之品，如当归、桃仁、王不留行、虎杖、川芎之类。当归具"主咳逆上气"之效（《神农本草经》），桃仁亦有"止咳逆上气"之用（《名医别录》），虎杖更具活血清肺、化痰止咳之效，王不留行、川芎行气活血软坚，现代医学证明有扩张支气管之效。

附治咳经验方：

金荞麦 30g，炒黄芩 12g，老鹳草 12g，佛耳草 12g，桑白皮 12g，桔梗 12g，生薏苡仁 30g，浙贝母 20g，天竺黄 12g，海蛤壳 12g，海浮石 12g，浮萍 12g，人中白 12g。

此方以肃肺化痰为主，临床根据病情，不论外感内伤，采用此验方，与宣肺、补虚、利咽、通窍、祛风、活血之法联合加减，灵活运用。

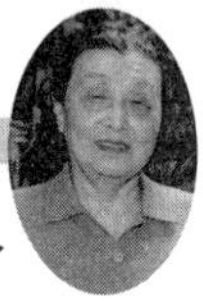

三、临床治验

案1

王某，男，35岁，干部。初诊日期：2005年2月12日。

反复咳嗽已3年，入冬后即咳，至春缓解，今年提前至8月，咳嗽至今未解，咳嗽时咽痒，痰白量少，缓而又起，胸闷背寒，纳、便正常，舌质红，苔白，脉细滑。

诊断：咳嗽（风寒犯肺）。

辨证：风寒之邪常见于冬季，在卫外不固之时很容易感受，并常缠咽喉、肺，影响肺气失于清宣，使胸阳之气难以伸展。

治则：清肺利咽，祛痰宽胸。

处方：止嗽散加减。金荞麦30g，云雾草12g，炒黄芩15g，重楼12g，桑白皮12g，浙贝母12g，桔梗9g，苏梗12g，苏木12g，海浮石12g，天竺黄12g，海蛤壳12g，人中白12g，地肤子12g，浮萍12g，桂枝4g。7剂，水煎，分两次服。

二诊（2005年2月19日）：咳嗽已止，仍有背寒，纳、便正常，舌质红，苔薄白脉缓。风邪已解，表卫欠固，营卫失调，为增强卫外功能，用玉屏风散之意。

上方去重楼、云雾草、浮萍、蛤壳，加人参叶15g，生白术12g，防风9g。7剂，水煎，分两次服。

三诊（2005年2月26日）：咳嗽未起，胸闷、背寒已解，舌质红，苔薄白，脉缓。表明卫气增强，营卫已和，仍以益气固表巩固。

处方：生黄芪15g，生白术12g，防风9g、金荞麦30g，炒黄芩15g，重楼12g，云雾草12g，桑白皮12g，浙贝母12g，桔梗9g，苏梗12g，苏木12g，海浮石12g，天竺黄12g，海蛤壳12g，人中白12g，地肤子12g，浮萍12g，桂枝4g。14剂，水煎，分两次服。

后改膏方1剂。随访，次年未发病。

按：该案以咳嗽背寒为特征。背为太阳经，主一身之阳，寒则阳气不足，肺卫失固，营卫不和，故容易感受风寒之邪，又常缠于咽喉，临床上常见此类病案，每在一定季节而发咳嗽一症，表明它也有一定的流行病学特征。患者主诉常在秋、冬之季发病，此时气温变化大，患者不能适应这种天气的突变，当卫外功能减弱时便遇寒而发。但治疗时不能首先考虑卫外力弱而一味补益卫气，否则反致闭门留寇为患，使咳嗽久治不解。此时治疗当先清肺利咽祛痰；若邪祛正气未复，当仍以清肺祛痰为基础，逐步增补阳气之玉屏风散，也可以用桂枝汤来调和营卫而收到效果。此患者因咳嗽已达3年，故缓解后使用膏滋以益气固表，健脾补肾，佐以清肺祛风之法巩固其效。

案2

马某，男，64岁，退休。初诊日期：2004年7月20日。

患者咳嗽、咳痰1周。咳嗽因受凉引起，咳痰为黄白相兼黏稠难出，痰量不多，胸闷，稍气急，纳可，大便干结，舌质红，苔白，脉弦滑。听诊双肺呼吸音减弱。X线摄片示：双肺下叶炎症。

诊断：咳嗽（寒从热化）。

辨证：患者虽仅咳嗽1周，但痰色已转黄白相兼，表明寒邪已转热，加重了肺失清肃，影响胸阳伸展，使气道不通，肺气上逆，故出现了胸闷气急之症。

治则：清热豁痰，宽胸理气。

处方：金荞麦30g，肺形草30g，黄芩15g，老鹳草15g，桑白皮12g，浙贝母15g，桔梗12g，苏梗15g，苏木15g，生薏苡仁30g，炒薏苡仁30g，天竺黄15g，佛耳草12g，炒莱菔子15g，瓜蒌仁25g，皂角刺9g。7剂，水煎，分两次服。嘱服药后可能痰量增多，也可能大便变稀，饭后半小时内服药。

二诊（2004年7月27日）：药后时痰量增多，大便转稀，舌质红，苔白，脉弦滑。

上方去瓜蒌仁。7剂，水煎，分两次服。

三诊（2004年8月3日）：咳嗽已解，无胸闷气急，纳、便正常，舌质淡红，苔薄白，脉弦滑。复查CT片提示：双肺炎症吸收。

处方：金荞麦30g，肺形草30g，黄芩15g，老鹳草15g，桑白皮12g，浙贝母15g，桔梗12g，生薏苡仁30g，炒薏苡仁30g，苏梗15g，苏木15g，天竺黄15g，炒莱菔子15g，佛耳草12g，炒苍术12g，防风9g，皂角刺9g。7剂，水煎，分两次服。随访痊愈。

按：此患者咳嗽已经从寒热化，故痰黄白相兼，痰阻于气道，肺气因痰而不能宣畅，影响胸阳的伸展，故有上述症状，CT也证实了病情从咳嗽向肺炎转变的趋势，故治疗上加强清热豁痰，宽胸理气。加重金荞麦、肺形草、黄芩、老鹳草、佛耳草的用量以达到清热解毒；桔梗、桑白皮、炒莱菔子、浙贝母、生薏苡仁、炒薏苡仁，皂角刺宣肺豁痰，通畅气道，使肺脏能完成清肃功能，故药后能排出大量的痰；苏梗、苏木起到宽胸理气活血的作用；瓜蒌仁通便，可以帮助肺热之邪从大肠而出，因肺与大肠相表里，用药时在清热解毒基础上加用通便药有助病情恢复。

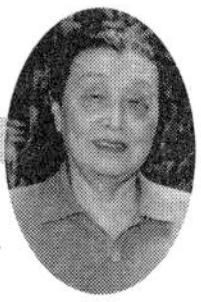

案 3

郑某，女，75 岁。初诊日期：2004 年 5 月 18 日。

反复咳嗽、咳痰、胸闷、气急 10 年，加重 4 天，喉中似有痰结，黏着难出，夜不能平卧，尿少，口唇紫绀，四肢冷，舌质紫红，苔白糙，脉弦滑。

诊断：咳嗽（痰瘀互结）。

辨证：患者因咳嗽、胸闷、气急 10 年，表明宿有痰饮，风寒之邪犯肺时诱发，并涉及脾、肾二脏，虽仅病 4 天，宿痰已阻于气道，气虚而致血瘀；痰气互结肺气上逆故不能平卧；阳气不能温通四肢故肢冷。

治则：清肺祛痰，宽胸理气，佐以活血。

处方：金荞麦 30g，炒黄芩 15g，桑白皮 12g，浙贝母 15g，桔梗 12g，苏梗 12g，苏木 12g，苏子 9g，生薏苡仁 30g，海浮石 12g，寒水石 12g，人中白 12g，鱼腥草 30g，冬瓜仁 30g，桃仁 15g，莪术 12g，降香（后下）9g。7 剂，水煎，分两次服。

二诊（2004 年 5 月 25 日）：咳嗽减少，痰已转松，黄痰变白，胸闷改善，气急缓解，能平卧，四肢仍冷，纳、便正常，舌质红紫泛，苔白，脉细滑。此时气道通畅改善，胸阳伸展仍不畅，脾阳未复，肺气已降，故诸症缓解。

处方：桂枝 9g，炒白芍 15g，炒苍术 12g，防风 20g，枳壳 30g，海蛤壳 15g，白芥子 12g，葶苈子 12g，猪苓 20g，茯苓 20g，泽泻 12g，莪术 12g，淫羊藿 30g，鬼见羽 15g，皂角刺 9g。14 剂，水煎，分两次服。

三诊（2004 年 6 月 8 日）：咳嗽已解，胸闷、气急消失，白痰易出，夜眠平卧而安，四肢发冷改善，纳、便正常，舌质红紫泛，苔薄白，脉细滑。治以益气固表，健脾化痰，补肾活血。

处方：生黄芪 20g，生白术 12g，防风 9g，桂枝 12g，炒白芍 12g，金荞麦 30g，炒黄芩 15g，桑白皮 12g，浙贝母 12g，桔梗 9g，苏梗 12g，苏木 12g，生薏苡仁 30g，冬瓜仁 30g，海浮石 12g，寒水石 12g，干芦根 30g，桃仁 15g，桑椹子 30g，淫羊藿 30g，莪术 12g。14 剂，水煎，分两次服。

后改用膏滋以达到巩固，随访生活自理。

按：患者虽仅咳嗽 4 天，但已出现胸闷气急，不能平卧，唇绀肢冷，舌质紫泛、苔白糙等，表明已有宿饮，肺、脾、肾三脏阳气俱虚，并伴血瘀之象，在急性期时仍然以清肺祛痰为法，加重活血降气之品。一旦症状缓解，即改用益气固表、健脾补肾之药，但方中始终不能少清肺祛痰之药。

案 4

李某，女，26 岁，职员。初诊日期：2005 年 2 月 5 日。

因反复咳嗽 2 月余就诊，先后按支气管炎和咽炎给予西药治疗无效。症见干咳频繁，遇刺激性气味加重，鼻塞流涕，痰少黏稠，偶有喉间痰鸣，纳、便正常，舌质红，苔薄白腻，脉细弦。X线胸片示：两肺纹理略粗。肺功能示：支气管激发试验阳性。

诊断：咳嗽，变异性哮喘。

辨证：干咳无痰，病在咽喉，遇异味而加重，现代医学称之为“过敏”而致，所以，表现为支气管激发试验阳性，中医认为是风邪久缠咽喉而致，再加上鼻炎，平时常有鼻涕倒流后鼻腔和咽壁，故遇刺激性气味而加重。

治则：散风通窍，宣肺祛痰。

处方：防风9g，金荞麦30g，炒黄芩12g，射干9g，浙贝母15g，桔梗12g，生薏苡仁30g，浮萍12g，地肤子12g，鹅不食草4g，杏仁9g，苍耳子9g，辛夷9g，木蝴蝶9g，白芷12g，牛蒡子12g，荆芥12g，蝉衣6g。7剂，水煎，分两次服。

药后咳嗽好转，继服14剂后无明显咳嗽，再予调理数日而愈，随访3月未复发。

按：“风为百病之长”。风邪上干，邪郁气阻，鼻窍不利，清浊不分，影响肺之宣降，症见鼻塞而痒，干咳流涕，遇刺激性气味加重。咳甚则气急或喉间痰鸣，邪郁日久，风热不清，痰热互结于咽喉故咳嗽难消，更表明“喉为肺之门、鼻为肺之窍”的重要性。若患者素体禀赋异常，加之外邪（包括病毒感染、变应物、物理和化学刺激等）反复侵袭，肺气的卫外功能失常，就会呈过度敏感状态。气道慢性炎症导致气道高反应性增加，稍遇外邪袭扰，便迅即鼻窍不利，气道挛急，喷嚏、咳嗽阵作。虽然机体呈现急欲鼓邪外出之象，终成变应性咳嗽或咳嗽变异性哮喘。若病延日久，病位日深，亦可出现喘息气急，而发为典型哮喘。治疗以抗过敏、清除鼻咽部症状为主，拟散风通窍、宣肺祛痰之法。药用金荞麦配射干清热利咽；桔梗、浙贝母、杏仁清宣肺气；鹅不食草、苍耳子、辛夷、白芷、牛蒡子通鼻窍，解除鼻腔炎症、水肿，使涕不倒流；荆芥、浮萍、蝉衣、木蝴蝶、地肤子、防风以散风助清热利咽而收效。

案5

刘某，男，52岁，农民。初诊日期：2004年3月5日。

曾因咳嗽、胸闷、低热、皮肤荨麻疹去某医院就诊。经X线胸片提示：两肺纹理明显增多，血、痰检查嗜酸细胞增高，诊断为嗜酸细胞性支气管炎。西药拟予强的松片口服，因患者有高血压病史，自己停服强的松而来中医门诊。症见咳嗽、咳黄痰，胸闷稍有气急，纳、便正常，舌质红，苔黄，脉弦滑。

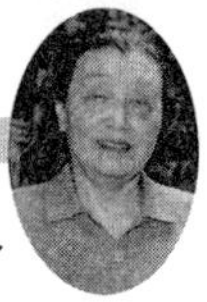

诊断：咳嗽（风邪犯肺）。

辨证：低热、咳嗽和荨麻疹，表明皮肤受风邪后，郁于肌肤不去，再追溯病史得知，患者为蚕农，常在蚕房受风、热、湿的侵扰，因肺主皮毛，且互为表里，故每发荨麻疹时则咳嗽不已。

治则：祛风凉血，清热祛痰。

处方：金荞麦 30g，黄芩 12g，浙贝母 12g，佛耳草 12g，重楼 12g，天竺黄 12g，寒水石 12g，地肤子 12g，浮萍 6g，鱼腥草 20g，皂角刺 9g。14 剂，水煎，分两次服。

药后症状缓解，再以原方加减，服用 1 月后咳嗽、咳痰、气急消失，胸片、血常规正常。

按：该病以嗜酸粒细胞增多引发咳嗽、气喘、肺部浸润为主要特点。从中医的病因来看，不离六淫之邪犯肺，使肺之宣降失司，而痰阻于肺，气机不畅，表现为“肺为贮痰之器”特征，故引发咳嗽。患者为蚕农，常受风、热、湿之侵扰，一旦机体抵抗力下降，则“三邪”乘虚从皮毛而入，循经入肺，津聚成痰，痰阻于胸中，日久则郁而化热，见胸闷等症，如再发展则可出现痰鸣音或哮鸣音。治疗上清热祛痰并用，佐以祛风抗过敏，药用金荞麦、黄芩、佛耳草、鱼腥草、重楼、天竺黄、浙贝母、皂角刺、寒水石，佐以蝉衣、浮萍、地肤子等，热清则痰祛，痰祛则肺气通畅而咳止。

案 6

查某，男，37 岁，工人。初诊日期：2005 年 5 月 10 日。

鼻塞、流黄浊涕，头痛头重半年，咳嗽 2 月。咳嗽断断续续，多为干咳，痰少黏稠，舌红，苔黄腻，脉滑。五官科检查示：副鼻窦炎。X 线胸片：无异常。

诊断：鼻渊，咳嗽（脾气亏虚）。

辨证：患者诊断明确，属中医“鼻渊”之证，影响肺气宣畅，鼻涕倒流而刺激咽喉所致。

治则：清热泻肺，祛痰通窍。

处方：金荞麦 30g，炒黄芩 15g，重楼 12g，浙贝母 12g，枳壳 15g，鱼脑石 15g，海浮石 12g，炒莱菔子 12g，胆南星 12g，姜半夏 12g，滑石 12g，川芎 6g，猫人参 30g，砂仁 6g，蔻仁 6g。7 剂，水煎，分两次服。

药后咳嗽好转，原方加辛夷、白芷各 6g，继服半月，鼻塞、流黄浊涕大为减轻。继原处方加玉屏风方后临床治愈。

按：《幼幼集成》指出：“凡有声无痰谓之咳，肺气伤也；有痰无声谓之嗽，脾湿动也；有痰有声谓之咳嗽，初伤于肺，继动脾湿也。”急、慢性副鼻窦炎主要表现为鼻塞，流黄浊涕，头痛头重，肢体困倦。此乃脾经湿热，瘀而化痰，痰湿阻于咽喉，影响肺失宣降而诱发咳嗽，日久同样可造成脾气亏虚，聚液成湿，湿阻中焦，清气不能上升，浊气阻于清窍产生鼻塞流涕，正所谓“脾为生痰之源”。临床上干咳无痰者，非真无痰，乃肺燥乏痰，或热邪伤津，肺失濡润，痰黏难咳之故也。临证时徐志瑛教授常拟清脾泄热、祛痰化浊为法，选用黄芩滑石汤。药用黄芩、滑石清脾泄热，砂仁、蔻仁、枳壳行气推液，或用温胆汤之胆南星、海浮石、浙贝母、广郁金、法半夏等化中焦之湿，达到浊气降、清气升、痰湿除、二窍通之目的。

案7

吴某，男，40岁，干部。初诊日期：2004年6月8日。

诉胃炎、食管炎病史3年余，近半年干咳明显，且以夜间为甚，服10余剂苦寒清肺中药，但咳嗽仍无好转，故来门诊。目前咳嗽少痰，胸闷，嗳气，口苦，舌淡红，苔白腻，脉弦滑。胸片无异常，胃镜示：反流性食管炎。

诊断：咳嗽（胃火上逆），反流性食管炎。

辨证：此患者干咳，夜间为甚，是因有胃炎和反流性食管炎病史，故每于睡觉时胃液或胃中胆汁随黏膜的反蠕动刺激咽喉所致。此患者不能按普通咳嗽治疗，而应肺胃同治。

治则：化湿行气，解郁和胃。

处方：蒲公英30g，炒黄芩15g，炒苍术12g，炒白术12g，姜半夏12g，陈皮12g，佛手片12g，莱菔子12g，枳壳12g，生薏苡仁30g，炒薏苡仁30g，厚朴花9g，砂仁9g，蔻仁9g，绿萼梅9g。7剂，水煎，分两次服。

药后嗳气、咳嗽减少。再服10剂，苔腻渐化，咳嗽显著好转。

按：痰因气病而生，治痰宜先治气，气顺则痰自消而津自布。《丹溪心法》曰：“善治痰者，不治痰而治气，气顺则一身之津液亦随气行。”《医旨绪余》说：“是以治痰必先利气者，谓痰之所从来，皆由七情郁结，气道不清，气积生涎，今利其气，使郁结开而气道畅。”临床所见嗳气吐酸，腹胀胁痛，干咳无痰，以进食或夜间平卧时加重，乃木火刑金或胃火上炎而致，治用兼有理气、化痰、和中三效的二陈汤辈，如导痰汤、温胆汤加减。如表现为脾胃虚弱，运化无力，湿聚痰凝之证，则用香砂六君子汤加减，或在二陈汤的基础上，加人参、白术、茯苓、甘草益气健脾以助运化，此乃补虚益气与健脾化痰并施之法。本例的主症以咳嗽夜间为甚，伴口苦、嗳气或反酸等，为肝木之火刑金、胃火上逆所致，故治则以清肝胆之火，并加利胆之药如金钱草；若胃酸过多，为胃火上逆于咽喉者，可加乌贼骨。

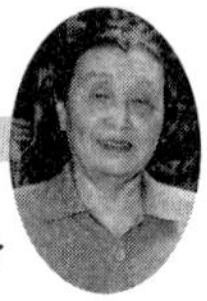

案8

刘某，女，50岁，职员。初诊日期：2005年8月10日。

咽部异物感1年余，伴干咳。刻诊：情绪焦虑，单声干咳，夜寐不安，舌红，苔薄，脉弦数。查咽喉：甲状腺、食管无异常。

诊断：咳嗽（肝气郁结）。

辨证：因咽部常有异物感，容易情绪焦虑，夜寐不安，证属痰气郁结、咽中不利之梅核气。

治则：疏肝解郁，行气利咽。

处方：柴胡9g，姜半夏12g，郁金12g，厚朴6g，炙甘草6g，紫苏梗6g，北秫米15g，茯苓15g，淮小麦30g，酸枣仁30g。14剂，水煎，分两次服。

药后夜寐稍安，仍有干咳，咽喉异物感。原方合丹栀逍遥丸加减调理两月，症状缓解。

按：心理性咳嗽往往是由精神紧张或情绪波动而不能自制所致，多表现为阵发性剧咳，但入睡后咳止，睡眠不受影响，有时患者咽部有异物感。心理性咳嗽属于中医“心咳”和“肝咳”的范畴。《素问·咳论》：“心咳之状，咳则心痛，喉中介介如哽状。”“肝咳之状，咳则两胁下痛，甚则不可以转。”此病多见于中年女性，男性患者较少。中医学认为，梅核气乃七情郁结、痰涎凝聚、气阻咽喉所致，故治以疏肝解郁，行气导滞，方用散结除痰之半夏厚朴汤，方中厚朴、紫苏辛散利气，茯苓、生姜化痰降逆。

总之，咳嗽一症有其特点，正如《素问·咳论》所说：“五脏六腑皆令人咳，非独肺也。”又说：“皮毛者肺之合也，皮毛先受邪气，邪气以从其合也。其寒饮食入胃，从肺脉上至于肺则肺寒，肺寒则外内合邪因而客之，则为肺咳。”说明外邪与内邪相合为致咳的主因。临床所见的咳嗽大多不是由五脏而来，多与六腑和六淫之邪有关，此八案中有风、热、湿、情绪、皮毛而入者，也有因鼻渊而致者；从六腑多以胃、胆（肝）为先，仅1例已影响到脾及肾。所以只有在辨清病因与病位的基础上确定治则，针对症状开具处方，才能获得明明显效果。所以《医述》曰：“肺不病不咳，脾不病不久咳，肾不病不咳不喘。”这更说明了肺、脾、肾三脏对咳嗽的发展有一定的规律性可循，由此不要因咳而止咳，因虚而先补虚，应先祛其邪，宣其肺，利其咽，通其窍，豁其痰，然后再逐步以益气固表、健脾化痰、补肾活血之法而收功。

哮　喘

哮喘是呼吸系统的常见病、多发病，常反复发作，缠绵难愈，容易给工作、学习和生活造成影响，使家庭经济负担加重。近年来，现代医学对哮喘的研究取得了很大进展，提出了有别于以往的全新的哮喘概念。除气道高反应性外，更对哮喘的免疫机制进行了深入研究，认为哮喘是由多种细胞、多种炎性介质和细胞因子介导的具有复杂免疫机制的气道慢性炎症疾病，其主要临床特征是气道变应性炎症（AAI）和气道的高反应性（AHR）。由于强调了气道的慢性炎症病变，针对于此出现了许多新的药物，如吸入型糖皮质激素、白三烯拮抗剂等，这些药物虽然在哮喘治疗中取得了较好的疗效，但普遍存在患者依从性差、副作用多、费用高的缺点，而且对哮喘的控制仍不理想。中医注重整体机能的调整，能从根本上纠正哮喘的病理基础，加之中药副作用少，使许多患者转向中医治疗。

支气管哮喘属中医学“哮证”“喘证”“咳嗽”等范畴，根据临床经验，徐志瑛教授认为，哮喘的治疗，应在辨明病位、详审病机的基础上分期论治。

一、病因

（一）发作期

1. 感受风邪为主

中医学认为，“痒则为风”，风“善行而数变”“风盛则挛急”，哮喘反复发作、骤然起病、传变迅速的特点恰与之相应。临床上哮喘虽常由寒热之邪所诱发，但常合风邪为患。风为阳邪，其性升扬，风夹他邪袭表，首犯口鼻皮毛，使其失于表散；邪入其肺，肺失宣降，壅阻肺气，气不布津，聚液成痰；风盛痰阻，气道挛急而发喉中哮鸣、气息喘促诸症。

2. 鼻咽为哮喘之门户

“鼻为肺之窍，咽为肺之门”，肺系疾患，鼻咽作为门户，首先受害。《素问·太阴阳明论》云：“伤于风者，上先受之。”所以风邪客肺，鼻咽自然首当其冲，这与现代医学所说的支气管哮喘和变应性鼻炎同为气道炎症性疾病有相似之处。临床发现，99%的哮喘患者有不同程度的鼻炎和副鼻窦炎，86%的患者在发病前有不同程度的过敏性鼻炎史。徐志瑛教授认为，鼻咽炎

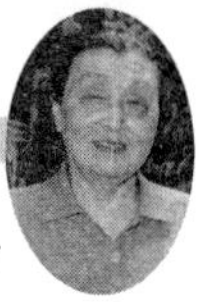

症是发生哮喘的夙根之一，待哮喘度过发作期后，必须治疗鼻咽部的炎症。

3. 治咳喘病当先祛痰、豁痰

肺为娇脏，居相位，为脏腑之华盖，主宣发肃降，输布津液。外感或内伤，皆可病及于肺，影响肺之宣肃功能，使津失输布，聚而为痰。肺又为清虚之脏，其气宜清不宜浊，痰浊内郁于肺，痰触气道而咳，痰阻气道则喘，痰液潴留郁久化热，又易耗气伤阴，而致咳喘不止。因此，咳喘病痰伏于肺为其病理基础，治疗当先祛痰、豁痰；痰祛则肺络通畅，肃降有常，不止咳而咳自止，而不宜见咳止咳。

（二）迁延期

哮喘虽然开始缓解，但痰热郁肺之证尚未消失，故肺之清肃未能恢复，痰热又伤肺阴，而肺为“娇脏”“喜润而恶燥”，加之祛风辛燥之品更伤肺阴，此时变成实中夹虚之象。

（三）缓解期

肺主呼吸，肾主纳气，两者相辅相成，呼吸升降才能自如。哮喘反复发作，病程缠绵，其气必虚。因病迁延不愈，则由肺及肾，致肺不呼浊，肾不纳气。病邪深伏于内，猝遇外感则引而发作，痰气交阻，则哮喘不已。在缓解期哮证虽得缓解，但肺、脾、肾三脏之气仍虚。《医述》云：“肺不病不咳，脾不病不久咳，肾不病不咳不喘。”可见哮喘为病与肺、脾、肾三脏功能失调有关，临床尤以肺脾气虚和肺肾阴虚最为多见。

二、辨证论治

基于上述病机，确诊为哮喘病之后，辨治可分三期进行。

（一）发作期

症状：咳嗽，咳痰，痰稠不畅，痰色黄或白，喉中哮鸣，胸闷气粗，气促，甚则不能平卧，张口抬肩，气息喘促伴喷嚏、鼻塞、鼻中作痒、鼻流清涕、咽痒，纳差，便干，舌红、苔白或黄厚腻，脉滑数。

治则：清热豁痰，祛风通窍。

基本方：炙麻黄12g，金荞麦30g，老鹳草12g，炒黄芩15g，桑白皮12g，浙贝母20g，桔梗12g，射干6g，鹅不食草3g，苍耳子9g，白芷12g，天竺黄12g，海浮石12g，蛤壳12g，地肤子12g，浮萍9g，紫草12g，生薏苡仁30g，炒薏苡仁30g，黄荆子12g。

加减：痰湿盛，苔黄腻者，加炒莱菔子、制胆星、皂角刺；喘甚者，加苏子，亦可加用炙麻黄、白芍、川芎、蝉衣、木蝴蝶等，以脱敏解痉；若鼻塞流涕，加白芷、辛夷；恶风寒者，加苏叶、荆芥；肺热者，加佛耳草；痰甚者，加皂角刺、白芥子、制胆星之类，以祛痰、豁痰；鼻塞黄涕重，加猫人参、鱼脑石、冬凌草、马勃等祛风通窍利咽；另血压高，去麻黄；肺动脉高压，加钩藤、夏枯草。药对：黄芩配桑白皮，一味宣肺降逆，一味清化痰热，使表证得解，痰热得清，共奏清泄肺热、止咳平喘之效；老鹳草配佛耳草，加强清肺热之功，降肺气之逆；生白芍配川芎，解痉，活血，平喘。

（二）迁延期

症状：实则喷嚏、眼痒、鼻塞有涕、耳痒、痰白、量少，虚则易感、咽干、纳差、乏力、怕风、背冷。

治则：益气养阴，清除余邪，祛风化痰。

基本方：生黄芪9g，生白术12g，防风9g，金荞麦30g，炒黄芩12g，桑白皮9g，浙贝母20g，桔梗12g，生薏苡仁30g，炒薏苡仁30g，天竺黄12g，海浮石12g，蛤壳12g，地肤子12g，浮萍9g，川芎9g。

加减：鼻塞流涕者，加苍耳子、白芷、鹅不食草、鱼脑石；咽痒痛者，加射干、马勃、木蝴蝶、人中白；阴虚者，加南沙参、麦门冬、花粉、石斛；痰湿重者，加莱菔子、皂角刺、白芥子软坚涤痰。

（三）缓解期

症状：表现为肺肾阳（气）虚、脾肺气虚、气阴两虚、肺肾阴虚等本虚为主的病变特点。肺肾阳（气）虚见畏风易感，动甚气促，腰膝酸软，咳嗽时痰稀量少，面色苍白等。脾肺气虚见自汗懒言，少食乏力，咳嗽痰多，且呈泡沫状，大便溏薄，面色无华等。气阴两虚见颧红烦热，手足心热，咳嗽气短，痰少黏稠，口干咽燥等。肺肾阴虚见口燥咽干，干咳无痰等。各证舌脉可见舌淡红、淡紫、舌红少津，苔薄白、苔白或薄腻、苔少或剥，脉沉细、细或濡或脉细数。

治则：补肺益肾，养阴化痰，祛风清宣或以膏方巩固治疗；小儿以素膏为主。

基本方：别直参15g，西洋参90g，石斛60g，蛤蚧2对，冬虫夏草15～30g，炒黄芩120g，川芎100g，川贝母60g，浮萍100g，地肤子100g，桑椹子200g，桑白皮120g，研粉装胶囊。

（四）用药

在哮喘发作时，自古以来首选麻黄，且麻黄也确为有效之药，但徐志瑛教授在临床中发现，对于患有高血压、肺动脉高压的成年人而言，用麻黄就不适合，故对患有高血压的患者，她常用生白芍15～30g，配川芎15～30g以

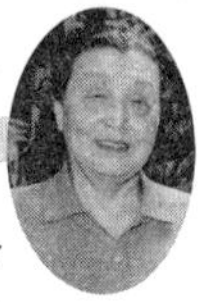

扩张气道，促进排痰，该药有类似麻黄样作用，气道通则哮喘自平。肺动脉高压患者在常用方中加钩藤 15～30g，夏枯草 12g，以平肝祛风佐以平喘，或用黄荆子 12～15g 平喘益肾。

现代药理学认为，不少祛风药具有抗过敏、拮抗组胺的作用，可提高细胞免疫功能。哮喘患者基本上都有过敏史，如鼻炎、咽炎、喉炎等，有的还有皮肤过敏史。徐志瑛教授认为，腠者为皮毛矣，肺主皮毛，故皮肤过敏也是致哮喘的主要病因，治疗皮肤病的药物可用于哮喘，如浮萍、地肤子、紫草、白鲜皮、蛇床子等，且疗效肯定。

1. 祛痰、豁痰法

（1）治痰先行气

痰为水液聚集而成，与精血同源，均要靠气来推动，所以治痰必先行气。古人云："善治痰者不治痰而治气，气顺则一身津液随气而顺矣。"徐志瑛教授认为，咳喘病治痰也当宣肺理气为先，桔梗、苏梗、陈皮等药必不可少。尤其桔梗一药，其味虽平，但宣肺祛痰力强，徐志瑛教授通常重用达 12g。

（2）治痰当治因

徐志瑛教授认为咳喘病治痰当根据痰的色、量，辨其性质，分而治之。若痰色白而清稀，无腥臭，易咳出，属寒痰，宜选鹅管石、姜半夏等温而祛之；若痰色黄而黏稠，有腥臭，难咳出，属热痰，当清而祛之，可选用寒水石、天竺黄、姜竹茹、浙贝母、桑白皮等；若痰稀量多，滑而易出，为湿痰，可选用苍术、半夏、茯苓燥而祛之；若痰少难咳，顽固难出，属燥痰，如同时伴见舌红苔少之阴虚之象，宜加用山海螺、沙参、天冬、麦冬、石斛、芦根、天花粉等；若痰经久难消，顽固不化，则皂角刺、海浮石、海蛤壳、白芥子等不可少之。

（3）治痰需健脾

徐志瑛教授认为，"脾为生痰之源，肺为贮痰之器"，故咳喘病治痰时不可只求手太阴之标，而不顾足太阴之本。咳喘病急性发作时，在祛痰的同时宜佐以培土，可配伍使用生薏苡仁、炒薏苡仁。薏苡仁甘、淡，微寒，生用有利水渗湿、清热排脓之功。咳喘病缓解期更需佐以健脾化湿，肺脾同治，以杜生痰之源，可方选参苓白术散、温胆汤加味。

另外，徐志瑛教授指出，若服药后干咳变为咳而有痰，或短期内咳剧痰增，勿惊慌，此为肺复畅达、驱邪外出的表现，为病情好转之兆。

她还特别提出，对咳嗽的治疗，不宜强行镇咳，不论中药或西药强而镇之，虽然短期内咳止，但却为咳嗽迁延反复留下隐患。

2. 益气补肾法

哮喘必有喘证，喘证的发生可以说与肾关系密切。对于哮喘之症，徐志瑛教授指出，一旦哮证缓解，一定要注意益气，以固卫、补肾。尤其对小儿和老年患者更应注意益气补肾，因为小儿肾气未充，老年人肾气衰减，要想使哮喘得到长期缓解或痊愈，益气补肾十分重要。

哮喘病人经治疗缓解后可采用膏滋予以巩固，以使肺气充，风邪祛，脾胃调，肾气（阳）实，阴阳平衡。实践证实，膏滋对哮喘达到临床痊愈是非常有效的。

三、临床治验

案 1

沈某，女，45 岁，职员。初诊日期：2003 年 9 月 1 日。

患者外感后咳嗽 1 月余，曾服抗生素及多种止咳糖浆效果欠佳。症见反复咳嗽不止，痰滞不畅，伴咽痛，无发热，舌质偏红，苔薄白，脉弦滑。听诊双肺呼吸音粗。

诊断：变异性哮喘。

辨证：外感未净，邪气入侵于肺，影响肺之宣肃功能，使津失输布，聚而为痰；痰浊郁而化热，热郁于肺，故咳嗽不止，痰滞不畅。

治则：清肺祛痰。

处方：肺形草 30g，金荞麦 30g，老鹳草 15g，炒黄芩 20g，佛耳草 12g，桑白皮 12g，浙贝母 15g，桔梗 12g，生薏苡仁 15g，炒薏苡仁 15g，黛蛤散（包）12g，寒水石 12g，海浮石 12g，人中白 15g，皂角刺 9g，藏青果 9g。7 剂，水煎，分两次服。

二诊（2003 年 9 月 8 日）：服药 2 天后咳嗽加剧，痰白量增，按医嘱续服上药，5 天后咳嗽好转，痰量减少。现咳嗽明显减少，痰基本消失，纳可，舌质稍偏红，苔薄白，脉细缓。

治则：清肺祛痰，益气固本。

处方：生白术 12g，防风 9g，金荞麦 30g，炒黄芩 15g，桑白皮 12g，浙贝母 15g，桔梗 12g，生薏苡仁 15g，炒薏苡仁 15g，人中白 15g，海蛤壳 12g，浮萍 12g，皂角刺 9g，藏青果 9g，桑椹子 30g。7 剂，水煎，分两次服。

药后咳止。

按：方中肺形草、金荞麦、炒黄芩、老鹳草、佛耳草、桑白皮、人中白清肺；浙贝母、皂角刺、黛蛤散、寒水石、海浮石、生薏苡仁祛痰；桔梗宣肺理气，佐以祛痰；炒薏苡仁健脾化湿；藏青果利咽润喉。因方中使用了大

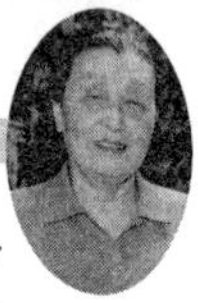

剂的祛痰药，尤其加了皂角刺、海蛤壳、海浮石等品以软坚散结，使老痰消而祛之，同时重用桔梗以开宣肺气，祛痰排脓，使痰有出路。诸药合用，共奏清肺祛痰之功，使痰净而肺络通畅，肺脏宣肃有常，不止咳而咳自止，此即“通因通用”法之妙用。

案2

张某，男，35岁，干部。初诊日期：2002年4月3日。

哮喘反复发作28年，尤以每年春季发作频繁，严重时哮喘持续，往往需送医院急诊治疗。曾服用强的松、氨茶碱、酮体酚、舒喘平等药物，疗效不满意。1986年夏来初诊时尚属缓解期。查体：无明显发绀，两肺肋间隙增宽，胸廓呈桶形，叩诊高清音，闻及少量哮鸣音，心率90次/分钟，律齐，腹部(－)。X胸片示：两肺纹理增多，肺气肿。心电图示：低电压。肺功能：中度混合性通气功能障碍。血ANAE%为44%，IgG 950mg%，IgA 250mg%，IgM 152mg%。血气分析基本正常。

服温肾益气固本丸（由补骨脂、黄芪、川芎、紫石英、重楼研末装入胶囊，每丸含生药0.5g，浙江省中医院制药室制备。1991年徐志瑛教授用此丸治疗支气管哮喘缓解期40例，显效11例，有效22例，无效7例，总有效率82.5%）。1疗程后，发作次数明显减少，自服平喘药物已能控制，未再出现大发作及哮喘持续状态。两个疗程后，病情基本缓解，平时不服药，偶有小发作服氨茶碱即控制。复查ANAE%为60%，IgG 1350mg%，IgA 750mg%，IgM 152mg%。肺功能：轻度混合性通气功能障碍。X线胸片无明显变化。随访4年病情稳定。

按：本案虽为哮证，因病史已历28年，故按哮证合并肺胀二病之辨，经常规的哮证和肺胀治疗后，症状得以缓解，为巩固疗效，改用温肾益气固本丸。药后3个月，症状改善，半年后控制，4年后稳定。

从免疫指标看，支气管哮喘患者的细胞免疫功能是低下的，其中90%左右的患者治疗前ANAE%［T淋巴细胞活性百分率，本院正常值为（68.14±11.36)］低于正常值，经治疗后异常患者减少至20%左右。说明温肾益气固本丸可促进T淋巴细胞功能，调整机体免疫系统，增强体质，有效抑制过敏反应的产生。药丸中黄芪益气固表，补肺助肾，实验显示对多种细菌有抑制作用，并能提高人体免疫力；补骨脂补肾助阳，与黄芪同用，温肾益气固本；紫石英甘温，补肾散寒，降气纳气；重楼清肺解毒，平喘止咳，寓清解于温补之中，实验证实，其对组织胺所致的豚鼠支气管痉挛有保护作用；川芎祛风活血行气，能有效扩张周围小血管，改善微循环，从而增强呼吸道的抗感染能力。服用后患者未见不良反应，因此作为支气管哮喘缓解期的康复治疗，温肾益气固本丸是一种行之有效的药物，温肾益气固本法能起到长期稳定和控制慢性呼吸病急性发作的目的。

案3

韩某，男，58岁，农民。初诊日期：1999年5月10日。

诉自幼哮喘，时发时止，一般每年发作5～6次，近3年呈持续状态。咳嗽入夜加剧，夜间不能平卧，喉间痰鸣，晨起痰多、黄白相兼，鼻塞涕浓，头胀颈板，背寒腰酸，胸闷气急、动则加剧，大便时干，舌质紫暗，苔厚白，脉弦滑小数。查体：面色黧黑，唇绀指青，桶状胸，肋间隙增宽，两肺呼吸音明显降低，偶闻及哮鸣音。血气分析示：PH 7.34，PaO_2 8.3kPa，$PaCO_2$ 6.4kPa，SO_2 92%。肺功能示：重度混合性呼吸功能障碍，肺气肿，轻度弥散功能减弱。

先予汤药施治数月，患者支气管哮喘缓解，于1999年12月22日给予膏方调治。

膏方脉案：患者自幼哮喘，肺、脾、肾三脏俱虚，各失其功能，已成宿根，三脏虚损日久则瘀阻肺络。急则治其标已半年，得以缓解，但步入花甲，肝叶已薄，肝气已衰，藏血亏乏，肝肾失调，虽然目前哮喘症状不突出，但仍有气急，或胸闷，咽喉部有痰表明风热之邪仍缠于肺之门窍，卫外失固，五脏失调，气血失和，气虚血瘀存在，舌质紫红，苔薄白，脉弦缓。治以益气固表，清肺利咽，祛风通窍，健脾化痰，平补肝肾。冬令正值，按秋冬养阴原则，制成膏滋调治。

处方：生黄芪200g，生白术120g，防风90g，炙麻黄90g，金荞麦300g，炒黄芩200g，老鹳草150g，苍耳子120g，白芷120g，桔梗120g，桑白皮120g，浙贝母200g，生薏苡仁150g，炒薏苡仁各150g，淮山药300g，丹皮120g，泽泻100g，茯苓120g，生地黄120g，熟地黄120g，菟丝子120g，桑椹子300g，淫羊藿200g，桃仁120g，浮萍120g，紫草150g，天竺黄120g，海浮石120g，海蛤壳120g，炙紫菀150g，皂角刺90g，紫石英150g，女贞子100g，潼蒺藜120g，白蒺藜120g，化橘红120g。水煎浓缩，加入龟板胶400g，鹿角胶100g，冰糖200g，黄酒250g。收膏备用，早、晚各1匙，开水冲服。

嘱遇外感、腹泻及其他急性疾病时即停药，请医师改方，病愈后再服。若天气热或膏滋出现霉变时，用纱布抹去霉点，盖上盖隔水蒸，待药沸后取出，冷却后再加盖，备用。

服膏方后患者体质明显好转，基本未见咳嗽，咽喉部也无明显不适，一般活动无气急。

经两年膏方、胶囊调治，患者病情稳定，哮喘、支气管炎均未发作，遂

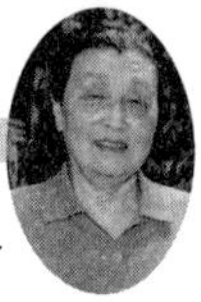

于2001年5月20日按“春夏养阳”原则，处以膏方，将其制成胶丸调治。

处方：党参200g，五味子90g，麦冬120g，枸杞子300g，生黄芪200g，生薏苡仁、炒薏苡仁各120g，生白术100g，防风90g，皂角刺90g，淮山药300g，泽泻100g，桔梗120g，桑白皮120g，浙贝母200g，炒杜仲120g，川续断120g，灵芝120g，菟丝子120g，丹参200g，炒当归120g，川芎120g，炒白芍120g，制首乌300g，补骨脂120g，覆盆子120g，生地黄120g，熟地黄120g，淡竹叶90g，淫羊藿300g，肉苁蓉120g，潼蒺藜100g，白蒺藜100g，女贞子100g，陈皮90g。上方1剂，制成浸膏。

另：别直参20g，冬虫夏草40g，西洋参120g，川贝母粉150g，石斛120g，桑椹子200g，参三七150g，移山参10g，蛤蚧2对。上方1剂，研粉。

以上浸膏和粉末均匀混合制成胶囊，每日3次，每次5粒。若遇外感、腹泻及其他疾病即停服，请医师改方，病愈后再服。

此后患者坚持每年秋、冬服用膏方，春、夏服用胶囊调治，体质明显增强，抗邪能力也增强，近5年来未出现感冒症状，哮喘当属临床痊愈。2007年5月30日进行肺功能检查已基本正常。

按：支气管哮喘当属于中医“哮病”。本例患者首诊处于哮证发作期，予以汤药辨证论治使哮证缓解，并于缓解期按照“春夏养阳，秋冬养阴”的原则，予以膏方“培本固元”，兼以化痰祛风、利咽通窍等控制病情，防患于未然。本案经7年余膏方调治，已达临床痊愈，前后的肺功能检查对照已正常。膏滋与胶丸是中药的两种制剂形式，用于哮喘病缓解期可调节机体，和顺气血，平衡阴阳，且作用平缓，该患者坚持服用7年而获效。

支气管扩张

支气管扩张是指直径大于2mm、中等大小的近端支气管由于管壁肌肉和弹性组织的破坏，以致形成不可逆的异常扩张。临床上以慢性咳嗽、咳脓痰及反复咯血为主要症状。根据其发病的不同程度和阶段，可归入中医“咳嗽”“咯血”“肺痈”等范畴。

一、病因病机

本病发生多因幼年禀赋不足，素体虚弱，罹患多种肺系疾病迁延不愈，致肺脏虚弱，阴伤气耗；或因七情过极，劳力损伤；或因嗜食辛辣厚味醇酒，滋生湿热，熏灼肺络而致。《景岳全书·血证》认为："凡治血证，须知其要，而血动之由，惟火惟气耳。"《济生方·吐衄》云："夫血之妄行也，未有不因热之所发，盖血得热则淖溢，血气俱热，血随气上，乃吐衄。"以上经文均提到"火盛""气伤"为咯血主要病机。《明医杂著·痨瘵》亦说："若先见血证，或吐衄盛大者，宜先治血。"

邪热郁肺，蒸液成痰，邪阻肺络，血滞为瘀，而致痰热与瘀血互结。徐志瑛教授认为，痰、热、瘀虽为支气管扩张的主要病理因素，但素体肺阴不足也是本病产生的根本原因。金水同源，肺之阴津亏损，久必及肾，致肾阴不足，阴损及阳，最终阴阳两虚。

二、辨证论治

（一）病因病机

支气管扩张主要表现为慢性咳嗽，咳大量脓痰，痰色黄稠或黄白相兼，痰中带血丝或1日咯数口鲜血，甚则数十口。兼见面色㿠白，神倦乏力或胸闷气短，心烦而悸，夜寐不安。舌红或边紫，苔白或光剥，脉弦滑或细滑。

现代医学检查，早期轻症患者胸部平片示一侧或双侧下肺纹理局部增多及增粗；典型X线表现为粗乱肺纹理中有多个不规则的蜂窝状透亮阴影或沿支气管卷发状阴影，感染时阴影内出现液平面。胸部CT可见管壁增厚的柱状扩张或成串成簇的囊样改变。纤维支气管镜检查，或局部支气管造影可明确出血、扩张或阻塞部位。

（二）支气管扩张的治疗

1. 急则治其标，清肺泻火，凉血止血

此期常见以咯血为先，少则痰中带血，中则数十口，多则50mL以上，伴呛咳频作，咳吐脓痰量较多，痰色黄或灰或绿。这些表现均为火热灼伤肺络而致。徐志瑛教授遵"急则治标"的原则，此期治疗常用及贝散（由白及、贝母组成）吞服止血，汤剂用泻白散合犀角地黄汤。若咯血量多可加白及、丹皮、紫珠草；若痰热盛，则加炒黄芩、金荞麦、鱼腥草、寒水石等；若肝火偏旺者，则加黛蛤散、海蛤壳、地骨皮等；津伤则加鲜石斛、麦冬、天花粉等；咳盛者，佐以百部；若颧红潮热者，加青黛、白薇；若兼有外感者，加荆芥、防风、辛夷、紫苏叶等；若痰湿盛者，加莱菔子、草果等；如有出血她强调不能用桔梗，因为桔梗升宣豁痰会加重出血。此外，临床上很多患者并未出现便干而是大便溏薄，舌苔厚腻，徐志瑛教授认为，此系肺火旺盛，日久及脾，子盗母气，脾虚失运，导致湿盛，湿盛又影响了脾的运化，致大

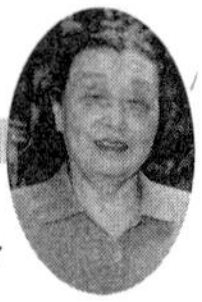

便溏薄。她常在方中配合祛湿运脾药物，以培土生金，常用二陈汤为基本方，湿盛时加胆南星、苍术、厚朴花、砂仁、豆蔻、草果等。

若遇到大量咯血，徐志瑛教授根据血证论的“堵”“散”“补”治血原则，先以堵血为主。例如一住院患者因大咯血 1 月余，白天用大量的西药（维生素 K_4、垂体后叶素）静脉止血，并输血，中药独参汤、云南白药等，但患者一到半夜就咯数十口血，最后用纤维蛋白原仍不能止血。此时徐志瑛教授请杨继荪老师会诊，杨老辨证抓住咯血大量、色鲜，面色反潮红，体质壮实，舌红边紫苔白，脉弦滑小数的临床特征，认为该患者肺火旺盛，不能再用补气之药，故停用人参，并去桔梗，重用金银花 30g，黄芩 30g，紫珠草 30g，丹皮 30g，患者服药 3 天后血止，后期经过“散”“补”等法治疗痊愈出院。

徐志瑛教授还谈到妇科宋世焱老师就曾说过，妇科血崩，不管时间多长，只要血色鲜紫兼块，舌质红，脉弦滑数要从热考虑，不能认为出血时间长就认为是虚，而急用补气摄血，这样往往不能有效止血，必须清热凉血，热去血自止。只有见到出血持续，色转淡红，脉细沉或弱才能补气摄血。她常常告诫我们，不论何种出血必须辨明是热盛瘀滞还是虚中夹实，抑或实中夹虚，以便有针对性地处方用药。

2. 缓则治其本，祛痰行瘀，滋阴润肺

临床上多数支气管扩张患者形体偏瘦，两颧潮红，午后潮热，纳差或厌食，日久背冷肢凉畏寒，面色㿠白等，故支气管扩张属本虚标实之症，以阴虚肺燥为本，痰热瘀阻为标。临床表现为偶咳或轻咳，少痰或无痰，无明显咯血，偶有胸闷胸痛，口干咽燥，或有颧红，潮热，盗汗及手足心发热，神疲乏力或畏寒，舌暗、苔薄少，脉细弦。

此期应当用“散”法。“散”是除祛气道的痰热和瘀滞，所以此期以清热祛痰散瘀、托毒排脓为法，徐志瑛教授常使用千金苇茎汤。若肺阴被灼、津液亏乏者，加减葳蕤汤、麦门冬汤或增液汤化裁，药用金荞麦、炒黄芩、炒莱菔子、地骨皮、桑白皮、牡丹皮、浙贝母、生薏苡仁、冬瓜仁、芦根；咳盛者，加百部、黛蛤散；咽干不利者，加射干、木蝴蝶、冬凌草；痰热盛者，加肺形草、老鹳草；潮热者加银柴胡、青蒿、白薇；苔腻痰湿盛者，用二陈汤加胆星、藿香、苍术；气虚者，玉屏风散加减。徐志瑛教授特别强调，使用补益之品应当循序渐进，本虚标实之体可以在祛邪实时兼用清补之品，如人参叶、白术；若患者能耐受，才可用益气作用强的太子参、党参、黄精、黄芪等；胸闷痛者，加紫苏梗、苏木、莪术；若有咯血者，加白及、紫珠草清热收敛止血；对于服药后咳痰量增多者，徐志瑛教授嘱患者尽数咳出，待痰出气道通畅后，则咳嗽自止；若有少量出血，可吞服及贝散并继续服药。

3. 固本治疗，力倡“冬病夏治”“冬令调治”

由于本病日久由肺及脾涉肾，肺、脾、肾三脏气虚者多，故调整机体的气血阴阳平衡是根治本病的关键。固本治疗要求补而不滋，补中有清，辨其阴阳化裁，精气充足则根本得固，徐志瑛教授多以健脾、补肺、温肾纳气为要，常用黄芪、西洋参、石斛、枸杞子、淫羊藿、菟丝子、紫石英等。

徐志瑛教授还兼用“冬病夏治”和“冬令调治”之法固本治疗。“冬病夏治”即于每年6月20日~9月20日用药1个疗程，以减少该病当年冬季和次年春季的急性发作次数；冬季如病情稳定，还可以采用“冬令调治”的方法，服用膏滋药治疗。膏滋药是根据个体的不同，进行辨证论治，常采用补肺、益肾、健脾活血、清肺祛痰之法，将所开方药配制成膏剂，于冬至到春分之间嘱患者早、晚各1勺，开水冲服（遇外感则停服）。临床证实，凡经过连续数载“冬病夏治”和“冬令调治”的患者，可有效控制病情发展。

三、临床治验

案1

朱某，女，68岁，干部。初诊日期：2008年6月16日。

患者自幼有咯血史，不治而愈，未作重视。2003年突然咯鲜血而住院，当时诊断为支气管扩张伴感染，继后每年6~7月份咯血，必须经住院治疗才能缓解。平时痰黄、绿、白相兼不解，伴胸闷气急，背冷心悸，耳鸣疲惫，夜间汗出较多，纳食欠香，大便干燥，总感觉入暮欲死，舌质紫，暗红，苔白腻，脉弦滑。两肺听诊：两肺呼吸音明显下降，左中肺可闻及湿性啰音。

中医诊断：咳嗽，肺胀。

西医诊断：支气管扩张。

辨证：痰热蕴肺、热伤肺络，并脾肾阳虚，属虚实夹杂证。

治法：清热化痰，凉血止血，兼以温阳。

处方：泻白散合犀角地黄汤化裁。金荞麦30g，炒黄芩30g，桑白皮12g，浙贝母20g，苏梗12g，苏木12g，海浮石12g，煨葛根30g，粉丹皮15g，炒苍术12g，草果12g，寒水石12g，淫羊藿20g，紫珠草30g，白及20g，皂角刺9g。7剂，水煎，分两次服。另川贝粉3g，白及粉9g，1日2次，吞服。

嘱饭后服药，服药后可能会痰多、便烂等。建议查CT。

二诊（2008年6月23日）：药后咯血未见，痰无增多，咳嗽不甚，纳增，大便变稀、1日3~4次，无腹痛，夜间胸闷心悸，项背板冷，潮热汗出，舌质紫红，苔根厚腻消失，脉弦滑。

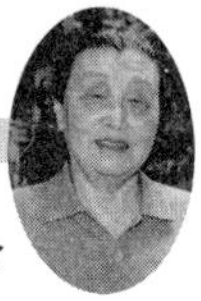

处方：金荞麦30g，炒黄芩30g，桑白皮12g，浙贝母20g，苏梗12g，苏木12g，海浮石12g，炒苍术12g，防风9g，川厚朴12g，煨葛根30g，粉丹皮15g，寒水石12g，金狗脊12g，王不留行12g，紫珠草30g，白及20g，皂角刺9g，白芥子9g。7剂，水煎，分两次服。另川贝粉3g，白及粉9g，1日2次，吞服。

CT报告：左肺下叶支气管扩张伴感染，两肺纤维化。

三诊（2008年6月30日）：咳嗽已极少，痰少无血，纳可，大便1日2～3次，出现低热37.5℃，胸闷心悸，背冷手寒，潮热汗出，舌质淡紫红，苔糙，脉细滑。

处方：金荞麦30g，炒黄芩30g，桑白皮12g，浙贝母20g，生薏苡仁15g，炒薏苡仁15g，苏梗12g，苏木12g，炒苍术12g，防风9g，莪术12g，青蒿各30g，炙白薇12g，制玉竹15g，白及20g，草果12g，白芥子各9g。7剂，水煎，分两次服。另川贝粉3g，白及粉9g，1日2次，吞服。

四诊（2008年7月7日）：咳嗽以阵咳为主，痰少、血未见，汗减，胸闷心悸改善，纳可，大便1～2次，午后仍37.4℃～37.5℃，背冷潮热，舌质紫红，苔白，脉细小弦。

处方：炒苍术12g，防风9g，金荞麦30g，炒黄芩30g，桑白皮12g，浙贝母20g，生薏苡仁30g，青蒿30g，软柴胡12g，天竺黄12g，百部12g，白芥子12g，草果12g，川桂枝6g。7剂，水煎，分两次服。另川贝粉3g，白及粉9g，1日1次，吞服。

五诊（2008年7月14日）：咯血未见，咳嗽不多，痰少、色偶黄，自觉午后仍有低热，胸闷心悸时作，头胀欲仆，背冷，纳可，便调，舌质紫转淡红，苔白，脉细滑。

处方：炒苍术12g，防风9g，金荞麦30g，炒黄芩30g，桑白皮12g，浙贝母20g，生薏苡仁30g，苏梗12g，苏木12g，冬凌草15g，玉竹15g，炙白薇12g，白芥子9g，生枳壳20g，莪术12g，淫羊藿30g。7剂，水煎，分两次服。

六诊（2008年7月21日）：低热已解，咳嗽也不多，痰淡黄色，咯血未出现，总感到入暮后全身不舒，骨节肌肉疼痛，乏力无神，头胀背痛，胸时闷，夜寐欠安，舌质淡紫红，苔薄白，脉细滑。

处方：人参叶15g，炒苍术12g，防风9g，金荞麦30g，炒黄芩30g，桑白皮12g，浙贝母20g，生薏苡仁30g，苏梗12g，苏木12g，冬凌草15g，生枳壳20g，白芥子9g，制玉竹15g，莪术12g，淫羊藿30g。7剂，水煎，分两次服。

七诊（2008年7月28日）：骨节酸痛减轻，时感乏力，潮热汗出，夜寐欠安，胸闷时现如迫，纳可，便调，舌质淡紫红，苔厚根腻，脉细弦。

辨证：此时湿浊又起，阻于经脉腠理之间，阳气不能伸展。

处方：炒苍术12g，藿香12g，苏梗12g，姜半夏12g，制胆星12g，生枳壳20g，北秫米30g，广郁金12g，炙白薇12g，制玉竹15g，明天麻12g，白茯苓15g，草果12g，香薷6g，升麻3g，车前草15g。7剂，水煎，分两次服。

八诊（2008年8月4日）：8月1日咯血1次、量少、色鲜，痰中带血丝，痰黄白相兼，怕冷汗出，胸闷肢麻，纳食减少，舌质淡紫，苔白，脉细弦弱。

处方：金荞麦30g，炒黄芩30g，桑白皮12g，苏梗12g，苏木12g，炒莱菔子12g，姜半夏12g，淡竹叶9g，地骨皮12g，草果12g，粉丹皮15g，黛蛤散（包）15g，广郁金12g，寒水石12g，北秫米30g，白及20g，紫珠草30g。7剂，水煎，分两次服。另川贝粉3g，白及粉9g，1日2次，吞服。

九诊（2008年8月11日）：咯血已止，痰仍黄白相兼，汗出怕冷，胸闷气短，纳食欠香，手麻，舌质紫红，苔白，脉细弱。

处方：炒苍术12g，金荞麦20g，炒黄芩20g，炒莱菔子12g，桑白皮12g，浙贝母20g，苏梗12g，苏木12g，姜半夏12g，草果12g，广郁金12g，寒水石12g，地骨皮12g，粉丹皮15g，北秫米30g，升麻炭3g。7剂，水煎，分两次服。

十诊（2008年8月18日）：血未出，痰仍黄白相兼、变稀易出，午后胸闷胀，怕冷减，汗出多，脚底冷感，纳增，便调，舌质淡紫红，苔白，脉细滑。

处方：炒苍术12g，防风9g，金荞麦30g，炒黄芩20g，炒莱菔子12g，桑白皮12g，浙贝母20g，苏梗12g，苏木12g，生薏苡仁15g，炒薏苡仁15g，海浮石12g，海蛤壳15g，地骨皮12g，草果12g，炙白薇12g，粉丹皮15g，川厚朴花9g，蔻仁9g。7剂，水煎，分两次服。

十一诊（2008年8月25日）：近几天来又痰中带血，痰黄白相兼、咳之不畅，胸闷胃胀，夜寐欠安，低热又起（但未测体温），汗出、纳可，舌质淡紫红，苔厚，脉细滑。

辨证：此时盛夏，暑邪容易灼伤肺阴，湿浊内郁，肝火易刑肺金。

处方：肺形草30g，云雾草15g，炒黄芩30g，桑白皮12g，浙贝母20g，生薏苡仁30g，苏梗12g，苏木12g，炒莱菔子12g，寒水石12g，冬瓜仁30g，炒苍术12g，姜半夏12g，制胆星12g，白茯苓12g，草果12g，炙白薇12g。7剂，水煎，分两次服。

十二诊（2008年9月1日）：痰血未见，痰色转淡黄，入暮胸闷气短，胃

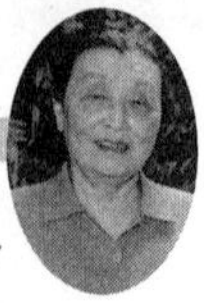

胀纳可，夜寐欠安，舌质转红，苔薄白，脉弦滑。

处方：人参叶20g，生白术12g，防风9g，肺形草30g，金荞麦30g，炒黄芩30g，桑白皮12g，浙贝母20g，生薏苡仁30g，苏梗12g，苏木12g，寒水石12g，冬瓜仁30g，炙白薇12g，夜交藤30g，合欢花30g。7剂，水煎，分两次服。

十三诊（2008年9月8日）：咯血未见，痰转淡黄、量少，胃胀嗳气，纳可，便烂，舌质红，苔厚糙，脉细滑。胃镜检查：浅表性胃炎。

处方：炒苍术12g，防风9g，姜半夏12g，蒲公英30g，制胆星12g，炒黄芩30g，生薏苡仁30g，苏梗12g，苏木12g，生枳壳12g，炒莱菔子12g，川厚朴花12g，炙白薇12g，升麻3g，砂仁9g，蔻仁9g，车前草15g。7剂，水煎，分两次服。

十四诊（2008年9月15日）：病情如前，来人取方：上方去升麻，加沉香曲12g。7剂，水煎，分两次服。

十五诊（2008年9月22日）：湿浊难化，痰黄时多时少，胃胀嗳气仍在，纳可，便调，舌质红，苔厚白，脉细滑。

处方：炒苍术12g，姜半夏12g，制胆星12g，生枳壳20g，炒莱菔子12g，川厚朴花12g，草果12g，广木香12g，白茯苓12g，炒黄芩20g，红花9g，丝瓜络9g，淡附子9g，砂仁9g，蔻仁9g，车前草15g。7剂，水煎，分两次服。

十六诊（2008年9月29日）：上焦湿初化，中、下二焦湿仍存，痰黄转淡、量减少，咽痒，胃胀嗳气仍在，夜间胸闷心悸近日又起，纳可，便调，舌质淡紫，苔白，脉细滑。

处方：炒苍术12g，姜半夏12g，制胆星12g，生枳壳20g，炒黄芩15g，苏梗12g，苏木12g，制玉竹15g，广郁金12g，炒莱菔子12g，白茯苓12g，草果12g，佛手片12g，桃仁12g，砂仁9g，蔻仁9g，淡附子9g。7剂，水煎，分两次服。

十七诊（2008年10月6日）：近日来又痰中带血丝，痰黄白相兼，胸闷痛，心悸，舌质淡紫，苔白厚，脉细滑。

处方：金荞麦30g，肺形草30g，炒黄芩20g，桑白皮12g，浙贝母20g，生薏苡仁15g，炒薏苡仁15g，苏梗12g，苏木12g，炒莱菔子12g，冬瓜仁30g，桃仁12g，干芦根30g，粉丹皮15g，地骨皮12g，草果9g，仙鹤草30g，白及20g。7剂，水煎，分两次服。另川贝粉3g，白及粉9g，1日2次，吞服。

十八诊（2008年10月13日）：咯血减少，胸闷痛减，痰色先黄后转白，纳、便正常，舌质红，苔中厚白，脉细滑。

处方：肺形草30g，金荞麦30g，炒黄芩20g，桑白皮12g，浙贝母20g，生薏苡仁30g，炒莱菔子12g，地骨皮12g，草果12g，冬瓜仁30g，桃仁12g，干芦根30g，粉丹皮15g，升麻3g，砂仁9g，蔻仁各9g，白及15g，紫珠草30g。7剂，水煎，分两次服。另川贝粉3g，白及粉9g，1日2次，吞服。

十九诊（2008年10月20日）：咯血未见，痰黄减少、色转白、量多黏稠，胃胀好转，嗳气少，舌质红，苔糙，脉细滑。

处方：炒苍术12g，防风9g，肺形草30g，金荞麦30g，桑白皮12g，浙贝母20g，生薏苡仁30g，苏梗12g，苏木12g，冬瓜仁30g，桃仁12g，干芦根各30g，草果12g，炙白薇12g，藏青果12g，粉丹皮15g，绿萼梅9g。14剂，水煎，分两次服。

二十诊（2008年10月30日）：痰白多黄少，近日来出现牙痛，胃胀嗳气少，舌质红，苔薄黄，脉细滑。

继原方14剂，水煎，分两次服。另加珠儿参4g，代茶饮。

二十一诊（2008年11月14日）：咯血少量，痰白黄相兼、量多，胃中出现嘈杂，胸闷，舌质淡红，苔中白，脉细滑。

处方：炒苍术12g，炒白术12g，防风9g，肺形草30g，云雾草15g，炒黄芩20g，桑白皮12g，浙贝母20g，生薏苡仁30g，苏梗12g，苏木12g，粉丹皮15g，辛夷12g，藏青果12g，佛手片12g，川厚朴花12g，冬瓜仁30g，桃仁12g，干芦根30g。7剂，水煎，分两次服。

二十二诊（2008年11月28日）：咯血未见，痰黄转淡黄，量少，胃胀嘈杂除，纳可，便调，舌质红，苔中薄腻，脉细滑。

处方：炒苍术12g，炒白术12g，防风9g，肺形草30g，云雾草15g，炒黄芩20g，桑白皮12g，生薏苡仁30g，苏梗12g，苏木12g，粉丹皮15g，冬瓜仁30g，桃仁12g，干芦根30g，藏青果12g，冬凌草15g，白及20g，紫珠草30g。14剂，水煎，分两次服。

二十三诊（2008年12月15日）：咯血未见，湿浊仍然难解，痰黄白相兼、量增多、能咳出，胃胀嘈杂又起，纳可，便调，舌质红，苔中白，脉细滑。

处方：炒苍术12g，炒白术12g，防风9g，肺形草30g，云雾草15g，炒黄芩20g，桑白皮12g，生薏苡仁30g，苏梗12g，苏木12g，粉丹皮15g，冬瓜仁30g，桃仁12g，干芦根30g，佛手片12g，白及20g，紫珠草30g，淫羊藿30g。14剂，水煎，分两次服。

二十四诊（2008年12月29日）：咯血未见，痰量减少、色淡黄白相兼，时有心悸，舌质红，苔中白，脉细滑。

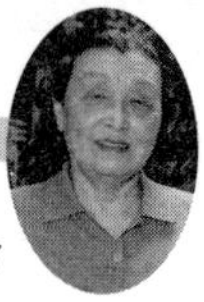

处方：生白术12g，防风9g，金荞麦30g，炒黄芩30g，桑白皮12g，浙贝母20g，生薏苡仁30g，寒水石12g，冬瓜仁30g，桃仁12g，鲜芦根30g，天竺黄12g，佛手片12g，制玉竹15g，金银花炭30g，仙鹤草30g，紫珠草30g。14剂，水煎，分两次服。同时开出膏方。

2008年12月29日：自幼肺气虚弱，久而及脾涉肾，蕴湿成痰，灼伤肺络，迫血妄行。肺阴亏虚，郁热更盛，脾运约制，湿阻阳气，难以伸展，日久气滞血瘀，心阳被竭，形成痰、湿、瘀、虚互为因果。症见反复咯血，痰黄白相兼，胸闷气急，背冷心悸，头胀耳鸣，夜间汗多，纳差，便烂，时而低热，舌质淡紫，苔厚白糙，脉弦滑。经半年治疗，病情得到控制，利用冬季，阳气收藏之时给予益气固本、清肺祛痰、健脾化湿、凉血活血、疏肝宁心、补肾助阳之法，制成膏滋药缓调治。

处方：制黄精200g，生白术120g，防风90g，肺形草300g，炒黄芩200g，云雾草150g，桑白皮120g，浙贝母200g，生薏苡仁300g，冬瓜仁300g，干芦根300g，桃仁120g，苏梗120g，苏木120g，天竺黄120g，寒水石120g，黛蛤散包150g，粉丹皮150g，草果120g，皂角刺90g，白芥子100g，炙枳壳200g，白及200g，紫珠草300g，佛手片120g，绿萼梅100g，藏青果120g，冬凌草150g，西党参200g，寸麦冬120g，淡竹叶90g，金银花炭300g，生地黄炭300g，淮山药300g，白茯苓120g，泽泻120g，炒杜仲120g，川续断120g，桑椹子300g，淫羊藿200g，淡附子60g，参三七100g，制玉竹120g，女贞子200g，潼蒺藜120g，白蒺藜120g，化橘红120g。水煎浓缩，加入龟板胶500g，冰糖500g，黄酒250g。收膏备用，早、晚各1匙，开水冲服。

嘱遇外感、腹泻及其他急性疾病时即停药，请医师改方，病愈后再服。若天气热或膏滋出现霉变时，用纱布抹去霉点，盖上盖隔水蒸，待药沸后取出，冷却后再加盖，备用。

二十五诊（2009年3月2日）：服膏滋后一般情况尚可，咯血未见，咳嗽未加重，痰少，近日来夜间怕冷，心悸胸稍闷，背胀，夜寐欠安，舌质紫，苔白，脉弦滑。

处方：川桂枝9g，炒白芍12g，炒苍术12g，姜半夏12g，白茯苓12g，生枳壳12g，广木香12g，生薏苡仁30g，苏梗12g，苏木12g，草果9g，佛手片12g，绿萼梅12g，柏子仁12g，淫羊藿30g。7剂，水煎，分两次服。

二十六诊（2009年3月16日）：咯血未见，晨起咳痰，痰少，怕冷，行走时胸痛及背，纳可，便烂，舌质红紫，苔白厚，脉细滑。

处方：薤白头12g，川桂枝12g，炒苍术12g，防己9g，炒白术12g，姜半夏12g，白茯苓12g，生枳壳12g，广郁金12g，生薏苡仁30g，藿香12g，苏梗 12g，草果 12g，佛手片 12g，杏仁 12g，寒水石 12g，淫羊藿 30g。7 剂，水煎，分两次服。

二十七诊（2009 年 3 月 30 日）：病情如前，腰背胀痛改善，舌质淡红紫，苔白薄腻，脉细滑。

处方：炒苍术 12g，炒白术 12g，姜半夏 12g，制胆星 12g，白茯苓 12g，生枳壳 30g，广郁金 12g，生薏苡仁 30g，藿香 12g，苏梗 12g，佛手片 12g，草果 12g，寒水石 12g，淫羊藿 30g，冬瓜仁 30g，桃仁 12g，干芦根 30g，升麻 3g，皂角刺 9g。14 剂，水煎，分两次服。

二十八诊（2009 年 4 月 13 日）：湿浊仍未化净，痰白量少，背胀痛冷感，舌质淡紫红，苔白腻，脉细滑。

处方：炒苍术 12g，炒白术 12g，姜半夏 12g，白茯苓 12g，制胆星 12g，广郁金 12g，生枳壳 30g，生薏苡仁 30g，草果 12g，佛手片 12g，川厚朴花 12g，八月札 12g，石菖蒲 12g，寒水石 12g，皂角刺 9g，淡附子各 9g，车前草 15g。7 剂，水煎，分两次服。

二十九诊（2009 年 4 月 27 日）：近日来又咳嗽，痰转黄，背痛、入暮怕冷，舌红，苔厚腻，脉弦滑。

处方：炒苍术 12g，藿香 12g，佩兰 12g，姜半夏 12g，白茯苓 12g，制胆星 12g，生枳壳 15g，生薏苡仁 30g，草果 12g，川厚朴花 12g，八月札 12g，寒水石 12g，皂角刺 9g，砂仁 9g，蔻仁 9g，淡附子 9g，冬瓜仁 30g，车前草 15g。14 剂，水煎，分两次服。

三十诊（2009 年 5 月 9 日）：痰黄白相兼，胸闷背痛，纳可，舌质淡紫，苔中厚，脉细滑。

处方：炒苍术 12g，藿香 12g，佩兰 12g，姜半夏 12g，白茯苓 12g，制胆星 12g，广郁金 12g，生枳壳 15g，生薏苡仁 30g，草果 12g，川厚朴花 12g，冬瓜仁 30g，皂角刺 9g，砂仁 9g，蔻仁 9g，淡附子 9g，寒水石 15g，车前草 15g。14 剂，水煎，分两次服。

三十一诊（2009 年 5 月 30 日）：近日痰中带血，1 天即止，痰黄白相兼，舌质淡紫红，苔白中少，脉细缓。

处方：山海螺 30g，肺形草 30g，金荞麦 30g，炒黄芩 30g，桑白皮 12g，浙贝母 20g，苏梗 12g，苏木 12g，冬瓜仁 30g，干芦根 30g，金银花炭 30g，百合 15g，粉丹皮 15g，生侧柏叶 30g，卷柏 15g，白及 20g，石斛 12g，寒水石 12g，淡附子 9g。14 剂，水煎，分两次服。另白及粉 6g，川贝粉 3g，1 日 2 次，吞服。

三十二诊（2009 年 6 月 13 日）：咯血止，背痛胸闷，精神好转，纳可，

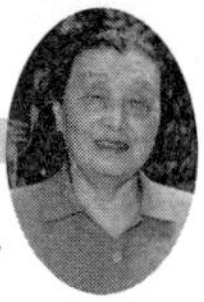

舌质淡紫红，苔薄，脉细滑。

处方：南沙参15g，生白术12g，防风9g，肺形草30g，金荞麦30g，炒黄芩30g，桑白皮12g，浙贝母20g，苏梗12g，苏木12g，冬瓜仁30g，桃仁15g，干芦根30g，百合15g，粉丹皮15g，生侧柏叶30g，橘核12g，橘络12g，白及20g，淫羊藿30g。14剂，水煎，分两次服。

三十三诊（2009年6月27日）：痰黄白相兼，咳嗽不多，胸闷改善，腰背酸痛，尿淋沥，舌质淡紫红，苔薄白，脉细缓、偶结代。

处方：生黄芪12g，防己12g，炒苍术12g，白茯苓12g，生枳壳20g，生薏苡仁30g，苏梗12g，苏木12g，骨碎补12g，草果12g，炒杜仲12g，川续断12g，佛手片12g，淫羊藿30g，生侧柏叶30g，桑椹子各30g。7剂，水煎，分两次服。

三十四诊（2009年7月4日）：病情开始稳定，痰色转白，腰背仍酸痛，舌质淡红，苔白，脉细滑。

处方：藿香12g，佩兰12g，炒苍术12g，防风9g，肺形草30g，炒黄芩20g，浙贝母20g，桑白皮12g，生薏苡仁30g，炒杜仲12g，川续断12g，草果12g，防己12g，鸡血藤30g，冬瓜仁30g，桃仁12g，干芦根30g，生侧柏叶30g，桑椹子30g。14剂，水煎，分两次服。

三十五诊（2009年7月18日）：咳嗽、咯血均未见，近月来腰背酸胀且痛，舌质淡紫红，苔薄白，脉细滑。

继原方14剂，水煎，分两次服。

三十六诊（2009年8月7日）：咳嗽不多，痰量也少，血未见，纳、便正常，舌质淡紫红，苔白，脉弦滑。

处方：制黄精30g，生白术12g，防风9g，肺形草30g，金荞麦30g，炒黄芩20g，桑白皮12g，浙贝母20g，生薏苡仁30g，冬瓜仁30g，桃仁15g，干芦根30g，白茯苓20g，草果12g，淫羊藿30g，生侧柏叶30g，桑椹子30g。14剂，水煎，分两次服。

三十七诊（2009年8月29日）：咯血1次、量少，痰不多，腰酸背胀，舌质红紫，苔薄白，脉细滑。

处方：制黄精30g，生白术12g，防风9g，防己12g，肺形草30g，炒黄芩20g，桑白皮12g，浙贝母20g，苏梗12g，苏木12g，生薏苡仁30g，炒杜仲12g，川续断12g，冬瓜仁30g，桃仁15g，干芦根30g，草果12g，淫羊藿30g，生侧柏叶30g，鸡血藤30g。14剂，水煎，分两次服。

三十八诊（2009年9月25日）：痰中少量血丝，胸闷背胀，纳、便正常，舌质淡紫红，苔薄白，脉细滑。

处方：制黄精30g，生白术12g，防风9g，防己12g，肺形草30g，炒黄芩20g，桑白皮12g，浙贝母20g，生薏苡仁30g，苏梗12g，苏木12g，炒杜仲12g，川续断12g，冬瓜仁30g，桃仁15g，干芦根30g，地骨皮12g，大血藤30g，生侧柏叶30g。14剂，水煎，分两次服。

三十九诊（2009年10月9日）：咳嗽基本消失，咯血未见，近月来血压偏高，胸闷心悸背胀，夜寐欠安，舌质淡紫红，苔白，脉细缓。

处方：制黄精30g，防己12g，肺形草30g，炒黄芩20g，苏梗12g，苏木12g，瓜蒌皮12g，双钩藤20g，夏枯草12g，炙白薇12g，炒赤芍12g，制玉竹15g，柏子仁15g，大血藤30g，藤梨根30g，川桂枝6g，炒白芍12g，川芎12g。14剂，水煎，分两次服。同时开出膏方。

自幼肺气虚弱，久而及脾涉肾，蕴湿成痰，灼伤肺络，迫血妄行，肺阴亏虚，郁热更盛，脾运约制，湿阻阳气，难以伸展，日久气滞血瘀，心阳被遏，形成痰、湿、瘀、虚互为因果。经1年余治疗和膏滋调理，病情得到控制，目前咳嗽基本消失，咯血未见，稍感胸闷心悸，寐不安，背感凉，血压偏高，又值冬季，再给予益气固本、清肺祛痰、健脾化湿、凉血活血、养血安神、补肾助阳之法，制成膏滋药缓调治。

处方：制黄精300g，生白术120g，防风90g，肺形草300g，炒黄芩200g，云雾草150g，桑白皮120g，浙贝母200g，生薏苡仁300g，冬瓜仁300g，干芦根300g，桃仁120g，苏梗120g，苏木120g，天竺黄120g，寒水石120g，生侧柏叶300g，粉丹皮150g，草果120g，皂角刺90g，明天麻100g，炙枳壳200g，白及200g，紫珠草300g，佛手片120g，绿萼梅100g，双钩藤300g，冬凌草150g，西党参200g，寸麦冬120g，淡竹叶90g，夏枯草120g，生地黄炭300g，淮山药300g，白茯苓120g，泽泻120g，炒杜仲120g，川续断120g，桑椹子300g，淫羊藿200g，鹿角霜120g，参三七100g，制玉竹120g，女贞子200g，潼蒺藜120g，白蒺藜120g，化橘红120g。水煎浓缩，加入龟板胶500g，冰糖500g，百令孢子粉100g，黄酒250g。收膏备用，早、晚各1匙，开水冲服。

嘱遇外感、腹泻及其他疾病即停药，病愈后再服。若天气热或膏滋出现霉变，用纱布抹去霉点，盖上盖隔水蒸，待药沸后取出，冷却后加盖，备用。

四十诊（2010年1月16日）：膏滋服完，体质增强，体重增加，面色已润，咳嗽已基本消失，痰由绿黄转白，偶然存在，胸闷心悸时见，胸背时发胀，纳可，便烂，夜寐欠安，自觉冷气从身中外走，舌质淡红，苔白，脉弦滑、偶结代。

处方：生黄芪20g，防己12g，金荞麦30g，炒黄芩20g，桑白皮12g，浙贝母20g，苏梗12g，苏木12g，生薏苡仁30g，川桂枝6g，炒白芍12g，制玉

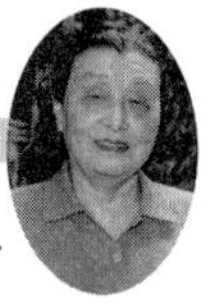

竹 15g，淡竹叶 9g，柏子仁 12g，桃仁 12g，橘核 12g，橘络 12g，藤梨根 30g，大血藤 30g，炙甘草 6g。7 剂，水煎，分两次服。同时再开膏方。

宿有肺气虚弱，及脾涉肾，蕴湿成痰，灼伤肺络，迫血妄行，肺阴亏虚，郁热更盛，脾运约制，湿阻阳气，难以伸展，日久气滞血瘀，心阳被遏，形成痰、湿、瘀、虚，互为因果。经两年调治，咯血未见，痰绿黄消除，白痰尚存，胸闷心悸，体重增加，纳可，便烂，夜寐欠安，自觉冷从内心发出，舌质淡红，苔白，脉弦滑。又值冬季，再予益气润肺、健脾化湿、养血安神、补肾助阳、调和阴阳之法，制成膏滋药缓调治。

处方：制黄精 300g，生白术 120g，防己 120g，肺形草 200g，炒黄芩 200g，云雾草 150g，桑白皮 120g，红景天 150g，生薏苡仁 300g，冬瓜仁 300g，干芦根 300g，桃仁 120g，苏梗 120g，苏木 120g，淡附子 100g，寒水石 120g，生侧柏叶 300g，粉丹皮 150g，草果 120g，皂角刺 90g，明天麻 120g，炙枳壳 200g，白及 200g，紫珠草 300g，佛手片 120g，绿萼梅 100g，双钩藤 300g，冬凌草 150g，西党参 200g，寸麦冬 120g，淡竹叶 90g，夏枯草 120g，生地黄炭 300g，淮山药 300g，白茯苓 120g，泽泻 120g，炒杜仲 120g，川续断 120g，桑椹子 300g，淫羊藿 200g，鹿角霜 120g，参三七 100g，制玉竹 120g，女贞子 200g，潼蒺藜 120g，白蒺藜 120g，化橘红 120g。水煎浓缩，加入龟板胶 500g，冰糖 500g，百令孢子粉 100g，黄酒 250g。收膏备用，早、晚各 1 匙，开水冲服。

嘱遇外感、腹泻及其他疾病即停药，病愈后再服。若天气热或膏滋出现霉变，用纱布抹去霉点，盖上盖隔水蒸，待药沸后取出，冷却后加盖，备用。

按：该患者自幼肺气不足，卫外不固，常在六淫之邪缠绵之中，痰热壅肺，腐败肺络，痰血互结，致成本病。肺为洁净之府，肺内和气道中容纳不了一点异物，由于长期的痰阻，机体本能需要排痰，然在排痰的过程中会使肺络破损，血随之上溢，又在出血时不能用宣升之药，恐用后加重出血，但是病情又需要祛痰，痰不去则血不止，故在治疗时当先清肺中热，凉血止血。牡丹皮、白及、紫珠草清热凉血止血；黄芩、金荞麦、鱼腥草、寒水石清肺泻火；桑白皮、浙贝母、海浮石、皂角刺降气祛痰；紫苏梗、苏木、草果燥湿健脾；葛根生津升阳止泻，淫羊藿温脾肾之阳。同时此类患者肺、脾、肾三脏俱虚，必须经过长期治疗才能巩固。该患者九诊时血止，痰浊至第三十五诊才化清。为了巩固疗效，以益气固表、健脾化痰为法，再以膏滋进行冬令调治和冬病夏治，经 3 年时间该患者达到临床痊愈。随访至今，未再复发。

案 2

张某，女，57 岁，退休。初诊日期：2007 年 6 月 11 日。

患者反复咯血20余年，近半月来加剧。曾采用中西药治疗，仍然咯血，每天3～4次、量中、色鲜暗同存，痰黄白相兼、稠厚量多，胸闷气急，乏力，纳食一般，舌质淡紫红，苔白根厚，脉细滑。CT提示：双下支气管扩张伴感染。

辨证：肺病日久，痰蕴化热阻于肺府，肺热叶焦，灼伤肺阴，迫血妄行，久而及脾涉肾。

治疗：清肺祛痰，凉血止血。

处方：肺形草30g，炒黄芩30g，桑白皮12g，浙贝母20g，生薏苡仁30g，苏梗12g，苏木12g，鱼腥草30g，寒水石12g，天竺黄12g，白及20g，粉丹皮15g，百合12g，生地黄30g，仙鹤草30g，白茅根30g，草果9g。7剂，水煎，分两次服。另川贝粉6g，白及粉18g，1日2次，吞服。暂不停用西药止血，药后痰量可能更多。

二诊（2007年6月22日）：咯血量减，色鲜暗同存，痰黄白相兼、稠厚如脓，胃中不舒，仍然乏力，纳可，便调，舌质淡紫红，苔白中厚，脉细滑。

处方：人参叶20g，生地黄炭30g，鱼腥草30g，肺形草30g，炒黄芩30g，桑白皮12g，浙贝母20g，寒水石12g，仙鹤草30g，粉丹皮15g，白茯苓12g，地骨皮12g，阿胶珠12g，白及20g，川厚朴12g，化橘红12g。7剂，水煎，分两次服。

三诊（2007年7月6日）：咯血仍存，时间开始延长，1周出现2次，色转为粉红，痰仍黄白、量减少，夜寐欠安，纳可，便调，舌质淡紫红，苔白厚，脉细滑。

处方：人参叶20g，生地黄炭30g，鱼腥草30g，肺形草30g，炒黄芩30g，桑白皮12g，浙贝母20g，寒水石12g，仙鹤草30g，粉丹皮15g，白茯苓12g，地骨皮12g，阿胶珠12g，白及20g，夜交藤30g，草果9g。7剂，水煎，分两次服。

四诊（2007年8月4日）：咯血未见，痰仍黄稠，胸闷背痛，纳可，便调，舌质淡紫红，苔白厚，脉细弦。

处方：金荞麦30g，肺形草30g，云雾草15g，炒黄芩30g，桑白皮12g，浙贝母20g，生薏苡仁15g，炒薏苡仁15g，地骨皮12g，寒水石12g，海浮石12g，海蛤壳12g，草果9g，皂角刺9g，粉丹皮15g，白及20g，仙鹤草30g，夜交藤30g。7剂，水煎，分两次服。另川贝粉3g，白及粉9g，1日2次，吞服。

五诊（2007年9月29日）：近日又咯血、量不多，痰黄稠厚，胸闷气急尚可，纳、便正常，舌质淡紫红，苔白稍转薄，脉细弦。

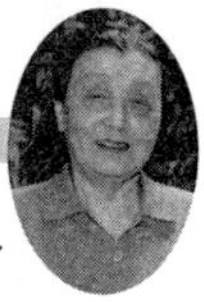

处方：肺形草 30g，云雾草 15g，炒黄芩 30g，桑白皮 12g，浙贝母 20g，生薏苡仁 15g，炒薏苡仁 15g，姜竹茹 9g，寒水石 12g，地骨皮 12g，佛手片 12g，川厚朴花 9g，天花粉 15g，藤梨根 30g，仙鹤草 30g，皂角刺 9g。14 剂，水煎，分两次服。

六诊（2007 年 10 月 27 日）：咯血量少，痰黄稠，耳鸣，胸闷除，气急改善，舌质淡紫红，苔白，脉细滑。

处方：肺形草 30g，炒黄芩 30g，桑白皮 12g，浙贝母 20g，生薏苡仁 30g，寒水石 12g，海浮石 12g，鱼腥草 30g，藤梨根 30g，地骨皮 12g，仙鹤草 30g，皂角刺 9g，粉丹皮 15g，黛蛤散（包）15g，紫珠草 30g。14 剂，水煎，分两次服。

七诊（2007 年 11 月 10 日）：1 周咯血 1 次、量少，胸闷未显，痰黄稠量多，舌质淡红，苔白，脉细滑。

处方：生白术 12g，防风 9g，炒黄芩 30g，浙贝母 20g，生薏苡仁 30g，寒水石 12g，海浮石 12g，鱼腥草 30g，藤梨根 30g，白及 20g，粉丹皮 15g，阿胶珠 12g，黛蛤散（包）15g，紫珠草 30g，仙鹤草 30g。14 剂，水煎，分两次服。另川贝粉 6g，白及粉 18g，1 日 2 次，吞服。

八诊（2007 年 12 月 8 日）：上周咯血 1 次、量少，痰黄稠、不畅，纳可，便烂，舌质淡紫红，苔白，脉细滑。

处方：人参叶 20g，生白术 12g，防风 9g，肺形草 30g，炒黄芩 30g，浙贝母 20g，生薏苡仁 30g，鱼腥草 30g，寒水石 12g，藤梨根 30g，马齿苋 30g，白及 20g，粉丹皮 15g，阿胶珠 12g，川厚朴 12g，仙鹤草 30g，紫珠草 30g。14 剂，水煎，分两次服。另川贝粉 6g，白及粉 18g，1 日 2 次，吞服。

九诊（2008 年 1 月 5 日）：咯血未见，痰仍黄稠黏厚，胸闷未起，气急稍有，纳可，便调，舌质淡紫红，苔白，脉细缓。

处方：南沙参 12g，生白术 12g，人参叶 20g，防风 9g，肺形草 30g，炒黄芩 30g，浙贝母 20g，寒水石 12g，生薏苡仁 30g，鱼腥草 30g，白及 20g，粉丹皮 15g，藤梨根 30g，阿胶珠 12g，仙鹤草 30g，紫珠草 30g。7 剂，水煎，分两次服。另川贝粉 6g，白及粉 18g，1 日 2 次，吞服。

十诊（2008 年 2 月 15 日）：近日来咯血不多，其无殊症，舌质淡紫红，苔白，脉细缓。

处方：金荞麦 30g，炒黄芩 30g，桑白皮 12g，浙贝母 12g，鱼腥草 30g，南沙参 20g，天冬 12g，麦冬 12g，地骨皮 12g，粉丹皮 15g，仙鹤草 30g，紫珠草 30g，白及 20g，佛手片 12g，阿胶珠 12g。14 剂，水煎，分两次服。

十一诊（2008 年 3 月 1 日）：咯血不多，痰仍黄稠，无他病证，舌质淡紫已转淡红，苔薄白，脉细缓。

处方：金荞麦30g，炒黄芩30g，桑白皮12g，浙贝母20g，鱼腥草30g，南沙参20g，天冬12g，麦冬12g，地骨皮12g，粉丹皮15g，仙鹤草30g，紫珠草30g，白及20g，佛手片12g，阿胶珠12g。14剂，水煎，分两次服。

十二诊（2008年3月15日）：近日头晕，血压上升，胸闷出现，咳嗽，痰黄稠，舌质红，苔薄白，脉弦滑。

处方：南沙参20g，山海螺30g，炒黄芩30g，桑白皮12g，浙贝母20g，生薏苡仁30g，苏梗12g，苏木12g，鱼腥草30g，天冬12g，麦冬12g，地骨皮12g，粉丹皮15g，白及20g，仙鹤草30g，藤梨根30g，阿胶珠12g，明天麻12g，女贞子20g。7剂，水煎，分两次服。

十三诊（2008年3月29日）：近日又开始咯血，时增多，色鲜暗同存，稍有胸闷，痰黄稠，纳可，便调，舌质红，苔白边剥，脉细滑。

处方：生地黄炭30g，肺形草30g，炒黄芩30g，桑白皮12g，浙贝母20g，苏梗12g，苏木12g，玄参12g，天冬12g，麦冬12g，地骨皮12g，白及20g，粉丹皮15g，仙鹤草30g，紫珠草30g，金银花30g。7剂，水煎，分两次服。另川贝粉6g，白及粉18g，1日2次，吞服。

十四诊（2008年4月12日）：咯血近日又明显增多，痰黄稠不畅、浓黏，纳可，舌质红，苔白，脉弦滑。

处方：肺形草30g，云雾草15g，炒黄芩30g，桑白皮12g，浙贝母20g，炒薏苡仁30g，金银花炭30g，粉丹皮15g，地骨皮12g，白及20g，仙鹤草30g，生地黄炭30g，阿胶珠12g，紫珠草20g。7剂，水煎，分两次服。

十五诊（2008年4月26日）：血已止，痰仍黄稠厚，其他无殊症，舌质红，苔白，脉细缓。

处方：肺形草30g，炒黄芩30g，桑白皮12g，浙贝母20g，炒薏苡仁30g，鱼腥草30g，金银花炭30g，地骨皮15g，粉丹皮15g，白及20g，仙鹤草30g，生地黄炭30g，皂角刺9g，白芥子9g，橘络12g。7剂，水煎，分两次服。

十六诊（2008年月10日）：1周来咯血少，胸闷乏力，纳可，舌质红，苔白，脉细滑。

处方：肺形草30g，炒黄芩30g，金银花炭30g，地骨皮12g，桑白皮12g，寒水石12g，白及20g，制玉竹15g，粉丹皮15g，百合15g，仙鹤草30g，紫珠草30g，橘络12g。7剂，水煎，分两次服。另川贝粉6g，白及粉18g，1日2次，吞服。

十七诊（2008年6月6日）：稍有咯血，痰仍黄，开始稍转淡黄，舌质红，苔薄白，脉细滑。

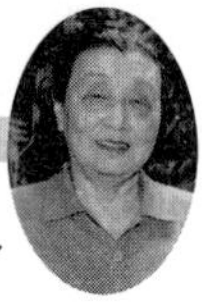

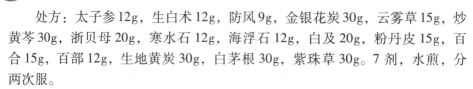

处方：太子参12g，生白术12g，防风9g，金银花炭30g，云雾草15g，炒黄芩30g，浙贝母20g，寒水石12g，海浮石12g，白及20g，粉丹皮15g，百合15g，百部12g，生地黄炭30g，白茅根30g，紫珠草30g。7剂，水煎，分两次服。

十八诊（2008年7月19日）：仍有少量咯血，胸闷不显，痰黄中兼白，纳可，舌质红，苔白，脉滑弦。

处方：南沙参15g，制黄精15g，生白术12g，防风9g，金银花炭30g，浙贝母20g，生薏苡仁30g，寒水石12g，生地黄炭30g，白及20g，粉丹皮15g，百合12g，皂角刺9g，冬瓜仁30g，鱼腥草30g，紫珠草30g，百部15g。7剂，水煎，分两次服。

十九诊（2008年8月16日）：咯血不多，痰黄白相兼，纳可，便烂，舌质红，苔白，脉细滑。

处方：制黄精20g，南沙参15g，生白术12g，防风9g，金银花炭30g，生地黄炭30g，桑白皮12g，浙贝母20g，炒薏苡仁30g，寒水石12g，冬瓜仁30g，鱼腥草30g，粉丹皮15g，白及15g，川厚朴12g，白蔹12g，紫珠草30g，皂角刺9g。7剂，水煎，分两次服。

二十诊（2008年8月30日）：咯血少量色暗，颈背板滞，纳可，痰黄白相兼、质稠，舌质红，苔薄白，脉滑细。

处方：制黄精30g，南沙参20g，生白术12g，防风9g，桑白皮12g，浙贝母20g，生薏苡仁30g，鱼腥草30g，冬瓜仁30g，金银花炭30g，生地黄炭30g，白及15g，粉丹皮15g，干芦根30g。7剂，水煎，分两次服。

二十一诊（2008年9月27日）：周四又吐血1口，量少，痰仍黄白相兼、量多，胸闷时发，大便烂，舌质红，苔薄白，脉滑弦。

处方：制黄精30g，南沙参20g，生白术12g，防风9g，鱼腥草30g，炒黄芩30g，桑白皮12g，浙贝母20g，生薏苡仁30g，白及15g，粉丹皮15g，冬瓜仁30g，桃仁12g，干芦根30g，金银花炭30g。7剂，水煎，分两次服。

二十二诊（2008年10月11日）：咯血1口，痰黄白相兼、量多，大便烂，胸闷改善，精神恢复，舌质红，苔薄白，脉细滑。

处方；制黄精30g，生白术12g，防风9g，鱼腥草30g，炒黄芩30g，桑白皮12g，浙贝母20g，生薏苡仁30g，冬瓜仁30g，白及15g，粉丹皮15g，金银花炭30g，藤梨根30g，干芦根30g。14剂，水煎，分两次服。

二十三诊（2008年10月26日）：血未见，痰仍黄白相兼、量多，纳可，便烂，舌质红，苔白，脉细缓。

处方：制黄精30g，生白术12g，防风9g，肺形草30g，金荞麦30g，炒黄芩30g，桑白皮12g，浙贝母20g，生薏苡仁30g，鱼腥草30g，寒水石12g，地骨皮12g，冬瓜仁30g，桃仁12g，干芦根30g，藤梨根30g，川厚朴12g，白及20g。14剂，水煎，分两次服。

二十四诊（2008年11月9日）：病情开始稳定，偶尔咯血1口，痰仍黄白相兼、量多，纳可，便烂，舌质红，苔白，脉细滑。

处方：制黄精30g，生白术12g，防风9g，肺形草30g，金荞麦30g，炒黄芩30g，桑白皮12g，浙贝母20g，生薏苡仁30g，鱼腥草30g，寒水石12g，冬瓜仁30g，桃仁12g，干芦根30g，白及20g，乌贼骨20g，藤梨根30g。7剂，水煎，分两次服。同时开出膏方。

2008年11月9日：支气管扩张患者，肺热叶焦病史，宿有痰饮，肺、脾、肾三脏阳气早虚，痰湿内蕴，灼伤肺阴，迫血妄行，加之肝叶已薄，肝气早衰，营阴暗耗，虚火常刑肺金，胸阳难以伸展，时而虚火上扰。症见反复咯血，时起时伏，痰黄白相兼稠浓，难以缓解，胸闷气急，颈板背滞，纳可，便烂，舌质淡紫红，苔厚腻，脉弦滑小数。经1年治疗，病情有所缓解，冬令之时给予清肺凉血、祛痰理气、健脾益肾之法，处膏方调治，以观疗效。

处方：制黄精300g，生白术120g，防风90g，肺形草300g，鱼腥草300g，金荞麦300g，炒黄芩300g，冬瓜仁300g，生薏苡仁300g，干芦根400g，桑白皮120g，浙贝母200g，白及200g，桃仁120g，寒水石120g，藤梨根300g，紫珠草300g，白茅根300g，大血藤300g，仙鹤草300g，生地黄150g，粉丹皮150g，寸麦冬120g，生晒参100g，玄参100g，百部120g，百合120g，淡竹叶120g，白蔹120g，苏梗120g，苏木120g，草果90g，佛手片120g，绿萼梅100g，蔻仁90g，生枳壳150g，女贞子120g，双钩藤300g，夏枯草150g，炒杜仲120g，海蛤壳150g，川续断120g，石斛120g，潼蒺藜120g，白蒺藜120g，青皮90g，陈皮90g。水煎浓缩，加入龟板胶400g，阿胶100g，百令孢子粉100g，冰糖500g，黄酒250g。收膏备用，早、晚各1匙，开水冲服。

嘱遇外感、腹泻及其他急性疾病时即停药，请医师改方，病愈后再服。若天气热或膏滋出现霉变时，用纱布抹去霉点，盖上盖隔水蒸，待药沸后取出，冷却后再加盖，备用。

按：此患者与案1相同，均为痰血互结，伤及肺络，经二十诊治疗，痰血明显减少，故改用益气固表、清肺祛痰之法后转入膏滋巩固。经1年随访，未见咯血现象，体质增强，外感明显减少。

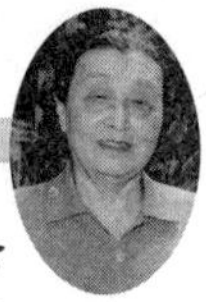

慢性阻塞性肺疾病

慢性阻塞性肺疾病（COPD）是一种具有气流受限特征的可以预防和治疗的疾病。气流不完全可逆，呈进行性发展，与肺部对香烟、烟雾等有害气体或有害颗粒的异常炎症反应有关。COPD 主要累及肺脏，但也可引起全身（或称肺外）的不良反应。黏液分泌腺增大、杯状细胞增多使黏液分泌增多引起的气道阻塞，以及慢性气道炎症使气道管壁损伤、修复循环反复导致的气道重塑是 COPD 的特征。随着病情发展，可出现肺源性心脏病、心功能不全、呼吸衰竭等严重并发症，是临床死亡的重要病因。本病相当于中医“肺胀”“喘证”“痰饮”“瘀证”“心悸”“水肿”“胸痹”的范畴。

一、病因病机

徐志瑛教授认为，久病肺气虚是其主要病因，痰浊与瘀血交阻、气道升降失常是其病机的核心，本虚和标实互患是其病机的主要特点，痰瘀壅盛、五脏衰败是其晚期的病理结果。外感六淫、饮食失宜、劳倦过度、情志失调等均可诱发而进入急性加重期，病位在肺，可涉及他脏。

1. 病变早期或缓解期复感者外邪犯肺是其主要病因

肺失宣降，既不能气化水津，又不能通调水道，导致水气留结而变生为痰。因肺为娇脏，邪易郁而化热，灼炼成痰，致痰热壅肺。

2. 病变进一步发展，脾虚湿困、水液代谢紊乱而生湿成痰

肺为贮痰之器，脾为生痰之源，而肾为成痰之根，肺、脾、肾及三焦等脏腑气化失常，水液代谢障碍，以致水津停滞而痰浊内生而成痰饮。痰既是病理产物又是致病因子。

3. 久病入络，肺络痹阻则气血不通

肺主气、朝百脉，肺病日久必伤肺气，重则由肺涉脾及肾，致脾肾阳虚。气虚推动无力，阳虚失其温煦则血凝而瘀。

4. 久病肺气虚，病久及肾

肾气虚弱，不能纳气归原，气浮逆于上或肾气不足，肾阳虚衰则肾不纳气，肾不制水；上凌于心，心阳、心阴俱损，阳气不能伸展而发心悸，甚者喘脱。其类似于现代医学的肺源性心脏病和右心衰等。

因此，在 COPD 的演变过程中，“热”“痰”“瘀”“虚”为主要的病理基础。

二、辨证论治

1. 清热宣肺

该法适用于病变早期或缓解期的复感者。临床常见咳嗽咳痰，咳痰不爽，痰色白或黄或黄白相兼，或兼表证，舌红，苔薄白，脉浮或滑数等，治以清热宣肺法，祛其有形之痰，达到肺腑洁净的目的。徐志瑛教授常用桑白皮汤、清金化痰汤、葶苈大枣泻肺汤加减。她指出，虽然外邪可分风热、风寒之不同，但结合我国南方地区的气候特点，即使患者初感是风寒之邪，但待患者来诊之时已经化热，故在治疗时要特别重视清热宣肺，她常用金荞麦、鱼腥草、炒黄芩、佛耳草、老鹳草、桑白皮、云雾草、重楼等。金荞麦、鱼腥草、肺形草的用量均达30g。清热药既有助于抗生素抗感染，又有抗细菌内毒素的作用，与抗生素一起运用，可达到“菌”“毒”并治的目的。

2. 健脾涤痰

徐志瑛教授将健脾涤痰贯穿于COPD的整个治疗之中。COPD患者常见咳嗽、咳痰、痰多黏稠色白、咳吐不利，伴胸满闷窒，如气短、气促、气急，或胸闷心悸，或呕恶、纳呆、口黏不渴，苔白或厚腻，或中剥，脉弦滑等，治以健脾涤痰法，可有效杜绝生痰之源，达到正本清源的目的。徐志瑛教授常用二陈汤、平胃散、导痰汤加减，重用苍术、厚朴、薏苡仁以理脾行气，助阳化湿。

徐志瑛教授十分注重气在“痰”治疗中的作用，认为气滞则水停，气行则水行。朱丹溪亦曰：“善治痰者，不治痰而治气，气顺则一身之津液亦随气而顺矣。”故她常重用枳壳达30g，既可促进化痰消积，又有破气除痞的效果，并认为枳壳在治疗痰饮中起着引药的作用，能引导其他化痰药直达病所，从而更好地发挥其功效。

徐志瑛教授指出，痰热伤阴，大量抗生素亦苦寒伤阴，利尿剂、激素均可造成电解质紊乱而内伤津液，阴津亏虚是导致痰液黏稠不易咳出的主要原因，且阴津亏虚几乎见于所有干咳患者。对此，徐志瑛教授在治疗上常加沙参、麦冬、制玉竹、天花粉、鲜芦根、鲜石斛等养阴之品，以润肺养阴，助痰咳出，同时这些药物还有提高机体免疫功能、增强机体抗缺氧能力的作用。

痰既是病理产物又是致病因素，痰有广义、狭义和无形、有形之分，徐志瑛教授善治无形之痰，在呼吸系疾病处于慢性期阶段，常运用豁痰或涤痰之药取得良效。豁痰药常用桔梗、浙贝母、天竺黄、海浮石、蛤壳、生薏苡仁、炒薏苡仁等，其中桔梗用量一般为12～18g。涤痰药常用白芥子和皂角

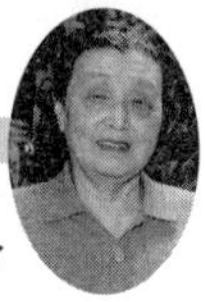

刺，两药行气散结，荡涤皮里膜外之痰，用于长期咳嗽并有痰湿阻于经络的患者，疗效较好。

3. 活血通络

此法适用于COPD中晚期合并肺心病患者。临床表现为口唇、爪甲发绀，面色晦暗，咳嗽，痰色白或黄白相兼，胸闷气急，或胸痛、动则加剧，舌质黯紫绛，舌苔白厚，脉细涩或细沉等不一，徐志瑛教授常采用活血通络之法，用血府逐瘀汤加减。

慢性阻塞性肺疾病患者大多无明显的血瘀表现，但通过血液流变学的研究发现，该病存在血液黏稠度增高的现象，通过活血化瘀，能够改善机体缺氧，提高临床疗效。徐志瑛教授常用川芎、红花、桃仁、赤芍、莪术、王不留行等活血药，以及生枳壳、大血藤、苏梗、橘络、橘核、丝瓜络等通络药，这些药物还具有软坚作用。

4. 补益肺肾，益气养阴

此法适用于COPD的缓解期，以补益肺、脾、肾三脏为主。该期患者症见咳嗽气短，声音低怯，倦怠懒言，易感冒，痰多色白或稀泡沫状，胸闷，怠倦少气，食少腹胀，便溏，胸闷气急、动则气促，喜半卧位，精神疲惫，面色灰暗或无华，健忘，夜尿多，舌质淡或舌质正常，苔薄白或白腻，脉细缓。徐志瑛教授常采用补益肺肾法增强患者体质，减轻其疲乏虚弱状态，该法可有效控制患者气短、气促症状，减少感冒及上呼吸道感染的发作频率，减轻发作时的症状，提高其生活质量。徐志瑛教授常用的方剂有玉屏风散、参苓白术散、六味地黄丸、人参蛤蚧散等，治疗肺脾气虚常用的药物有党参、黄芪、白术，治疗肾气虚常用的药物有淫羊藿、巴戟天、补骨脂、菟丝子、仙茅、肉苁蓉。

COPD缓解期，仍存在“痰”“瘀”“热”及气血阴阳失调，这是呼吸系统疾病急性发作的主要原因。因此，从某种意义上讲，缓解期的治疗比急性期更加重要。COPD缓解期往往咳喘症状减轻，此时宜益气养阴，活血化瘀。徐志瑛教授常用别直参、西洋参、冬虫夏草、蛤蚧、川贝、石斛、三七等研细末装胶囊，嘱患者长期服用以提高患者机体的免疫功能，改善微循环，提高血氧分压，从而稳定心肺功能，减少复发。其与西药免疫增强剂如核酪、必思添等联合应用，优势十分明显。

COPD往往在夏季病情有所缓解，故徐志瑛教授多利用此期对患者进行可行“冬病夏治”。她自拟经验方分三型进行论治：肺肾气（阳）虚者用夏治1号，气虚痰湿者用夏治2号，气阴两虚者用夏治3号（均为医院自制制剂），1次15g，1天3次。根据“冬病夏治”的原则，每年6月20日~9月20日为

1 个疗程，目的是控制当年冬季和次年春季的急性发作；如冬季病情稳定，她多采用“冬令调治”，给患者开膏滋药。

三、临床治验

案 1

孙某，女，70 岁，退休。初诊日期：2008 年 2 月 22 日。

患者反复咳嗽 30 余年，近 4 年来加剧。症见咳嗽不多，痰咳之不出，咽痒，胸闷气急明显、动则加剧，甚至不能平卧，面色晦暗，端坐呼吸，口干纳差，大便正常，舌质紫红，苔光，脉弦滑。两肺呼吸音弱，肺底可闻及湿性啰音。既往 2005 年、2007 年两次肠梗阻手术史；吸烟史 50 年。胸片：双肺慢性炎性变化，伴肺气肿，双下肺感染。肺功能：中度阻塞性通气功能障碍，弥散功能重度减退。

诊断：咳嗽，肺胀（中医）。慢性阻塞性肺疾病（西医）。

辨证：长期肺失清肃，痰湿郁久化热，肺、脾、肾三脏俱虚，久而伤及肺阴。肾不纳气，肾阳不能上荫于脾，脾运失职，聚液成痰，伏于膈下，每当风寒或风热引动。气虚血瘀，脉络不通，影响气血濡养大肠，阴亏则运化无力，故反复出现肠梗阻。

治疗：清肺养阴，祛痰利咽，宽胸降气，佐以活血。

处方：山海螺 30g，金荞麦 30g，炒黄芩 20g，桑白皮 12g，浙贝母 20g，白桔梗 9g，炒薏苡仁 30g，苏梗 12g，苏木 12g，寒水石 12g，人中白 15g，炒白芍 15g，川芎 15g，鲜芦根 30g，佛耳草 30g，地骨皮 12g，降香（后下）9g，鸭跖草 30g。7 剂，水煎，分两次服。嘱忌辛辣、酒、海鲜类食物。

二诊（2008 年 3 月 1 日）：痰量转少，并能咳出、色白稠，胸闷气急改善，纳、便正常，舌质紫已消失，舌红，苔稍厚偏干，脉细弦滑。阴津已复，痰湿初化，治以健脾补肾。

处方：制黄精 30g，生白术 12g，防风 9g，金荞麦 30g，炒黄芩 20g，浙贝母 20g，白桔梗 12g，桑白皮 12g，炒薏苡仁 30g，苏梗 12g，苏木 12g，天竺黄 12g，桃仁 12g，淫羊藿 30g，金樱子 30g，菟丝子 12g，草果 9g。7 剂，水煎，分两次服。

1 个月后两肺底湿啰音基本消失，咳嗽减轻，面色从黑转为淡黄。曾出现便稀，腹胀，胃胀痛，腹泻 1 次，表明肺脾失调，再经调治后缓解。于 2008 年 4 月 30 日予膏方调治，经两个阶段治疗，患者体质增强，感冒减少，能胜任日常家务活动。

按：患者素体肺气虚弱，卫外无力，加之吸烟 50 余年，日久伤及肺阴，

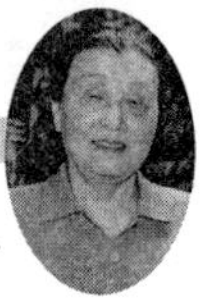

及脾涉肾。脾运失职，肾失温煦，气化不利，纳气无权，气滞血瘀，以致痰瘀互为因果，故咳嗽长期不解，咳痰不畅，且胸闷气急、动则加剧，舌质紫红、苔光，脉弦滑，均为肺、脾、肾三脏虚损表现。徐志瑛教授先采用清肺养阴、祛痰活血进行治疗，经过1个阶段治疗后，患者症状明显改善。随后进入第二阶段治疗，予益气固表、健脾化湿、清肺祛痰、滋阴凉血、活血化瘀、温肾纳气多法并用，经膏滋缓慢调治后，患者体质明显改善。

案2

宋某，男，82岁，退休。初诊日期：2009年10月15日。

患者反复咳嗽30余年，加重伴气急3年。初诊前10天感冒，随即见胸闷喘促、动则为甚，喉间痰鸣，痰多黏而不爽、黄白相兼，腹胀纳少，便干，舌质暗，舌下青筋显露，苔白前少，脉细滑。查体：面黯指青，球结膜充血水肿，颈静脉怒张，双肺可闻及广泛干湿性啰音，心率88次/分钟，律齐，各瓣膜听诊区未闻及病理性杂音，腹软，肝大，肝颈静脉回流征（-），双下肢踝关节以下呈凹陷性水肿。肺CT示：双下肺慢性炎症改变，肺气肿，肺大泡。多次肺功能测定FEVI 40%~60%。

诊断：肺胀（中医）。慢性阻塞性肺疾病急性加重期（西医）。

辨证：心肾阳虚，痰瘀互阻，兼感外邪。

处方：桂枝9g，金荞麦30g，炒黄芩20g，桔梗12g，生薏苡仁30g，白芥子12g，葶苈子12g，莱菔子9g，冬瓜仁30g，芦根30g，山海螺30g，枳壳20g，莪术12g，川芎30g，桃仁15g，紫石英12g，紫苏梗12g，茶树根12g。5剂，水煎，分两次服。西医予基础治疗（吸氧、抗感染）。

二诊：药后喘咳、胸闷、水肿减轻，仍痰黄，纳差乏力，舌质暗，舌下青筋显露，苔白前少，脉细滑。

上方加黄芪15g，皂角刺9g。7剂，水煎，分两次服。

三诊：喘咳、胸闷明显减轻，可平卧，肢肿消退，痰白，腹胀，便干，舌质暗，舌下青筋显露，苔白前少，脉细滑。

处方：生黄芪15g，金荞麦30g，炒黄芩12g，桔梗12g，生薏苡仁30g，桂枝12g，麦冬12g，紫苏梗12g，制玉竹9g，白芥子12g，莱菔子9g，冬瓜仁30g，桃仁15g，芦根30g，生枳壳30g，川芎30g，莪术12g，淫羊藿30g，紫石英12g。7剂，水煎，分两次服。

四诊：药后喘咳、胸闷、腹胀明显减轻，大便调，仍活动后气短，舌黯红，苔白，脉细滑。

上方去白芥子、莱菔子、金荞麦、黄芩，加紫草12g，紫背浮萍12g，桑椹子30g，补骨脂15g。

后在四诊基础上加减化裁，共服2个月。虽然气候变化无常，但患者病情稳定，生活基本自理。

继上法调整，后改用膏滋调理3个月，虽偶遇外感，停用膏方，拟解表祛邪而恙，亦未引动痰饮发为急性加重期。

按：慢性阻塞性肺疾病，简称“慢支”，因多见于老年，故又称“老慢支”。该病病程长，反复发作，往往伴有其他慢性疾病。患者往往发作时重视，缓解时则几乎不治疗。一旦选择中药治疗时，往往病情已错综复杂。

该病分急性期和缓解期，故治疗上亦采取分期治疗。徐志瑛教授指出，急性期宜先解决热、痰、瘀。热要清，痰要豁，瘀要散，同时要加用软痰积（支气管镜检查可见气管内有大量痰栓）、宽胸、行气之品。因为阳气为一身之宗气，气行方能推动体内精、津、液、血的运行，气虚则会导致血瘀。痰、瘀在本病中互为因果，所以用行气药时要加量，气行液动痰消，胸中之阳才能伸展。对“慢支”的病人，要抓住时机，特别缓解期，因此类患者极易受邪，引发肺部感染，导致阴阳失衡、气血失和，以及肺、脾、肾三脏的协调。若病人处在急性期，只能用清热解毒、宣肺祛痰之法，否则难以稳定病情。缓解期治疗很重要，要运用益肺固表、健脾温肾之法，但不可固守一法一方，在调理时不可忘清肺祛痰，补肾纳气时不可忘活血，只有诸法相合，才能热祛痰清，瘀散痰出，气道通畅，达到长期缓解的目的。

特发性肺间质纤维化

特发性肺间质纤维化（IPF）是呼吸系统的难治病，随着工业的发展，其发病率呈逐年上升趋势。目前本病病因不明，多数学者认为系自身免疫性疾病，有遗传性，是某种未知因素造成的细胞因子介导的慢性肺损伤，可采用肾上腺皮质激素和免疫抑制剂治疗，但仅发病初期，即肺泡炎期有效。由于该病发病初期常有上呼吸道感染症状，常规X线检查无特异性，易误诊为支气管炎，从而失去早期激素治疗的机会。待IPF出现典型的临床表现并被确诊时，已进入纤维化阶段，此时采用皮质激素类抗炎药已难以奏效，且继发感染机会增加。特发性肺间质纤维化中医无此病名，由于其临床表现为咳嗽、咳痰，后期又出现进行性加重的呼吸困难等，同时又具有慢性经过和反复发作等特点，故其可归属于中医“咳嗽”“痰饮”“喘证”“肺痹”“肺萎”“虚劳”等范畴。

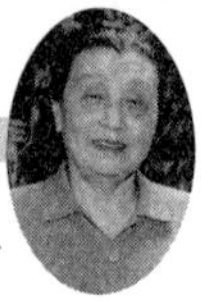

一、病因病机

特发性肺间质纤维化多先天禀赋不足，且易受六淫之邪反复侵袭，误诊、误治，导致慢性支气管炎反复发作，逐渐发展为本病。

肺为娇脏，主气，司呼吸，是一洁净之府，同时有通调水道功能。若肺气虚主气无力，易受外邪侵袭，影响水道通调，难以下输，阻于肺之络脉，在邪郁化热之时，使水液贮于肺脏，灼炼成痰，影响脉络完成贯通营卫，渗透气血，环流经气，互化经血，联络脏腑，濡养组织的功能，这与现代医学中通气功能和弥散功能受损的病理机制相似。中医学还认为，五脏六腑构成人体的有机整体，肺气虚日久病及于脾，脾气受损，不能运化津液，津液凝聚，在气机郁滞之时，又可使水液化热，灼炼成痰，伏于膈下，阻碍气与血的生成，不但会导致肺中瘀血，也会导致全身瘀血，使脏与腑、脏与脏的功能失调，日久痰瘀互为因果，则发生各种变证。肾阳虚不能上温脾阳，肾阴亏不能上承肺津，从而出现痰浊内蕴和肺阴亏虚症状。由此，徐志瑛教授认为，特发性肺间质纤维化当属“络病”，由于长期痰热交灼，阻于肺中脉络，导致肺失宣降，日久肺气虚弱，络气不足，肺主气等功能减弱，从而加重痰瘀互结，导致肺络受损，无力排出肺中痰浊，此为本病的重要机制。

二、辨证论治

特发性肺间质纤维化临床以隐袭性进行性呼吸困难为突出症状。开始仅以咳嗽为主，咳时有痰或无痰，痰色白或黄白相兼，质黏稠难出，继而逐渐出现久咳或干咳，或伴胸闷气急或胸痛、动则加剧，咽部如有物梗，面色灰暗，或晦暗，或黧黑。常伴神倦乏力，心悸心慌，颈背板滞，背寒腰酸，容易感冒，纳差口苦，口干不欲饮，大便干结，尿频尿多。舌质红，或淡紫、紫泛、紫红、暗紫、绛；舌苔白、厚、腻、浊、糙、边白厚中光，前光根白或厚，光苔有津，光苔而干；脉象弦滑、滑数、细数、细滑、细弦滑、细缓、细沉等不一。现代医学检查显示呼吸浅快，双肺底可闻及吸气相尼龙带拉开音，杵状指，晚期发绀，氧疗效果不理想；易反复出现自发性气胸，并可发生严重的呼吸衰竭，甚至危及生命。早期X线基本正常或呈磨砂玻璃样变化，隐约可见小结节影；中后期可出现两中下肺野弥漫性网状或结节状阴影，病变渐向上肺部发展，呈蜂窝肺；随着肺间质纤维化的加重，肺体积逐渐缩小，肺功能可呈进行性限制性通气功能障碍和弥散量减少。

本病由于热、湿、痰、瘀互结，又兼气虚、阳弱、阴亏、津乏，治疗上则宜急性期“清热宣肺，祛痰豁痰，软坚活血”或“清热养阴，润肺豁痰，软坚活血”；缓解期则“清肺祛痰，健脾化痰，散血软坚，温肾益气”。临床上病情往往错综复杂，不能单用一种治法，要综合运用。

1. 清热豁痰

由于本病的主要病理产物为痰、热、瘀、毒，初诊时患者常表现为咳嗽，痰黄，痰黏量少而不易咳出，舌苔白腻或黄腻，徐志瑛教授临证必重用金荞麦、黄芩、老鹳草、云雾草、佛耳草、桑白皮等清肺热，使痰出而咳喘缓解。因感冒引发加重者，加金银花、连翘；痰黄黏稠者，黄芩、金银花重用至30g，金荞麦30～60g，加大清除热毒的力量；或加桔梗、浙贝母、天竺黄、生薏苡仁、蛤壳、海浮石、皂角刺稀化痰液，促进痰液排出，其中桔梗升肺气而祛痰，用量常达15～18g，浙贝母、薏苡仁20～30g，薏苡仁最多用至60g。热清痰液出，肺泡洁净，使肺间质水肿得到改善，从而有利于血气交换，提高血氧分压。现代研究亦证实，清热解毒药具有抑制免疫反应的作用，非常适用于IPF的治疗。徐志瑛教授常用的清热解毒药物有肺形草、金荞麦、炒黄芩、云雾草、老鹳草、佛耳草、鱼腥草，宣肺祛痰药物有白桔梗、桑白皮、浙贝母、川贝母、海浮石，豁痰药物有寒水石、天竺黄、鹅管石、海蛤壳，软化痰栓药物有皂角刺、山慈菇、白蔹、石见穿、藤梨根、生薏苡仁、橘核。

2. 活血化瘀

瘀血阻肺贯穿于IPF的全过程，是本病的主要病机。现代研究证实，IPF患者肺内凝血功能异常，ET－1（内皮素－1）升高，存在血栓前状态，从而导致局部纤维沉积，故徐志瑛教授指出，活血化瘀是IPF的重要治则，必须贯穿始终。活血化瘀不仅能够调控免疫反应，抑制纤维化的形成与发展，还可改善肺部的微循环，提高动脉血氧分压水平，尚能改善药物分布，促进药物吸收。徐志瑛教授认为，川芎具行气活血之功，在抗纤维化方面作用明显，故用量宜大，可用到15～18g。她常用活血软坚的药物有莪术、苏木、王不留行、川芎、红花，行气通络的药物有生枳壳、苏梗、橘络、丝瓜络。

3. 扶正固本

IPF的发病内因是正气虚衰。疾病在发展过程中，逐渐由肺气虚渐至肾气虚，并由气虚渐至气阴两虚。采用扶正固本是治疗IPF的关键，只有扶正固本，才能提高机体免疫功能，增强机体抗病能力，达到扶正祛邪的目的。徐志瑛教授常采用益气养阴、补肾纳气之法，常用的养阴生津药物有南沙参、天冬、麦冬、乌玄参、鲜石斛（石斛、川石斛）、鲜芦根、粉丹皮，益气健脾的药物有太子参、西党参、生白术、生薏苡仁、炒薏苡仁，温肾助阳的药物有淫羊藿、仙茅、桑椹子、补骨脂、菟丝子。

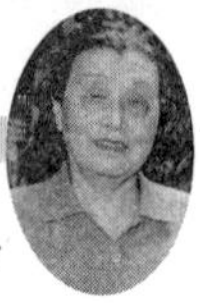

徐志瑛教授还指出，临证要重视辨证，邪重者需先祛邪，阴亏津少者需先救阴，同时要重视舌象，因为这类患者往往既舌苔厚又有苔花剥，治疗与用药上只有温寒并重，才能扶正固本，带病延年。

三、临床治验

案 1

俞某，男，68 岁，退休。初诊日期：2005 年 3 月 30 日。

1 月前，因发热、咳嗽住院治疗。胸片示：包裹性结液、肺大泡、间质性肺炎。为进一步诊断明确，行胸腔穿刺后发生气胸。经治疗后气胸痊愈，出院后以强的松 1 日 10mg 维持。现胸闷气急明显，上楼困难，咳嗽无痰，纳可，便正常，舌质红紫，苔薄白，脉弦滑。两肺听诊：呼吸音明显降低，肺底可闻及干湿性啰音。

诊断：咳嗽，喘证（中医）。特发性肺间质纤维化（西医）。

辨证：痰浊内蕴，肺失宣降，痰阻气道，痰气互结，肺气上逆，又近古稀之年，肝、心、脾三脏功能均已衰减，影响肺气宣畅。

治则：清肺祛痰，遂饮降气。

处方：肺形草 30g，金荞麦 30g，老鹳草 15g，炒黄芩 30g，桑白皮 12g，浙贝母 20g，白桔梗 12g，生薏苡仁 15g，炒薏苡仁 15g，天竺黄 12g，寒水石 12g，海蛤壳 12g，炒莱菔子 12g，白芥子 9g，葶苈子 9g，皂角刺 9g。7 剂，水煎，分两次服。

二诊（2005 年 4 月 6 日）：药后咳嗽仍作，痰未出，胸闷气急明显、动则加剧，纳、便正常，舌质紫红，苔转光，脉弦滑数。虽清肺祛痰以降肺气，但因由于蕴热较盛，反伤肺阴，痰阻于气道，故症状加重。治以清肺祛痰，降气健脾，滋阴生津。

处方：肺形草 30g，金荞麦 30g，老鹳草 15g，炒黄芩 30g，桑白皮 12g，浙贝母 20g，白桔梗 12g，生薏苡仁 15g，炒薏苡仁 15g，天竺黄 12g，苏子 12g，寒水石 12g，白芥子 9g，葶苈子 9g，藤梨根 30g，皂角刺 9g，干芦根 40g。7 剂，水煎，分两次服。

三诊（2005 年 4 月 13 日）：痰量较上周减少、色黄黏稠，动则气急明显，今晨起怕冷，自测体温 37.3℃，面色发灰，纳尚可，便调，舌质红紫，苔根转厚、前少，脉滑数。患者自行改强的松 1 日 5mg，考虑此发热可能与自行减强的松用量有关，故在二诊方上加炒莱菔子 12g，天花粉 12g。7 剂，水煎，分两次服。

四诊（2005 年 4 月 20 日）：咳嗽减少，痰色转白、容易咳出，胸闷气急好转，怕冷减轻，但晨起仍有低热，37.3℃，眼眶发黑，牙齿痛，尿发黄，大便正常，夜寐尚可，舌质红，苔中白根厚、前少，脉弦滑。低热可能与外感和自行减激素有关，治以清肺祛痰，健脾化湿，清热养阴，泻肺逐饮。

处方：肺形草30g，金荞麦30g，炒黄芩30g，桑白皮12g，浙贝母20g，白桔梗12g，生薏苡仁12g，炒薏苡仁12g，寒水石12g，天竺黄12g，炒莱菔子12g，白芥子9g，葶苈子9g，青蒿30g，芦根30g，藤梨根30g，山慈菇12g，皂角刺9g。7剂，水煎，分两次服。

五诊（2005年4月27日）：体温正常，痰量不多、晨起明显，咽部不适、稍有疼痛，纳可，便调，舌质红，苔根白厚、前少，脉细小数，建议复查胸片。考虑脾虚湿阻，治以健脾渗湿。

处方：肺形草30g，金荞麦30g，炒黄芩30g，桑白皮12g，浙贝母20g，白桔梗12g，生薏苡仁12g，炒薏苡仁12g，寒水石12g，天竺黄12g，炒莱菔子12g，白芥子9g，芦根30g，藤梨根30g，山慈菇12g，皂角刺9g，白蔹12g，生白术12g。7剂，水煎，分两次服。

六诊（2005年5月4日）：咳嗽已解，胸闷好转，气急明显，咽部有痰，纳可，舌质红紫，苔根白，脉弦滑。X片提示；左肺间质性肺炎明显吸收。治以清热宣肺，祛痰软坚，益气健脾。

处方：生白术12g，防风9g，肺形草30g，金荞麦30g，炒黄芩20g，桑白皮12g，浙贝母20g，白桔梗12g，生薏苡仁12g，炒薏苡仁12g，天竺黄12g，白蔹12g，石见穿12g，白芥子9g，皂角刺9g，山慈菇12g，藤梨根30g。7剂，水煎，分两次服。

七诊（2005年5月11日）：咳嗽不多，胸闷气急存，舌质紫红，苔白，脉细弦。病情稳定。

上方加桑椹子30g。7剂，水煎，分两次服。

八诊（2005年5月20日）：咳嗽基本消失，痰少，胸闷除，气急好转，纳可，便调，舌质红，苔少，脉细滑。显示肺阴亏症状，与自行撤除强的松已6天有关，嘱强的松1日10mg。

处方：南沙参20g，生白术12g，防风9g，肺形草30g，金荞麦30g，山海螺30g，生薏苡仁30g，桃仁12g，石斛12g，白蔹12g，白芥子9g，山慈菇12g，石见穿12g，藤梨根30g，桑椹子30g。7剂，水煎，分两次服。

九诊（2005年5月31日）：上周四突然开始发热，体温37.8℃，怕冷痰增、黄白相兼，胸闷气急加重，纳食欠香，大便干燥，舌质紫红，苔白，脉滑数。胸片复查：左肺感染。治以清热解表，宣肺祛痰。

处方：银翘散合参苏饮加减。金银花30g，苏叶9g，肺形草30g，金荞麦

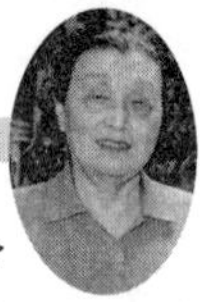

30g，炒黄芩30g，桑白皮12g，浙贝母20g，白桔梗12g，生薏苡仁15g，炒薏苡仁15g，天竺黄12g，大豆卷15g，神曲15g，山海螺30g，芦根30g，皂角刺9g，薄荷（后下）9g。4剂，水煎，分两次服。嘱若热不退即去住院。

十诊（2005年8月10日）：因5月31日发热未能缓解，故入住某附属医院，强的松从1日40mg开始，逐步减至1日15mg，共住院35天。出院后咳痰不多，仍胸闷气急明显，胃脘胀满，大便不畅，舌质淡红，苔白根厚，脉细滑。外邪犯肺后，虽用激素和抗生素控制，但湿邪仍蕴于内，气阴亏虚。治以祛痰湿，清肺热，佐以养阴。

处方：肥知母12g，生地黄20g，生甘草6g，肺形草30g，金荞麦30g，炒黄芩30g，桑白皮12g，浙贝母20g，生薏苡仁30g，白桔梗12g，苏梗12g，苏木12g，海蛤壳12g，橘络12g，淡竹叶9g，皂角刺9g，白芥子9g，山慈菇12g，藤梨根30g。7剂，水煎，分两次服。并嘱强的松不能自行撤除，必须遵医嘱服用。

十一诊（2005年8月17日）：咳嗽后痰量增多，气急好转，大便烂，夜寐欠安，舌质红，苔根白、前少，脉细缓。此乃湿蕴化热伤阴，气机不畅。

处方：肥知母12g，生地黄20g，生甘草9g，山海螺30g，肺形草30g，金荞麦30g，炒黄芩30g，桑白皮12g，浙贝母20g，生薏苡仁30g，白桔梗12g，苏梗12g，苏木12g，海蛤壳12g，橘络12g，淡竹叶9g，川厚朴12g，芦根30g，山慈菇12g，藤梨根30g。14剂，水煎，分两次服。

十二诊（2005年8月31日）：咳嗽除，痰消失，气急存，胃脘胀，寐欠安，多梦扰，大便调，舌质红，苔白糙，脉细滑。虽表面上咳嗽已解，痰亦消失，并不意味着病已痊愈，此时只是感染后的痰暂时排净，肺中仍存在尚未软化的痰液，还会不断地排出。治以理气化痰，和胃降气。

处方：山海螺30g，肺形草30g，金荞麦30g，炒黄芩30g，桑白皮12g，浙贝母20g，生薏苡仁30g，白桔梗12g，苏梗12g，苏木12g，海蛤壳12g，橘络12g，淡竹叶9g，山慈菇12g，藤梨根30g，砂仁9g，蔻仁9g，降香9g，佛手片12g。7剂，水煎，分两次服。

十三诊（2005年9月7日）：近日来稍有咳嗽，无痰，无胸闷，气急存，胃脘发胀，夜寐欠安，多梦，大便调，舌质红，苔白糙，脉细缓。加强化湿活血药物。

处方：炒苍术12g，防风9g，金荞麦30g，肺形草30g，炒黄芩20g，桑白皮12g，浙贝母15g，白桔梗12g，生薏苡仁30g，生枳壳20g，大腹皮30g，山慈菇12g，桃仁12g，猪苓15g，茯苓15g，白芥子9g，皂角刺9g，藤梨根30g。7剂，水煎，分两次服。

十四诊（2005 年 9 月 15 日）：咳嗽已解，腹胀存，舌质红，苔白，脉细缓。考虑 3 周来一直腹胀，此乃脾气不足、水饮难行、苦寒药日久之故。

处方：炒苍术 12g，防风 9g，肺形草 30g，桑白皮 12g，浙贝母 15g，白桔梗 12g，生薏苡仁 30g，生枳壳 20g，大腹皮 30g，山慈菇 12g，桃仁 12g，白芥子 9g，皂角刺 9g，藤梨根 30g，佛手片 12g，淫羊藿 30g，台乌药 12g。7 剂，水煎，分两次服。

十五～十七诊（2005 年 9 月 22～10 月 6 日）：1 周来病情稳定，无咳嗽、无痰，唯胃脘发胀，纳增，舌质红，苔根白、前少，脉细缓。由于病程长，气阴一直亏虚，并与痰湿交杂，故时而舌苔白厚，时而舌苔前少。

处方：玉屏风散加减。南沙参 20g，生白术 12g，防风 9g，肺形草 30g，桑白皮 12g，浙贝母 20g，白桔梗 12g，生薏苡仁 30g，藤梨根 30g，淫羊藿 30g，山慈菇 12g，桃仁 12g，佛手片 12g，肥知母 12g，生地黄 15g，生甘草 9g。21 剂，水煎，分两次服。

十八诊（2005 年 10 月 13 日）：咳嗽无，痰不多，舌质红，苔白，脉弦滑。昨晚感到稍有气急，胸部出现红疹伴刺痛。检查：左胸乳头外侧有掌面大小散状红点，考虑带状疱疹。治以清热解毒，活血通络。

处方：普济消毒饮加减。败酱草 30g，紫花地丁 30g，蒲公英 30g，金银花 30g，板蓝根 20g，炒黄芩 20g，桑白皮 12g，白桔梗 12g，软柴胡 9g，前胡 9g，生枳壳 30g，藏红花 9g，川芎 15g，丝瓜络 9g，独活 12g，橘络 12g，土茯苓 30g。7 剂，水煎，分两次服。季德胜蛇药五支，分别用白酒或者用醋调化外敷，药水干后即敷。

十九诊（2005 年 10 月 20 日）：经内服、外敷 1 周，带状疱疹基本痊愈。现局部稍有隐痛，痰量增多，纳、便无影响，舌质红，苔白，脉细缓。

处方：败酱草 30g，金荞麦 30g，肺形草 30g，炒黄芩 20g，桑白皮 12g，浙贝母 20g，白桔梗 12g，生薏苡仁 30g，生枳壳 30g，海蛤壳 12g，肥知母 12g，川芎 15g，生甘草 9g，藤梨根 30g，橘络 12g，皂角刺 9g。嘱带状疱疹处仍用季德胜蛇药外敷。7 剂，水煎，分两次服。

二十诊（2005 年 10 月 27 日）：咳嗽未作，无痰，纳可，便烂，舌质红淡紫，苔中薄少，脉细缓。带状疱疹已痊愈，但阴液又现亏虚。治以养阴益气固表，佐以益肾。

处方：金荞麦 30g，肺形草 30g，炒黄芩 20g，浙贝母 20g，白桔梗 12g，生薏苡仁 30g，肥知母 12g，川芎 15g，藤梨根 30g，橘络 12g，皂角刺 9g，山海螺 30g，人参叶 20g，生白术 12g，防风 9g，桑椹子 30g。7 剂，水煎，分两次服。

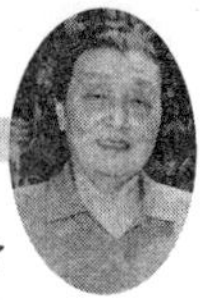

二十一诊（2005 年 11 月 2 日～12 月 28 日）：在此两月中，由于天气转入冬令，虽然咳嗽消失，痰亦无，因半夜起床受寒继而感冒，咳嗽增多，胸闷气急，纳食欠香。其中有 1 天不明原因发热，于 12 月 7 日把已撤到 1 日 5mg 的强的松增到 1 日 10mg，舌质淡紫，苔时薄少、时厚，脉细缓或细滑。一直以玉屏风散、参麦饮合清热祛湿、化燥软坚、活血温肾等法治疗。

处方基本同前十五～十七诊，共 56 剂，水煎，分两次服。

二十二诊（2005 年 12 月 28 日）：步入古稀之年，肝、心、脾三脏逐渐衰弱，其功能失调，肝气虚衰，气血失充，营阴暗耗，与肾不能相互资生、制约。心气亦衰，无力鼓动脉律，不能生成脾土，生化之源亏乏，脾气更虚。运化水液无权，津聚成湿，灼炼成痰，伏于膈下，贮于肺中，使肺失宣降，痰蕴而化热，伤于肺络，致肺间质纤维化。症见反复咳嗽难解，强的松服至 1 日 15mg，仍然胸闷气急、上楼加剧，痰咳之不出，胸腔积液，咽痒痰黏，痰色时黄，晨起低热，容易感冒，怕冷，舌质红，苔光，脉滑数。先按急则治标原则，得以缓解。今正值冬令，按秋冬养阴原则，给予益气固表、清肺祛痰、滋阴柔肝、补肾活血之法，制成膏滋缓缓调治。

处方：生黄芪 200g，生白术 100g，防风 90g，肺形草 300g，金荞麦 300g，炒黄芩 150g，藤梨根 300，生薏苡仁 300g，猫人参 300g，白桔梗 120g，桑白皮 120g，浙贝母 200g，山慈菇 120g，橘核 120g，橘络 120g，西党参 200g，五味子 90g，肥知母 120g，淡竹叶 90g，生地黄 200g，生甘草 90g，炙甘草 90g，炒杜仲 120g，川续断 120g，淫羊藿 300g，桑椹子 300g，皂角刺 90g，白芥子 100g，苏梗 120g，苏木 120g，石见穿 120g，川芎 150g，白蔹 120g，石斛 120g，干芦根 200g，天冬 120g，麦冬 120g，灵芝草 120g，女贞子 100g，潼蒺藜 120g，白蒺藜 120g，化橘红 120g。水煎浓缩，加入龟板胶 400g，鹿角胶 100g，冰糖 500g，黄酒 250g。收膏备用，早、晚各 1 匙，开水冲服。

嘱遇外感、腹泻及其他疾病即停药，病愈后再服。若天气热或膏滋出现霉变，用纱布抹去霉点，盖上盖隔水蒸，待药沸后取出，冷却后再加盖，备用。

二十三诊（2006 年 3 月 8 日）：膏方已服完 10 天。入冬以来病情稳定。近 2 天痰量增加，纳、便正常，舌质红，苔白稍厚，脉弦滑。两个月中感冒 2 次，自服抗感冒药后即缓解，强的松改为 1 日 7.5mg。治以清肺祛痰，活血软坚。

处方：肺形草 30g，金荞麦 30g，炒黄芩 20g，桑白皮 12g，浙贝母 20g，白桔梗 12g，生薏苡仁 30g，炙紫菀 12g，石见穿 12g，山慈菇 12g，莪术 12g，草果 9g，炒莱菔子 12g，白芥子 9g，皂角刺 9g，藤梨根 30g。14 剂，水煎，分两次服。

二十四诊（2006 年 3 月 22 日）：咳嗽消失，痰亦无，胸闷气急除，纳、便正常，舌质淡紫，苔薄白，脉弦细缓。治以清肺祛痰，活血软坚，健脾益气。

处方：西党参 15g，寸麦冬 12g，肺形草 30g，金荞麦 30g，炒黄芩 20g，桑白皮 12g，浙贝母 20g，白桔梗 12g，生薏苡仁 30g，石见穿 12g，山慈菇 12g，莪术 12g，白芥子 9g，皂角刺 9g，藤梨根 30g。14 剂，水煎，分两次服。

二十五诊（2006 年 4 月 22 日）：病情比较稳定，无特殊症状，体力恢复，舌质淡紫，苔薄少。

处方：西党参 15g，寸麦冬 12g，肺形草 30g，金荞麦 30g，炒黄芩 20g，桑白皮 12g，浙贝母 20g，白桔梗 12g，生薏苡仁 30g，石见穿 12g，山慈菇 12g，莪术 12g，白芥子 9g，皂角刺 9g，藤梨根 30g，石斛 12g。14 剂，水煎，分两次服。

二十六诊（2006 年 5 月 6 日）：症状无，体力恢复，单位活动未感到不适，纳、便正常，寐安，舌质淡紫，苔薄，脉细缓。医院复查胸片：间质性肺炎基本吸收。

处方：西党参 15g，寸麦冬 12g，肺形草 30g，金荞麦 30g，炒黄芩 20g，桑白皮 12g，浙贝母 20g，白桔梗 12g，生薏苡仁 30g，石见穿 12g，山慈菇 12g，莪术 12g，白芥子 9g，皂角刺 9g，藤梨根 30g，白蔹 12g。14 剂，水煎，分两次服。

二十七诊（2006 年 5 月 20 日）：病情稳定，症状不明显，舌质淡红，苔薄，脉细缓。强的松改 1 日 5mg。

处方：西党参 15g，寸麦冬 12g，肺形草 30g，金荞麦 30g，炒黄芩 20g，桑白皮 12g，浙贝母 20g，白桔梗 12g，生薏苡仁 30g，石见穿 12g，山慈菇 12g，莪术 12g，白芥子 9g，皂角刺 9g，藤梨根 30g，白蔹 12g。7 剂，水煎，分两次服。

二十八诊（2006 年 5 月 27 日）：因天气突变，感到胸闷，下肢发冷，舌质红，苔光少，脉结代。

处方：参脉饮合桂枝汤加减。南沙参 30g，寸麦冬 12g，五味子 9g，嫩桂枝 6g，炒赤芍 15g，炒白芍 15g，生炙甘草各 9g，淡竹叶 9g，苏梗 12g，瓜蒌皮 12g，肥知母 12g，石斛 12g，潼蒺藜 12g，白蒺藜 12g，紫丹参 30g，淫羊藿 30g，苦参 9g。7 剂，水煎，分两次服。

二十九诊（2006 年 6 月 2 日）：胸闷已除，下肢怕冷消失，稍有头昏，舌质红，苔转薄，脉偶结代。减少酸敛之药，故上周方去五味子。14 剂，水煎，

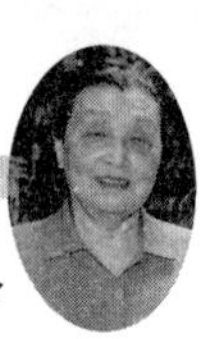

分两次服。

三十诊（2006 年 6 月 16 日）：诸症已除，舌质红，苔薄少、根白，脉细缓。治以益气养阴，清肺化痰，活血通络，温肾化饮以巩固其效。

处方：南沙参 30g，寸麦冬 12g，金荞麦 30g，桑白皮 12g，浙贝母 20g，生薏苡仁 30g，淡竹叶 9g，石见穿 12g，白芥子 9g，莪术 12g，橘络 12g，石斛 12g，苦参 9g，淫羊藿 30g，藤梨根 30g。14 剂，水煎，分两次服。

此后半年病情基本稳定，根据临床症状调理。

三十一诊（2006 年 11 月 23 日）：患者减强的松为 1 日 1.25mg，咽痒痰少，腰酸膝肢刺痛，容易感冒，怕冷，舌质红，苔薄、边瘀，脉滑数。今又正值冬令，按秋冬养阴原则，给予益气固表、清肺祛痰、健脾养血、滋阴柔肝、补肾活血之法，制成膏滋缓调治。

处方：生黄芪 200g，生白术 100g，防风 90g，肺形草 300g，金荞麦 300g，炒黄芩 150g，藤梨根 300g，生薏苡仁 300g，猫人参 300g，白桔梗 120g，桑白皮 120g，浙贝母 200g，山慈菇 120g，橘核 120g，橘络 120g，西党参 200g，五味子 90g，肥知母 120g，淡竹叶 90g，生地黄 200g，炙甘草 90g，炒杜仲 120g，川续断 120g，淫羊藿 300g，桑椹子 300g，皂角刺 90g，白芥子 100g，苏梗 120g，苏木 120g，石见穿 120g，川芎 150g，白蔹 120g，石斛 120g，干芦根 200g，天冬 120g，麦冬 120g，灵芝草 120g，女贞子 100g，潼蒺藜 120g，白蒺藜 120g，化橘红 120g。水煎浓缩，加入龟板胶 400g，鹿角胶 100g，冰糖 500g，黄酒 250g。收膏备用，早、晚各 1 匙，开水冲服。

嘱遇外感、腹泻及其他疾病即停药，病愈后再服。若天气热或膏滋出现霉变，用纱布抹去霉点，盖上盖隔水蒸，待药沸后取出，冷却后再加盖，备用。

三十二诊（2007 年 2 月 3 日）：经两个冬季调治，病情一直稳定，胸片和 CT 复查肺部炎症已明显吸收，强的松 1 日 1.25mg。目前无咳嗽等症，舌质红苔薄，边瘀，脉滑数。再给予益气固表、清肺祛痰、健脾养血、滋阴柔肝、补肾活血之法，制成胶囊巩固其疗效。

处方：生黄芪 300g，生白术 120g，防风 90g，肺形草 300g，金荞麦 300g，炒黄芩 150g，藤梨根 300g，生薏苡仁 300g，白桔梗 120g，桑白皮 120g，浙贝母 200g，香白芷 120g，寒水石 120g，海浮石 120g，海蛤壳 120g，皂角刺 90g，山慈菇 120g，白茯苓 150g，鬼见羽 150g，橘核 120g，橘络 120g，莪术 150g，川芎 150g，西党参 300g，天冬 120g，麦冬 120g，制首乌 300g，灵芝草 120g，制黄精 300g，菟丝子 120g，生枳壳 200g，炒杜仲 120g，川续断 120g，淫羊藿 300g，佛手片 120g，玫瑰花 120g，炙鳖甲 120g，女贞子 120g，潼蒺藜 120g，

白蒺藜 120g，枸杞子 300g，覆盆子 120g，化橘红 120g，白蔹 150g。1 剂，浸膏。

石斛 120g，川贝粉 150g，桑椹子 200g，参三七 150g，西洋参 120g，冬虫夏草 30g，山参 10g，蛤蚧 2 对。1 剂，研粉。

以上浸膏合药粉和匀制成胶囊，每日 3 次，每次 5 粒，根据病情或遵医嘱减量。若遇外感、腹泻及其他急性疾病时，即停用此胶囊，请医师另外处方，待急性病愈后再服此胶囊。

按：肺间质纤维化中医无此病名，可归属于“咳嗽”“肺胀”“喘证”“胸痹”“肺痿”等范畴。此类病人往往已经西医治疗，并已用激素长期控制，不但有激素的副作用，又有痰浊贮肺、饮聚膈下、气虚血瘀之症，阴阳失衡，肺、脾、肾三脏阳气俱虚，有的还可出现心、肝二脏症状，所以病情虚实夹杂，在治疗中应首先让患者树立信心，按祛、疏、消、活、软、敛、补等部署进行治疗，同时采用煎剂、胶囊、丸剂相结合的方式长期巩固治疗。此案治疗长达二年余，且胸片证实肺部炎症已基本吸收，故以丸剂巩固，随访三年未发生咳嗽症状。在此案中曾用白蔹有解毒医疮、凉血止血的功效，肺间质纤维化也可属中医的“内疮痈”的范畴，在这里起到软坚疗疮的作用。

案 2

郭某，男，49 岁，教师。初诊日期：2006 年 3 月 28 日。

患者于 2004 年 10 月开始咳嗽，没有重视，门诊以抗生素、止咳化痰、中药等药物治疗，咳嗽痰黏不畅，胸闷气急反复不解。2005 年 2 月 22 日医院 CT 检查提示：双肺下间质性肺炎、双下肺支气管轻度扩张。继用中西药治疗，症状不但未改善且进行性加重，出现神疲乏力，干咳咽痒，胸闷背寒，动则气急。双肺下可闻及干湿性啰音。肺功能示：轻度限制性通气功能障碍。胸片示：双肺间质病变伴感染。故来门诊寻求中医治疗。

诉反复咳嗽 2 年余伴胸闷 1 年。咳嗽痰量不多，晨起为主，活动则气急加剧，纳可，便调，平时容易乏力，舌质红，苔白，脉细缓。曾被诊为间质性肺炎伴纤维化，在某医院治疗已服用强的松 1 日 40mg 1 年余。双肺听诊：双肺背部第六肋下可闻及干湿性啰音。

诊断：咳嗽，喘证（中医）。特发性肺间质纤维化（西医）。

辨证：痰浊内蕴，气道不畅，肺失肃降，表卫不固，痰、热、瘀互结伤及肺络而致。因用激素 1 年，气阴更伤。

治则：清肺祛痰，软坚活血，滋阴生津。

处方：肥知母 12g，生地黄 12g，甘草 12g，蛇六谷 12g，肺形草 30g，云雾草 15g，炒黄芩 30g，桑白皮 12g，浙贝母 20g，白桔梗 12g，生薏苡仁 30g，

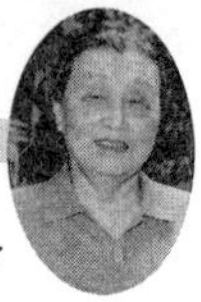

苏梗 12g，苏木 12g，石见穿 12g，山慈菇 12g，莪术 12g，寒水石 12g，白蔹 12g，皂角刺 9g。14 剂，水煎，分两次服。忌辛辣、酒、海鲜类食物，嘱服药后可能出现咳嗽多、痰量多的情况。

二诊（2006 年 4 月 11 日）：药后 1～3 天咳嗽增加，并咳出黄痰、量不多、质黏稠，1 周后咳嗽减少，痰色转白、量少黏稠，气急、动则加剧，纳、便正常，舌质红，苔薄白，脉细滑。双肺呼吸音粗，双下肺仍可闻及干湿性啰音。

处方：肥知母 12g，生地黄 12g，甘草 12g，蛇六谷 12g，肺形草 30g，云雾草 15g，桑白皮 12g，浙贝母 20g，白桔梗 12g，生薏苡仁 30g，石见穿 12g，山慈菇 12g，莪术 12g，白蔹 12g，皂角刺 9g，藤梨根 30g。14 剂，水煎，分两次服。

三诊（2006 年 4 月 25 日）：4 月 13 日起突然恶心、呕吐、腹泻 3 天，经医院急诊治疗后好转，咳嗽未增重，咽痒明显，痰量增多，乏力头昏，大便偏烂，舌质偏红边锯，苔白中裂，脉细滑。左下肺偶闻及湿性啰音。

处方：肥知母 12g，生地黄 12g，甘草 19g，南沙参 20g，天冬 12g，麦冬 12g，肺形草 30g，金荞麦 30g，炒黄芩 15g，桑白皮 12g，浙贝母 20g，白桔梗 12g，生薏苡仁 15g，炒薏苡仁 15g，藤梨根 30g，莪术 12g，石见穿 12g，山慈菇 12g，白蔹 12g。14 剂，水煎，分两次服。

四诊（2006 年 5 月 9 日）：腹泻已除，咳嗽明显减少，痰量也减，胸闷消失，稍有气急，手心湿疹、容易出汗，纳、便正常，舌质红，苔薄，脉细缓。双肺下未闻及干湿性啰音。强的松减量至 1 日 35mg。

处方：肥知母 12g，生地黄 12g，甘草 9g，制黄精 12g，生白术 12g，防风 9g，肺形草 30g，金荞麦 30g，桑白皮 12g，浙贝母 20g，白桔梗 12g，生薏苡仁 30g，炙白薇 12g，石见穿 12g，山慈菇 12g，白蔹各 12g，藤梨根 30g，莪术 15g。14 剂，水煎，分两次服。

五诊（2006 年 5 月 23 日）：咳嗽基本消失，咽喉时痒时有痰、量极少，稍有气急，精神较前好转，纳、便正常，舌质红，苔薄，脉细缓。加健脾益气之药（玉屏风散，黄芪改为制黄精）。

处方：制黄精 20g，生白术 12g，防风 9g，肥知母 12g，生地黄 12g，甘草 9g，肺形草 30g，金荞麦 30g，桑白皮 12g，浙贝母 20g，白桔梗 12g，生薏苡仁 30g，石见穿 12g，山慈菇 12g，白蔹 12g，藤梨根 30g，莪术 15g。14 剂，水煎，分两次服。嘱预防感冒。

六诊（2006 年 6 月 6 日）：一般情况均可，体质较前好转，出差不感乏力，气急好转，舌质淡红，苔薄，脉细缓。强的松再减 5mg，即 1 日 30mg。

处方：制黄精30g，生白术12g，防风9g，肥知母12g，生地黄12g，甘草9g，肺形草30g，金荞麦30g，桑白皮12g，浙贝母20g，白桔梗12g，生薏苡仁30g，石见穿12g，山慈菇12g，白蔹12g，藤梨根30g，莪术15g，桃仁12g。30剂，水煎，分两次服，并嘱预防感冒。

七诊（2006年7月6日）：1月来未出现外感，咳嗽未作，痰黏于咽喉部，时咽痒，鼻子发痒、有涕，舌质淡红，苔薄，脉细缓。强的松改为1日25mg。

处方：守上方30剂，水煎，分两次服，并嘱预防感冒。强的松待减至1日10mg时，暂停减量，需维持一段时间。

八诊（2006年10月25日）：此后两个多月在徐志瑛教授学生处复诊，病情无特殊变化，咳嗽未作，咽部稍有痰，无气急现象。舌质红，苔薄，脉细缓。强的松1日15mg。

处方：生黄芪20g，生白术12g，防风9g，肺形草30g，桑白皮12g，浙贝母20g，白桔梗12g，生薏苡仁30g，肥知母12g，生地黄12g，甘草9g，山慈菇12g，石见穿12g，白蔹12g，桃仁12g，王不留行12g，皂角刺9g，藤梨根30g。30剂，水煎，分两次服。嘱预防感冒。

九诊（2006年11月24日）：无自觉症状，晨起稍有痰，咳出后1天无痰，遇天冷鼻涕稍增，舌质红，苔薄少，脉细缓。复查胸片：肺部炎症明显吸收，左肺局限性纤维化。

处方：生黄芪30g，生白术12g，防风9g，肺形草30g，桑白皮12g，浙贝母20g，白桔梗12g，生薏苡仁30g，肥知母12g，生地黄12g，甘草9g，山慈菇12g，石见穿12g，白蔹12g，石斛12g，桃仁12g，王不留行12g，皂角刺9g，藤梨根30g。30剂，水煎，分两次服。嘱预防感冒，下月进行冬令调治。

十诊（2006年12月24日）：肺虚日久，卫外不固，风热之邪久缠气道，肺失清肃，日久涉及脾阳，运化失职，聚液成湿，灼炼成痰，伏于膈下，致成“脾为生痰之源，肺为贮痰之器”，痰热、气血互结，肺络受损，肺热叶焦。又年入半百，肝叶已薄，肝气始衰，疏泄条达失职，藏血不足，营阴暗耗，木火又可刑金，更使肺阴亏虚。症见反复咳嗽，痰黄不畅，胸闷气急，动则加剧，乏力神疲，舌质红，苔薄少，脉细缓，变为间质性肺炎伴纤维化。经半年治疗症状缓解，强的松减至1日10mg。按冬为收藏之季，以“秋冬养阴”原则，给予益气固表、清肺祛痰、软坚通络、宽胸理气、补肾柔肝之法，制成膏滋缓缓调治。

处方：生黄芪200g，生白术120g，防风90g，肺形草300g，金荞麦300g，炒黄芩200g，白桔梗120g，桑白皮120g，浙贝母200g，生薏苡仁300g，海蛤

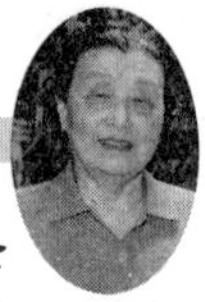

壳120g，海浮石120g，皂角刺90g，山慈菇120g，橘络120g，炒赤芍120g，炒白芍120g，鬼见羽150g，炒当归150g，藤梨根300g，制首乌300g，莪术120g，王不留行120g，西党参200g，天冬120g，麦冬120g，参三七90g，五味子90g，炒杜仲120g，川续断120g，菟丝子120g，桑椹子300g，石斛120g，生枳壳200g，佛手片120g，白蔹120g，灵芝草120g，淡竹叶90g，女贞子100g，潼蒺藜120g，白蒺藜120g，化橘红120g。水煎浓缩，加入龟板胶500g，冰糖500g，黄酒250g。收膏备用，早、晚各1匙，开水冲服。

嘱遇外感、腹泻及其他疾病即停药，病愈后再服。若天气热或膏滋出现霉变，用纱布抹去霉点，盖上盖隔水蒸，待药沸后取出，冷却后加盖，备用。

十一诊（2007年2月6日）：膏方服后，无自觉症状，体质已恢复，遇天气转变时咽部稍有痰，手皮肤变硬，鼻尖常发红，大便发现霉菌（认为可能因激素副作用引起），舌质红，苔薄少，脉细滑。复查胸片：慢性支气管炎、间质性肺炎基本吸收，左肺局限性纤维化存在。强的松减为1日7.5mg。继续给予益气固表、清肺祛痰、健脾养血、软坚活血、补肾通阳之法，为巩固治疗改制成胶囊缓调治。

处方：生黄芪300g，生白术120g，防风90g，肺形草300g，金荞麦300g，炒黄芩150g，藤梨根300g，生薏苡仁300g，白桔梗120g，桑白皮120g，浙贝母200g，香白芷120g，细辛90g，辛夷90g，寒水石120g，海浮石120g，海蛤壳120g，皂角刺90g，山慈菇120g，白茯苓150g，鬼见羽150g，橘核120g，橘络120g，莪术150g，川芎150g，西党参300g，天冬120g，麦冬120g，制首乌300g，灵芝草120g，制黄精300g，菟丝子120g，生枳壳200g，炒杜仲120g，川续断120g，淫羊藿300g，佛手片120g，玫瑰花120g，炙鳖甲120g，女贞子120g，潼蒺藜120g，白蒺藜120g，枸杞子300g，覆盆子120g，化橘红120g，白蔹150g。1剂，浸膏。

石斛120g，川贝粉150g，桑椹子200g，参三七150g，西洋参120g，冬虫夏草50g，山参10g，蛤蚧2对。1剂，研粉。

以上浸膏合药粉和匀制成胶囊，每日3次，每次5粒，根据病情或遵医嘱减量。若遇外感、腹泻及其他急性疾病时，即停用此胶囊，请医师另外处方，待急性病愈后再服此胶囊。

十二诊（2007年12月12日）：间质性肺炎伴纤维化，经治疗后病情比较稳定。但毕竟肺气虚弱，及脾涉肾，三脏阳气俱虚，症见咽喉痰黏如梗，容易乏力，血脂、胆固醇、血压均升高，胸闷少见，动则气短，肩背板冷，夜间易出汗而咳嗽，皮肤增粗，杵状指，痔疮明显，舌质红淡紫，苔白，脉细弦缓。予益气固卫，养血柔肝，健脾助运，化湿消脂，平肝潜阳，温肾活血，制成膏滋缓缓调治。

处方：制黄精300g，生白术120g，防风90g，肺形草300g，藤梨根300g，生薏苡仁300g，金荞麦200g，炒黄芩150g，白桔梗120g，桑白皮120g，浙贝母200g，山慈菇120g，石见穿120g，皂角刺90g，苦丁茶150g，绞股蓝150g，决明子300g，嫩荷叶150g，垂盆草300g，粉丹皮150g，佛手片120g，砂仁90g，蔻仁90g，生枳壳200g，莪术120g，鸡血藤300g，大血藤300g，槐米300g，淫羊藿300g，淮山药300g，生地黄120g，熟地黄120g，西党参200g，参三七120g，炒杜仲120g，川续断120g，菟丝子120g，巴戟天120g，苏梗120g，苏木120g，双钩藤300g，夏枯草120g，潼蒺藜120g，白蒺藜120g，女贞子100g，橘核120g，橘络120g。水煎浓缩，加入龟板胶400g，鹿角胶200g，百令孢子粉50g，冰糖500g。收膏备用，早、晚各1匙，开水冲服。

嘱遇外感、腹泻及其他疾病即停药，病愈后再服。若天气热或膏滋出现霉变，用纱布抹去霉点，盖上盖隔水蒸，待药沸后取出，冷却后加盖，备用。

十三诊（2008年10月3日）：1年来病情一直稳定，基本上感冒未见，仅晨起或遇冷时咽喉部有痰，不时感食后脘胀，矢气较多，夜寐安，舌质红边瘀、中裂，苔薄白，脉细缓。强的松已减为1日2.5mg。健康体检：血脂偏高，血压偶然升高，前列腺增生。CT复查：无明显病灶，肺纹理稍增多。继续服膏滋和胶囊巩固。

2008年10月22日：间质性肺炎伴纤维化，经治疗后病情一直稳定。肺气得以恢复，能抗风寒之邪，但风热仍缠于咽喉，脾运仍然未健，聚精成湿伏于膈下。症见晨起或遇冷咽部有痰，血脂、血压偏高，食后脘胀，矢气较多，前列腺增生，夜寐已安，舌质红边瘀，苔薄白，脉细缓。强的松以1日2.5mg维持。又值冬令，予益气固卫、养血柔肝、健脾助运、化湿消脂、平肝潜阳、温肾活血之法，制成膏滋缓调治。

处方：制黄精300g，生白术120g，防风90g，肺形草300g，藤梨根300g，生薏苡仁300g，金荞麦200g，炒黄芩200g，白桔梗120g，桑白皮120g，浙贝母200g，山慈菇120g，石见穿120g，皂角刺90g，苦丁茶150g，佛手片120g，砂仁90g，蔻仁90g，生枳壳200g，莪术100g，鸡血藤300g，大血藤300g，冬瓜仁300g，淫羊藿300g，淮山药300g，生地黄120g，熟地黄120g，绞股蓝150g，决明子300g，嫩荷叶150g，垂盆草300g，粉丹皮150g，西党参200g，参三七150g，炒杜仲120g，川续断120g，菟丝子120g，巴戟天120g，苏梗120g，苏木120g，双钩藤300g，夏枯草120g，潼蒺藜120g，白蒺藜120g，女贞子200g，橘核120g，橘络120g，芦根300g，红景天300g。水煎浓缩，加入龟板胶400g，鹿角胶200g，百令孢子粉100g，冰糖500g。收膏备用，早、晚

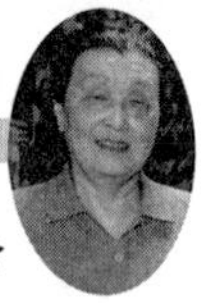

各1匙，开水冲服。

嘱遇外感、腹泻及其他疾病即停药，病愈后再服。若天气热或膏滋出现霉变，用纱布抹去霉点，盖上盖隔水蒸，待药沸后取出，冷却后加盖，备用。

十四诊（2009年2月9日）：经1年巩固治疗，症状基本消失，胸片及CT显示均明显改善且稳定，强的松1日2.5mg维持，遇冷和晨起咽部有痰，食后脘胀，矢气较多，夜寐安，舌质红边瘀，苔薄白，脉细缓。继续巩固治疗，治以益气固表，清肺祛痰，健脾助运，软坚活血，养血补肾，制成胶囊调治。

处方：生黄芪400g，生白术120g，防风90g，肺形草300g，金荞麦300g，炒黄芩150g，藤梨根300g，生薏苡仁300g，白桔梗120g，桑白皮120g，浙贝母200g，夏枯草120g，生枳壳200g，灵芝草120g，冬瓜仁300g，桃仁120g，决明子300g，皂角刺90g，山慈菇120g，白茯苓150g，鬼见羽150g，橘核120g，橘络120g，莪术150g，川芎150g，西党参300g，天冬120g，麦冬120g，制首乌300g，红景天150g，制黄精300g，菟丝子120g，五味子90g，炒杜仲120g，川续断120g，淫羊藿300g，佛手片120g，玫瑰花120g，炙鳖甲120g，女贞子120g，潼蒺藜120g，白蒺藜120g，枸杞子30g，淡附子120g，化橘红120g，白蔹150g，双钩藤300g。1剂，浸膏。

石斛120g，川贝粉150g，桑椹子200g，参三七150g，苦丁茶100g，绞股蓝100g，西洋参120g，冬虫夏草50g，山参10g，蛤蚧2对，鹿茸片10g。1剂，研粉。

以上浸膏合药粉和匀制成胶囊，每日3次，每次5粒，根据病情或遵医嘱减量。若遇外感、腹泻及其他急性疾病时，即停用此胶囊，请医师另外处方，待急性病愈后再服此胶囊。

按：间质性肺炎伴纤维化为湿、痰、热、瘀、虚交杂，虽病位在肺，但五脏六腑均失于平衡。贮在肺中之痰是本病迁延不愈的关键，必须予祛痰、豁痰、涤痰、化痰四步。痰为水液凝聚而成，故临证时，徐志瑛教授加大行气、活血药的用量，重用枳壳达30g，并王不留行，石见穿、莪术、桃仁、鬼见羽等软坚活血；用白蔹、白芷、大血藤、山慈菇等收敛散结，促进肺泡水肿、增生、瘀血和硬化消失。该患者经两年的中药、膏滋和胶丸治疗，肺功能得以恢复到正常状态，经CT复查未见异常，达到临床痊愈。

案3

李某，男，66岁，干部。初诊日期：2007年7月6日。

患者反复咳嗽1年半，伴胸闷气急，上楼明显。2005年12月因外感后发热转为肺炎，当地治疗无效，曾转两家省级附属医院就诊，均诊断为间质性肺炎伴纤维化。症见咳嗽不解，晨起咳嗽明显，痰先干、后转稀白如泡沫状，胸闷不畅，上楼梯时气喘明显，纳可，便调，夜寐安，面色晦暗，唇绀，指甲青，舌质红淡紫，苔白根厚，脉弦滑偶有结代。双下肺均可闻及细小干湿性啰音。肺功能提示：轻度通气功能混合性障碍，弥散功能轻度下降。血气分析：动脉血氧分压69mmHg。强的松每日30mg减少为每日5mg。

中医诊断：咳嗽，喘证。

西医诊断：特发性肺间质纤维化。

辨证：痰浊内蕴，肺气失宣，日久及脾涉肾，血瘀肺络。

治则：清肺祛痰，行气化浊，活血通络，佐以平肝。

处方：炒苍术12g，防风9g，肺形草30g，金荞麦30g，炒黄芩20g，桑白皮12g，浙贝母20g，白桔梗12g生薏苡仁30g，生枳壳20g，苏梗12g，苏木12g，天竺黄12g，寒水石12g，橘络12g，莪术12g，皂角刺9g，双钩藤30g。14剂，水煎，分两次服。嘱患者药后可能痰量增多，前两天可能大便变稀，并嘱饭后15~20分钟服药。

二诊（2007年7月20日）：药后痰量明显增多、稀薄转白、容易咳出，咽痒且干，胸闷气急改善、上楼梯仍然明显，背痛发胀，纳、便正常，舌质红淡紫，苔白，脉弦滑、偶结代。左下肺仍可闻及干、湿性啰音。

处方：炒苍术12g，防风9g，肺形草30g，金荞麦30g，炒黄芩20g，桑白皮12g，浙贝母20g，白桔梗12g，生薏苡仁30g，苏梗12g，苏木12g，生枳壳30g，海浮石12g，双钩藤30g，莪术12g，鬼见羽12g，桃仁12g，山慈菇12g，皂角刺9g。14剂，水煎，分两次服。

三诊（2007年8月3日）：半月前因外感发热后痰量又增，咳出大量黄白相兼痰，胸闷气急好转，纳食未减，寐安，大便正常，舌质淡紫，苔厚白，脉弦滑小数。右下肺湿性啰音增多，左下肺湿性啰音减少。此乃风寒袭肺，脾气输送受阻，痰湿丛生。

处方：肺形草30g，云雾草12g，金荞麦30g，炒黄芩30g，桑白皮12g，浙贝母20g，白桔梗12g，生薏苡仁15g，炒薏苡仁15g，苏梗12g，苏木12g，天竺黄12g，寒水石12g，海浮石12g，炒莱菔子12g，莪术12g，草果12g，皂角刺9g。7剂，水煎，分两次服。

四诊（2007年8月10日）：药后痰量明显增多，咳嗽减少，痰色转白、变黏稠、容易咳出，胸闷好转，气急减轻，但上楼梯仍然明显，纳可，寐安，舌质淡紫，苔白，脉细滑、结代消失。双肺仍可闻及干、湿性啰音。

处方：太子参12g，生白术12g，防风9g，肺形草30g，云雾草15g，金荞麦30g，炒黄芩20g，浙贝母20g，白桔梗12g，生薏苡仁12g，炒薏苡仁12g，

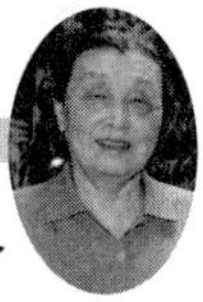

生枳壳20g，天竺黄12g，海浮石12g，莪术12g，山慈菇12g，皂角刺9g。7剂，水煎，分两次服。

五诊（2007年8月17日）：咳嗽明显减少，痰黄消失、量也减少，胸闷气急消失上楼时较前改善，纳可，大便正常，舌质淡紫，苔白，脉细滑。右下肺干、湿性啰音消失，左下肺仍可闻及细小湿性啰音。

处方：太子参12g，生白术12g，防风9g，肺形草30g，云雾草15g，金荞麦30g，炒黄芩20g，浙贝母20g，白桔梗12g，生薏苡仁12g，炒薏苡仁12g，海浮石12g，生枳壳20g，莪术12g，白蔹12g，鬼见羽12g，皂角刺9g，藤梨根30g。14剂，水煎，分两次服，另加金水宝1次3粒，1日3次。嘱若遇外感即停本药，并来改方。

六诊（2007年8月31日）：晨起有痰，色白易咳，咽部不适，胸闷除，气急好转，纳可，大便正常，舌质转淡红稍泛紫，苔薄白，脉细弦。左肺仍可闻及细小湿啰音。

处方：太子参12g，生白术12g，防风9g，肺形草30g，云雾草15g，金荞麦30g，炒黄芩20g，浙贝母20g，白桔梗12g，生薏苡仁12g，炒薏苡仁12g，生枳壳30g，莪术12g，白蔹12g，王不留行12g，鬼见羽12g，皂角刺9g，藤梨根30g，淫羊藿30g。14剂，水煎，分两次服。

七诊（2007年9月14日）：病情稳定，咳嗽只在晨起时几声，胸闷未作，仅天气变化时气急加重，纳可，大便正常，舌质淡红稍紫，苔薄，脉细弦。左下肺仍可闻及细小湿啰音。

守上方，14剂，水煎，分两次服。

八诊（2007年9月28日）：诸症稳定，因天气转凉，稍有咳嗽，痰不畅，无胸闷气急，纳可，大便正常，舌质淡红稍紫，苔薄白，脉细、弦滑。双下肺湿性啰音较前减少，左下肺呼吸音粗。

处方：制黄精20g，生白术12g，防风9g，肺形草30g，生炒黄芩20g，桑白皮12g，浙贝母20g，白桔梗12g，薏苡仁30g，鬼见羽12g，莪术12g，王不留行12g，菟丝子12g，皂角刺9g，白芥子9g，藤梨根30g，淫羊藿30g。30剂，水煎，分两次服。

九诊（2007年11月9日）：温邪犯肺，伤及肺络，以致间质纤维化肺炎，痰阻气道，长期难解，郁蕴化热，日久肺气虚损，更难卫外，影响脾动，聚液生湿，灼炼成痰，伏于膈下，常因六淫之邪诱发，引动伏饮，上渍于肺，阻碍胸中之阳气伸展，现开始步入古稀之年，肝、心、脾三先衰，肝阴暗耗，心血不足，故与肾不能相互制约，相互资生。储精输泻失职，影响气机协调。症见咳嗽不解，咳痰不畅、色白稀黏难出，胸闷气急、上楼明显，面色晦暗，唇绀指青，颈背板滞，容易感冒，纳、便正常，舌质紫红，苔白，脉弦滑。双肺底干、湿性啰音难以消失。按急则治标原则治疗后，病情得以缓解。为巩固治疗，正值冬令收藏之季，予益气固表、清肺祛痰、健脾化湿、温肾纳气、行气活血、软坚通络之法。

处方：生黄芪200g，炒苍术120g，防风90g，金荞麦200g，炒黄芩200g，藤梨根300g，生薏苡仁300g，白桔梗120g，桑白皮120g，浙贝母200g，皂角刺90g，天竺黄120g，寒水石120g，白芥子120g，苏梗120g，苏木120g，莪术150g，王不留行120g，草果90g，制黄精300g，制首乌300g，生地黄150g，白茯苓120g，淮山药300g，粉丹皮150g，泽泻120g，山茱萸120g，枸杞子300g，生枳壳200g，灵芝草120g，山慈菇120g，白蔹120g，炒桃仁120g，川续断150g，淫羊藿300g，仙茅150g，佛手片150g，玫瑰花120g，绿萼梅120g，川厚朴花120g，女贞子120g，淡竹叶90g，潼蒺藜120g，白蒺藜120g，桑椹子300g，广郁金120g，化橘红120g，大血藤300g。水煎浓缩，加入龟板胶400g，鹿角胶100g，黄酒250g。收膏备用，早、晚各1匙，开水冲服。

嘱遇外感、腹泻及其他疾病即停药，病愈后再服。若天气热或膏滋出现霉变，用纱布抹去霉点，盖上盖隔水蒸，待药沸后取出，冷却后加盖，备用。

按：特发性肺间质纤维化病情复杂，早期明确诊断，及时治疗往往效果较好，但很多患者多在患感冒、肺炎行CT或肺功能检查时才发现，此时病变往往已经发展到中、晚期，肺之结构多遭破坏，肺之功能已经基本丧失，无论中医或西医，治疗疗效都不够满意。

本病大多病程较长，常出现痰、湿、虚、瘀相互夹杂。其病机为本虚标实，其肺、脾、肾三脏之气不足为本虚，痰瘀阻于肺络为标实，故治疗时必须先清热宣肺，行气活血，祛痰通络，待病情稳定后再进一步清肺祛痰。治疗时需加用软坚活血之品，继而调补脾肾。本例患者为急性发病，痰浊内蕴，肺失宣降，痰气互结，气滞血瘀，故治疗当以清肺豁痰、行气活血为先；因痰为水液停聚的病理产物，故徐志瑛教授指出，“气行才能水行，气行才能血动”。肺主气，能通调水道，故治疗当重用行气药物，枳壳用到30g，目的是调畅气机，以利于行液排痰；并配以活血化瘀之品，以消除沉积在肺中的瘀血，如选用桃仁、赤芍、苏木、王不留行等，既可起到活血祛瘀之效，又能兼软化顽痰、老痰之功；待患者病情趋于稳定时，即加入调补肺、脾、肾三脏阳气之药物，标本兼治，从而收到较好的临床疗效。

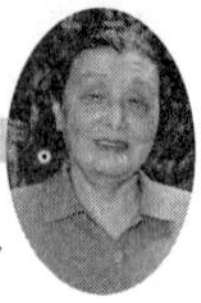

肺源性心脏病

肺源性心脏病（简称肺心病）是由肺胸疾病、肺血管病变或呼吸调节功能障碍引起肺动脉高压，从而导致右心室扩大与肥厚的一种疾病。中医药在缓解期方面具有独特的优势，中西医结合则既可祛标实，又可补本虚，可达到治病求本的目的。肺心病属中医学“肺胀”“喘证”“痰饮”等范畴。

一、病因病机

肺心病患者因感受外邪，肺失宣降而生痰浊，形成“痰”“瘀”“饮”等病理产物，这些病理因素互为影响，贯穿于疾病始终；肺病日久必损伤脾气，脾虚聚湿生痰，痰饮恋肺，故而痰多而喘。本病起于肺，继则影响脾、肾、心诸脏，病久则肺虚。急性发作期以咳、痰、喘、瘀为主症，缓解期以肺、脾、肾三脏亏虚为主，兼有痰瘀。痰瘀为发病之标，本虚为其致病之本。痰或由内而生，或由外引发，迁延难愈。

肺主气，朝百脉，肺气不足，无力推动心之血脉，可造成气血失衡致瘀阻；加之痰湿阻碍气道，肺气壅塞，故血行不畅，滞而成瘀。

肺心病急性期以痰热壅阻为主。痰热耗伤津液，以致心阴不足，阴损及阳，心阴心阳同阻，以致心肺同病，故慢性肺心病急性发作期患者常兼有阴津耗损、气虚血瘀的表现，甚则发生喘脱。

久病则喘咳并作，肺、脾、肾三脏阳气虚衰，通调、转输、蒸化失职，或水饮内生，或血脉瘀阻。“血不利则为水”，甚则水饮泛溢肌肤而致水肿。

二、辨证论治

临床上多以喘咳上气、痰多、胸闷胀满、心慌为主症；病程多缠绵，日久可见唇甲紫绀、尿少、浮肿甚或喘脱等危重证候。急性期治以祛邪为主，徐志瑛教授常采用清肺化痰通腑、活血化瘀、温化蠲饮、清热养阴、润肠通腑诸法，缓解期以扶正为主，或益气固表，或补肺健脾，或敛肺益肾，并指出补虚不忘祛痰，益气必参活血，养阴需加清热。

（一）急性期

1. 清肺化痰通腑

痰既是病理产物，更是重要的致病因子，若不及时清除，将会导致恶性循环。故急性期必须加大清肺化痰力度，保持呼吸道通畅，防痰与外邪胶恋不解而致病情加重，临床上多以喘咳上气、痰多、胸闷胀满、心慌为主症，清肺化痰是此期的重要治则。徐志瑛教授常用银翘散、麻杏石甘汤等为基本方，酌加清热解毒药，如黄芩、鱼腥草、重楼、金荞麦、桑白皮、云雾草、虎杖根、生大黄等。中药清热之品不仅能抑菌杀菌，还可调节机体内环境，使邪退而热祛体安。化痰常选用二陈汤、温胆汤之辈，并重用苍术、莱菔子、胆南星、生薏苡仁、炒薏苡仁等，以理脾行气，助阳化湿，培土生金。

肺与大肠相表里，急性期大便秘结是多数肺心病患者的常见症状，也是疾病由表入里、由脏入腑的传变过程，是热毒加重的表现，故在清肺化痰的同时，徐志瑛教授指出要注意保持腑气通畅，常佐以大黄、瓜蒌仁、葶苈子等，使邪热下泄有出路，气血复，津液存。

2. 活血化瘀

肺心病早期痰瘀并见颇多，症见面色晦暗甚至黧黑、唇甲紫绀、颈静脉怒张、舌下瘀滞等，与西医所谓的肺循环阻力增加、血液流变学改变的特点基本一致。徐志瑛教授在病变早期治以清肺化痰的基础上常加用活血化瘀药物，轻症用川芎、丹参、赤芍，重症加用王不留行、莪术、血竭之类。川芎为血中之气药，能通达气血，扩张肺血管，增加心输出血量。

3. 温化蠲饮

症见面浮、肢肿、脘痞腹胀、尿少，甚至饮停胸胁，上迫肺气而喘急咳逆，横凌心脏则心悸胸闷，面唇青紫，舌胖，苔白，脉细滑。徐志瑛教授多治以健脾温肾，化饮利水。方选苓桂术甘汤健脾利水、分清别浊，并合金匮肾气丸补肾温阳、蒸腾水饮，酌加补骨脂、菟丝子、淫羊藿、紫石英、淡附片等温补肾阳之品，通过附子配肉桂温肾助阳、蒸化水饮，使肺、脾、肾三脏共同完成水液运行、吸收、排泄的代谢过程，以壮水液生成之源。

4. 清热养阴

症见久咳痰白，气短喘促，易患感冒，五心烦热，口干咽燥，午后升火，便结而尿短赤，盗汗，舌红，少苔或无苔，脉细数。徐志瑛教授多治以清热养阴，方用山海螺、炒黄芩、十大功劳各 15g，生地黄、重楼、麦冬各 12g，金荞麦、金银花、鲜芦根、鲜石斛各 30g 以清热养阴。

5. 润肠通腑

肺与大肠相表里。《素问·咳论》云："肺咳不已则大肠受之。"说明肺病可影响到大肠，此为肺失清肃，痰热壅盛，热移大肠所致。《实用神经学》指出：从脊髓的交感与副交感神经系统分布图看出肺与大肠均由迷走神经支配，又证实正常人每日呼出水量为 1000～2000mL，大肠排出水量约 100mL。

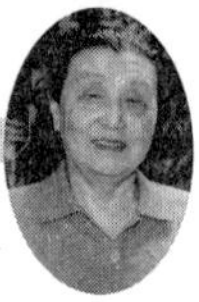

若肺病后导致肺呼出水量增加，则会影响大肠排水量减少，导致大便干燥。中医临床观察可见，患肺疾患者多数出现大便干结，特别是痰热壅肺患者，主因是肺肃降无权，也是由表入里、由脏入腑的传变过程，是热毒加重的表现。从大便秘结的轻重程度可分阳明经证和阳明腑实证两类，故治则也不同。

（1）肺热伤及肺阴：肺阴亏肺火盛，火热下移，灼炼肠液，液亏不能传导粪便而致便干，腹胀，舌红，苔少或光。徐志瑛教授治疗时多采用增液行舟法，重用养阴生津之品，增液汤加清肺热药，或配鲜石斛、天花粉、芦根等，以使热清津生肺阴复，肠液得润，粪便通畅，肺气肃降正常，咳逆缓解。

（2）肺热伤阴、热毒内盛移于大肠：症见大便灼热或干结，苔白厚或黄。徐志瑛教授多重用清热宣肺之品，炒黄芩量多可达30～60g，以使肺热祛大肠不受邪，肠液复而大便下，肺脏得以清肃。若进一步形成阳明腑实证：症见便结不下或热结旁流，腹痛拒按，舌红或绛，苔黄燥或光干，脉弦。宜承气汤之辈，达到通里攻下，急下存阴的作用。若腑证不解，热毒弥留气营之间，最后导致气机逆乱，发生神昏谵语，循衣摸床，斑疹隐隐，舌红绛，苔光干，脉弦细。宜清营汤加减，起到营热清、热毒泄、血分凉、清窍开、邪透气、病势减的作用。

总之，大便秘结是呼吸系疾病发展过程中变证的交点，处理不当即可出现热毒内陷，造成气、血、津、液亏虚，阴阳失衡，脏腑功能失调，最后造成气机逆乱，阴阳离决，故此期大便秘结的治疗是一关键。

（二）缓解期

缓解期以扶正为主，根据各个脏器的症状主次不同分别进行调补。

1. 益气固表

咳、哮、喘等各症反复频作，其气必虚，使肺不能主气，表卫失固，腠理不实，外邪易袭。症见自汗怕风，咽喉痰浊不清，遇冷诱发旧疾，神疲乏力，舌淡，苔薄白，脉细弱。徐志瑛教授常用玉屏风散合桂枝汤加减。方中黄芪配桂枝益气和营，白术健脾助气，防风祛风，助黄芪实表固卫，用于缓解期患者，可补肺益气，充实腠理，调和营卫，增强体质。

2. 补肺健脾

久病肺虚，主气失常，损及脾气，又称“子耗母气”，是为肺脾同病，多见于肺系疾病的中期和缓解期。平时可见咳吐痰涎，脘胀纳差，便烂，舌淡红，苔白，脉缓。徐志瑛教授常用六君子汤合玉屏风散加减，前者健脾益气，后者益气固表，共同起到培土生金的作用。

3. 敛肺益肾

肺病日久，痰热内壅，伤及肺阴，致肺肾同病。症见呼吸浅促，甚则张口抬肩，倚息不能卧，动则汗出，舌紫暗，苔白，脉细弱无力或结代。徐志瑛教授常用人参蛤蚧汤合补肺汤，以肺肾双补。喘促甚加冬虫夏草、五味子、紫石英、沉香等，以敛肺气，温肾阳，纳肾气。

4. 温化蠲饮

病久缠绵不解，使肺之通调失治，脾之转输无力，肾之蒸化失职，三脏互为影响，津液停积致成痰饮之病。由于饮为阴邪，得温则行，遇寒则聚，故《金匮要略·痰饮咳嗽病脉证并治》提出："病痰饮者，当以温药和之。"多见缓解期。症见喘促动则加剧，痰多食少，胸闷脘痞，神疲怕冷，面浮跗肿，肠中辘辘有声，舌胖边有齿印，苔白，脉细滑。徐志瑛教授多治以健脾温肾，化饮利水。方选苓桂术甘汤健脾利水、分清别浊，并合金匮肾气丸补肾温阳、蒸腾水饮，酌加补骨脂、菟丝子、淫羊藿、紫石英、淡附片等温补肾阳之品，通过附子配肉桂温肾助阳、蒸化水饮，使肺、脾、肾三脏共同完成水液运行、吸收、排泄的代谢过程，以壮水液生成之源。

5. 活血化瘀

气血是构成机体的基本物质之一，肺主气，朝百脉。肺病久可及脾、肾、心、肝各脏的气血失衡，影响机能低下，造成气血凝滞。古人云："气为血帅，血赖气行，气少血滞，气滞血瘀。"而肺系疾病首先就是"少气"的持续状态，血的运行必受到极大的影响，又加上痰湿的不断干扰，所以呼吸系疾病的早期就出现痰瘀并见的症状：面色灰暗甚则黧黑，颈脉怒胀，结膜充血，舌下瘀筋，肝大，唇甲紫绀等。《儒门事亲》云："气血以疏通为贵。"徐志瑛教授在病变早期治以清肺化痰的基础上常加用活血化瘀药物，轻症用川芎、丹参、赤芍，重症加用王不留行、莪术、血竭之类。

三、临床治验

案 1

陈某，男，59 岁，干部。初诊日期：1992 年 2 月 17 日。

患者有慢性支气管炎病史 20 余年，肺性脑病发作史 2 年。1992 年 2 月 16 日因咳嗽、胸闷气急不能平卧，在当地医院住院，经抗菌、平喘、化痰等治疗，诸症不能缓解，伴唇、甲发绀，嗜睡，黑便 1 天，舌质紫绛，苔黄厚干，脉细滑数。急诊转院并予中西医结合治疗。T 35.4℃，P 28 次/分钟，R 110 次/分钟，律齐，BP 由 19/13kPa 下降为 12/5kPa，面色晦暗，嗜睡，球结膜水肿，结膜充血，呼吸急而低弱，颈静脉怒张，肝颈反流阳性，桶状胸，双肺满布哮鸣音及干、湿性啰音，心界缩小，心尖搏动剑下明显，可闻及吹风

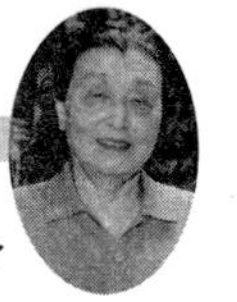

样杂音Ⅲ级，肝脾触及不满意，腰以下浮肿，呈凹陷性。检查：WBC 12.0 × 10^9/L，N 82.0%，L 8.0%，M 5.0%，E 5.0%，HGB 160g/L，PLT 98 × 10^9/L；血 K^+ 3.0mmol/L，血 Na^+ 137mmol/L，血 Nacl 77mmol/L，纤维蛋白原（FIB）168g/L，三 P 试验 弱阳性，凝血酶原时间（PT）测定：患者、正常人均 3 秒。红细胞压积（HCT）42%。血气分析：pH 7.219，PaO_2 5.3kPa，$PaCO_2$ 14kPa，SaO_2 60%。

诊断：肺源性心脏病。

辨证：久宿痰饮，寒邪引动，上渍于肺，郁而化热，日久气虚无力推邪外出而现气滞血瘀，痰瘀互结，内陷营血，以致气机逆乱，上窜蒙闭心窍，下溢迫血妄行，气道阻塞，肺失肃降，痰贮气闭而喘。

治则：益气固脱，豁痰开窍，清热凉营，凉血止血，涤痰开窍，温阳利水。

处方：①益气固脱：人参 5g，西洋参 10g，炖汤鼻饲。②豁痰开窍：猴枣散 2 支，安宫牛黄丸 2 粒，1 日 3 次；研末鼻饲。③汤剂：犀角（另煎）6g，生地黄 30g，粉丹皮 15g，金银花炭 30g，连翘 15g，金荞麦 30g，炒黄芩 30g，葶苈子 30g，炒莱菔子 12g，制胆星 12g，广郁金 12g，王不留行 12g，川椒目 12g，石菖蒲 12g，川黄连 5g，生地黄 30g，紫珠草 30g。3 剂，水煎，分 2～5 次鼻饲。

二诊（1992 年 2 月 20 日）：神志不清，喉间痰鸣（吸痰帮助），痰色黄稠，大便深褐，舌紫绛，苔光干，脉细滑数。BP 17/8kPa，P 26 次/分钟，R 98 次/分钟，律齐。经用药后，痰浊初化，郁热尤盛，阴液、津血亏损加重，先宜救阴生津，上方去炒莱菔子，加鲜石斛、鲜芦根各 30g。3 剂，水煎，分 2～5 次鼻饲。

三诊（1992 年 2 月 23 日）：神已转清，呼吸仍促，痰稠不畅、色黄白相兼，面色晦暗，唇绀指青，浮肿消退，便色转黄，舌质红绛，苔光有津，脉细滑。BP 150/83mmHg。WBC 8.0 × 10^9/L，N 78.0%，L 22.0%，HGB 140g/L，PLT 70.8 × 10^9/L。血气分析：pH 7.381，PaO_2 10.5kPa，$PaCO_2$ 6.65kPa，SaO_2 93.2%。大便潜血试验：阴性。

痰热已微，气机开始逆转，由营血转出气分，但肺阴未复，瘀血气滞未解治以清热豁痰，养阴生津，活血化瘀。

处方：金荞麦 30g，炒黄芩 15g，天冬 20g，麦冬 20g，桑白皮 12g，浙贝母 20g，白桔梗 12g，重楼 12g，紫苏子 12g，紫苏梗 12g，天竺黄 12g，海浮石 12g，款冬花 12g，木蝴蝶 9g，鲜石斛 30g，鲜芦根 30g，川芎 15g，莪术 15g，紫丹参 30g。5 剂，水煎，分 2～5 次服。

四诊（1992年2月28日）：神志清晰，痰色转白，并能床上活动，纳食欠香，尿量正常，舌质淡紫，苔薄少，脉弦滑。痰浊已伏，气道通畅，气阴仍虚，瘀阻脉络，脾肾双亏。治以清肺祛痰，养阴生津，活血化瘀，佐以益气健脾。

处方：生白术12g，防风9g，金荞麦30g，炒黄芩15g，天冬15g，麦冬15g，桑白皮12g，浙贝母20g，白桔梗12g，重楼12g，苏梗12g，苏木12g，天竺黄12g，海浮石12g，鲜石斛30g，莪术15g，菟丝子12g。5剂。水煎，分两次服。

五诊（1992年3月5日）：咳嗽减少，痰白黏稠密，胸稍闷，动则稍气急，纳、便正常，舌质淡紫，苔薄白，脉弦滑。伏痰于肺，气机和顺，血瘀气滞未解，肺、脾、肾三脏仍虚。治以益气固表，清肺祛痰，活血化瘀，佐以健脾补肾。

处方：太子参12g，生白术12g，防风9g，金荞麦30g，炒黄芩15g，桑白皮12g，浙贝母20g，白桔梗12g，重楼12g，苏梗12g，苏木12g，炙紫菀15g，天竺黄12g，海浮石12g，莪术15g，川芎15g，炒杜仲12g，紫石英15g，菟丝子12g，淫羊藿30g。14剂，水煎，分两次服。

六诊（1992年3月29日）：病情稳定，咳嗽消失，痰量减少，胸闷不显，稍动则气急，纳、便正常，舌质淡紫，苔薄白，脉弦缓。痰饮伏于膈下，肺气虚弱，肾气亏虚，难以纳气，治以益气固表，健脾化痰，补肾纳气，活血化瘀。

处方：生黄芪12g，生白术12g，防风9g，金荞麦30g，炒黄芩15g，桑白皮12g，浙贝母20g，白桔梗12g，海浮石12g，海蛤壳12g，炙紫菀15g，莪术15g，川芎15g，紫石英15g，炒杜仲12g，补骨脂12g，菟丝子12g。30剂，水煎，分两次服。

病情缓解出院后每月1次门诊，治以益气健脾，清肺祛痰，温肾纳气，活血化瘀巩固治疗，退休在家，生活自理。

七诊（1992年11月20日）：宿有痰饮，肺、脾、肾三脏阳气俱虚，肺气不足难以卫外，六淫之邪常缠绕于肺，肺失清肃，脾气虚损，生化之源亏乏，运化失职，聚液生湿，灼炼成痰，伏于膈下，外邪引动，则上渍于肺，痰浊交织，阻于气道，致成急发，久则涉及肾阳，不能温煦脾阳，更难化液成津，阴阳失衡，肾不纳气。每当风热之邪侵袭，造成气机逆乱，痰浊、瘀血互结，郁而化热，虚风内动，夹痰上蒙清窍，内陷营血，下溢伤及脉络，迫血妄行，经按急则治标原则得以缓解，现症见稍有咳嗽，痰白量少，胸闷气急上楼加剧，纳、便正常，舌质淡紫红，苔白，脉弦滑。正值冬令之季，按秋冬养阴

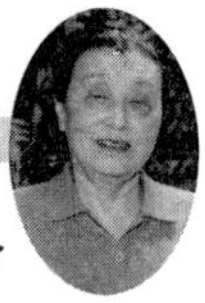

原则，治以益气固表，健脾化痰，温肾纳气，活血化瘀，制成膏滋缓缓调治。

处方：制黄精300g，生白术120g，防风90g，金荞麦300g，炒黄芩200g，重楼150g，白桔梗120g，桑白皮120g，浙贝母200g，生薏苡仁120g，炒薏苡仁120g，白茯苓100g，西党参200g，天冬120g，麦冬120g，五味子90g，生地黄120g，熟地黄120g，淮山药300g，泽泻120g，粉丹皮120g，山茱萸90g，炒杜仲120g，川续断120g，桑椹子300g，菟丝子120g，淫羊藿300g，紫石英150g，苏梗120g，苏木120g，莪术150g，紫丹参300g，天竺黄120g，海蛤壳120g，炙紫菀150g，潼蒺藜120g，白蒺藜120g，女贞子120g，化橘红120g。水煎浓缩，加入龟板胶400g，鹿角胶400g，冰糖500g，黄酒250g。收膏备用，早、晚各1匙，开水冲服。

嘱遇外感、腹泻及其他疾病即停药，病愈后再服。若天气热或膏滋出现霉变，用纱布抹去霉点，盖上盖隔水蒸，待药沸后取出，冷却后再加盖，备用。经调理，随访3年病情一直稳定。

按：此案属中医“咳嗽”“肺胀”“喘证”范畴，因病情发展出现了痰、瘀互结、气机逆乱4种变证：①肺气郁滞，不能制约心火的变证。②痰浊内蕴，不能清洁气道的变证。③阳损及阴，邪实正虚交错并见的变证。④气阴两虚，痰瘀互结的变证。临床上需脉症合参，先辨急缓、虚实、寒热、表里、阴阳、脏腑等，再予施治。

本案先用益气固脱、豁痰开窍、清热凉营、凉血止血、涤痰开窍、温阳利水等法，豁痰是清肺中深部有形之痰，涤痰是荡涤无形之痰，使痰浊之邪清而郁热解，同时使入营血之邪转出气分，并清除下溢血分之热，解除痰瘀互结、气机逆乱的局面，使病情转危为安。此时用方不可拘泥卫、气、营、血按部就班，也就是古人说的医必执方，医不执方的道理。

案2

刘某，女，72岁，退休。初诊日期：1996年12月5日。

反复咳嗽20余年，气急10年，下肢肿5年，近1周又复发，于1996年12月5日住院。

患者喘咳气急，不能平卧，唇绀，颈脉显露，胸部膨满，咳痰黏稠，色黄白相兼，自汗口干，夜间盗汗，便秘，溲黄而短，跗肿，舌红紫泛，苔前剥少津、苔根薄黄腻，脉细滑数。肺部听诊双中下肺满布湿啰音，少量干啰音。

诊断：慢性肺心病急性发作。

辨证：宿有痰饮，肺、脾、肾三脏阳气虚，痰热阻肺、阴津不足致成喘证已10年，波及心脏，心阳衰减，与五脏不能调节水液，肺不能通调水道，脾肾不能温化水液，外溢成为水肿。痰气水液瘀互结，造成气血逆乱，同时肺热开始下移大、小肠，风、痰、热上扰清窍而致痰厥，即肺心脑病。

治则：清热泄肺，增液行舟，温阳利水。

处方：金荞麦 30g，炒黄芩 30g，苏梗 12g，苏木 12g，葶苈子 30g，桂枝 9g，猪苓 30g，茯苓 30g，生地黄 12g，麦冬 12g，泽泻 15g，粉丹皮 15g，乌玄参 12g，鲜石斛 15g，车前草 15g，川椒目 6g。水煎，每日 1 剂，分两次服。15 天后咳嗽气急明显缓解，痰少易咳出，无口干，下肢肿退，二便调畅。

按：慢性肺心病因病情反复迁延，导致肺、脾、肾三脏俱虚。当外邪引动内饮上渍于肺致成急性发作，伏饮化热，热为阳邪，极易伤阴，显阴虚之象，患者表现为喘咳气急，痰少质黏，咳吐不利，烦热口干，自汗盗汗，舌红，苔剥，脉细滑数等。治当养阴清热并施，养阴有助清热，清热能保阴液，相辅相成。临床观察也发现，用清热养阴并举治疗本病比单纯用清热解毒法为好。

闭塞性支气管炎伴机化性肺炎

闭塞性支气管炎伴机化性肺炎（BOOP）是一种以远端细支气管、肺泡管和肺泡腔内肉芽组织增生，并形成栓子为特征性病理改变的临床综合征。多数病人的发病原因不明，故称为特发性 BOOP，亦称隐源性机化性肺炎，因缺乏特异性，常易误诊。西医治疗以糖皮质激素为主，中医鲜见报道。本病的主要临床表现为午后发热，咳喘，口干，脉滑数，舌淡紫，苔光或剥。

一、病因病机

BOOP 可归于中医学“咳嗽”“喘证”“外感发热”等范畴。因感受六淫之邪，正邪交争，火热充斥体内，使阴精被耗而水不制火，则午后发热；肺热蒸液成痰而致痰热郁肺，则咳嗽痰黄而不畅；肺失治节，则见咳喘加剧，口干，脉滑数；气虚血瘀，阴亏津枯，则舌质淡紫；气阴两虚，则苔光或剥。

二、辨证论治

邪郁于肺，肺气失于肃降，日久灼伤肺阴。临床见面色苍白，神疲肢软，胸闷气促，口干不饮，汗出热不解，咳痰不畅，纳差、便干，舌淡紫，苔光，脉滑数。治以清热宣肺，养阴祛痰，佐以益气。

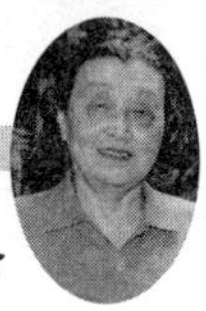

徐志瑛教授常用蒿芩胆汤、人参苏叶散为基本方加减治疗。青蒿30g，炒黄芩30g，肺形草30g，金荞麦30g，人参叶20g，苏叶9g，桑白皮12g，浙贝母20g，桔梗12g，淡竹叶9g，银柴胡9g，枳壳9g，皂角刺9g，薄荷（后下）9g，炙白薇12g，石斛12g，鲜芦根30g。

三、临床治验

赵某，女，63岁，退休。初诊日期：2004年2月14日。

患者1月前无明显诱因下出现咳嗽咳痰，痰色白、量少，持续性发热，无恶寒，体温波动于37.5℃～39.5℃，发热以午后明显，后半夜汗出热可稍减退，病情逐渐加重并伴有气急，不能行走，精神软弱。入院体检：T 39.1℃，P 110次/分钟，R 21次/分钟，BP 115/73mmHg。全身浅表淋巴结未及，双下肺可闻及爆裂音，以右侧明显，余无其他阳性体征。实验室检查：血常规示 WBC 1.6×10^9/L，N 73.4%，ANA 全套阴性，CRP 13.23mg/L，ESR 140mm/h，RF 70IU/mL，生化基本正常。痰培养示：抗酸杆菌、抗结核抗体阴性，白色念珠菌。胸片示：双肺弥漫性斑片状阴影，以右下肺明显。CT示：双肺散在的斑片状阴影，以肺外周近胸膜下明显，可见支气管充气征。气管镜及病理检查（病理号：401619）示：右下肺慢性炎症改变。胸穿示：少量脂肪横纹肌及纤维组织。先后予多种抗生素及大扶康治疗40余日无效，诊断为阻塞性支气管炎伴机化性肺炎，拟采用激素治疗。家属不同意，于2004年2月24日来中医门诊。

症见面色㿠白，精神萎靡，发热前感到怕冷，使用消心痛栓，汗出而热解，过后又发热，咳嗽痰多、色白黏稠不畅，动则气急，胸闷心悸，稍有头痛，纳差，大便正常，舌质淡紫红，苔光，脉细弱。

辨证：久热伤阴，肺气阴双亏，痰阻气道，病在少阳与少阴之间，急救阴，和解少阳。

治则：益气养阴，清热祛痰，扶正祛邪。

处方：青蒿30g，人参叶20g，淡竹叶9g，银柴胡12g，枳壳12g，炙白薇12g，白桔梗12g，桑白皮12g，石斛12g，炒黄芩30g，肺形草30g，金荞麦30g，鲜芦根30g，浙贝母20g，苏叶9g，皂角刺9g，薄荷（后下）9g。3剂，水煎，分两次服。嘱病情未加重可来改方。

二诊（2004年2月27日）：诉热势已下，体温晚上37.9℃，晨起37℃～36.8℃（晨），醒后汗出，口干减轻，大便2次，咳嗽增多，痰出量多、黄白相兼，舌质红，苔光。患者气阴仍虚，气道痰出开始通畅，再续上方4剂，水煎，分两次服。

三诊（2004 年 3 月 7 日）：热势渐下，气阴未复，咳嗽增多，痰色黄稠，咽喉痛，纳差，汗出多，脚痛，便 1～2 次，舌质淡红、稍紫，苔薄少，脉细弦。肺热开始下降，阴液始增，正气未复，气道已通。

处方：青蒿 30g，人参叶 20g，金荞麦 30g，肺形草 30g，炒黄芩 30g，银柴胡 12g，桑白皮 12g，浙贝母 20g，桔梗 12g，海浮石 12g，人中白 15g，淡竹叶 9g，皂角刺 9g，生枳壳 15g，鲜芦根 30g，石斛 12g。7 剂，水煎，分两次服。嘱如咳嗽增多、痰量增加是好现象，不要担心。

四诊（2004 年 3 月 10 日）：诉自 3 月 9 日，发热基本消失，1 周内有 1 次 37.3℃。近几天膝关节、肩关节、指关节疼痛；咳嗽消失，痰量减少；咽痛消除，出汗量减，纳增，大便正常，舌质淡红，苔薄少，脉滑数。此乃气道已通，温热壅肺已解，机体正气未复，邪气尚留于关节、肌筋之间。

处方：青蒿 30g，银柴胡 9g，人参叶 20g，肺形草 30g，炒黄芩 30g，桑白皮 12g，浙贝母 20g，桔梗 12g，淡竹叶 9g，白芥子 12g，皂角刺 9g，羌活 12g，独活 12g，芫荽 15g，石斛 12g，豨莶草 30g，鸡血藤 30g。7 剂，水煎，分两次服。嘱胸片复查。

五诊（2004 年 3 月 17 日）：稍有咳嗽，无痰，精神大有好转，纳食增加，胸闷汗出已除，舌质淡红，苔薄白，脉细缓。复查血常规正常，X 片示：右肺明显吸收，ESR 120mm/h，RF 90IU/mL。肺之温邪虽解，风热之邪仍在肌腠、筋络之中。治以祛风热，通筋络，活血脉。

处方：人参叶 20g，肺形草 30g，炒黄芩 30g，浙贝母 20g，桔梗 12g，白芥子 12g，皂角刺 9g，羌活 12g，独活 12g，芫荽 15g，石斛 12g，豨莶草 30g，鸡血藤 30g，天仙藤 30g。7 剂，水煎，分两次服。

六诊（2004 年 3 月 24 日）：关节痛好转，时有胸闷心悸，关节、手足怕冷，纳、便正常，舌质淡红，苔薄，脉细缓。阳气仍不能伸展。

处方：南沙参 20g，寸麦冬 12g，炒黄芩 12g，苏梗 12g，苏木 12g，嫩桂枝 6g，薤白头 12g，白芥子 12g，皂角刺 9g，羌活 12g，独活 12g，桑枝 12g，石斛 12g，豨莶草 30g，鸡血藤 30g，天仙藤 30g。7 剂，水煎，分两次服。

七诊（2004 年 4 月 1 日）：一般情况尚可，关节仍疼痛，怕冷颈板，胸闷心悸已除，舌质淡红，苔薄白，脉细缓。

处方：南沙参 20g，寸麦冬 12g，五味子 9g，苏梗 12g，苏木 12g，嫩桂枝 9g，桑枝 12g，白芥子 12g，煨葛根 30g，石斛 12g，羌活 12g，独活 12g，鸡血藤 30g，豨莶草 30g，天仙藤 30g，露蜂房 30g。14 剂，水煎，分两次服。

八诊（2004 年 4 月 16 日）：咳嗽消失，生活能自理，关节仍有时酸痛。患者两年前有膝关节肿大积水手术史，原因不详。复查：ESR 80mm/h，RF

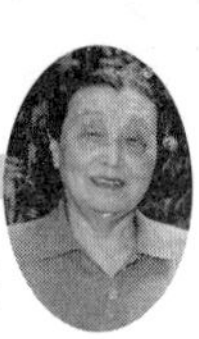

50IU/mL，考虑为出现免疫功能低下，继续调理。

处方：西党参20g，寸麦冬12g，五味子9g，嫩桂枝9g，制玉竹15g，豨莶草30g，煨葛根30g，鸡血藤30g，白芥子12g，露蜂房12g，金狗脊12g，桑椹子30g，淫羊藿30g，淡附子9g，石斛12g。30剂，水煎，分两次服。

九诊（2004年5月18日）：病情稳定，胸闷心悸未出现，关节疼痛好转，生活自理，舌质淡红，苔薄白，脉细缓。

处方：西党参20g，寸麦冬12g，五味子9g，嫩桂枝9g，防风12g，制玉竹15g，金狗脊12g，豨莶草30g，煨葛根30g，鸡血藤30g，菟丝子12g，桑椹子30g，淫羊藿30g，淡附子9g，石斛12g。30剂，水煎，嘱1剂药服2天，夏天可停药，待10月底调理后用膏方冬令进补。

十诊（2004年11月14日）：花甲之年又外邪犯肺，肃降失职，痰浊蕴结，阻塞气道，邪正相搏，客于三焦，邪热充斥伤及肺阴，高热持续不下，经中药治疗，邪祛正虚，气阴难复。症见胸闷心悸，头晕乏力，心烦口燥，关节疼痛，步履艰难，纳时好时差，大便正常，血沉和类风湿因子升高，舌质淡红，苔少，脉细数。按秋冬养阴原则，在急病缓解之时给予益气养阴、健脾养血、温肾通络、活血祛瘀之法，冬令时节，制成膏滋缓图以巩固疗效。

处方：人参叶200g，天冬120g，麦冬120g，五味子90g，煨葛根300g，炒地龙120g，苏梗120g，苏木120g，豨莶草300g，鸡血藤300g，川牛膝120g，石斛120g，炒杜仲120g，潼蒺藜120g，白蒺藜120g，女贞子120g，川续断120g，南沙参300g，西党参200g，苦参100g，紫丹参300g，补骨脂120g，桑椹子300g，川桂枝100g，鹿角片80g，枸杞子300g，制黄精300g，明天麻120g，佛手片120g，陈皮90g。水煎浓缩，加入龟板胶500g，冰糖500g，黄酒250g。收膏备用，早、晚各1匙，开水冲服。

嘱遇外感、腹泻及其他疾病即停药，病愈后再服。若天气热或膏滋出现霉变，用纱布抹去霉点，盖上盖隔水蒸，待药沸后取出，冷却后加盖，备用。

此后二年的每年冬令之时，服膏滋药1剂，药后身体健康，生活如常。

按：BOOP是1985年提出的新的疾病名称，多为亚急性起病，表现为多发性肺炎，也可以慢性起病，表现为弥漫性间质性肺炎或孤立性肺炎，重则表现为急性进展，类似急性呼吸窘迫综合征。西医治疗原则是早期、足量使用糖皮质激素，每天强的松40～60mg或1mg/kg·d，疗程1年，但复发率高达58%，复发病例使用激素仍然有效。此案乃受六淫之邪，正邪相争，火热充斥体内，进而伤津耗液，导致气血亏虚，阴阳平衡失调，阴精虚耗而阴虚阳盛。水不制火，则午后发热；肺热蒸液成痰而致痰热郁肺，痰浊不化；肺失治节，则见咳喘加剧，口干，脉滑数；气虚血瘀、阴亏津枯则舌质淡紫；

气阴两虚则苔光。徐志瑛教授治以清热宣肺祛痰，解表养阴益气。热祛邪弱，再治以清热养阴，宣肺和胃。出现关节红肿热痛乃冬受寒湿之邪所致，经治湿热渐外透，故重用祛风通络药而告愈。急则治其标，缓则治其本。病情稳定后，值冬令之季，予膏滋进行调补，前后调治3年，病情稳定。

脓　　胸

脓胸是指脓性渗出液积聚于胸膜腔内的化脓性感染，可分为急性和慢性两期，致病菌多来自肺内感染灶，临床多采用外科手术治疗。由于有些患者不能耐受手术，故徐志瑛教授自2000年以来采用中药托毒排脓法，用于脓胸患者，疗效颇佳。

一、病因病机

中医学认为，脓胸属“肺痈”“悬饮”“支饮”范畴，常为机体正气不足、邪毒外侵入肺所致，为本虚标实之证。

二、辨证论治

脓胸临床主要表现为咳嗽，咳吐脓痰，胸闷或痛，气急甚则难以平卧，伴神疲、乏力，面色微黄或发热。舌质红紫，苔白腻，脉弦滑。此病仅从临床症状上尚不能明确诊断，必须借用胸片或CT、胸腔内穿刺才能确诊。中医治疗采用托毒排脓、清热祛痰之法，徐志瑛教授多使用普济消毒饮合大血藤饮（自拟方）。

普济消毒饮源自《东垣试效方》，为大头瘟、脓疡等的常用方剂，药物组成为黄芩、黄连、玄参、橘红、甘草、连翘、薄荷、板蓝根、马勃、僵蚕、升麻、柴胡、桔梗。《医方集解》曰：“此手太阴、少阴，足少阳、阳明药也。芩、连苦寒，泻心、肺之热为君；玄参苦寒，橘红苦辛，甘草甘寒，泻火补气为臣；连翘、薄荷辛苦而平，板蓝根甘寒，马勃、僵蚕苦平，散肿消毒定喘为佐；升麻、柴胡苦平，行少阳、阳明二经之阳气不得伸；桔梗辛温为舟楫，不令下行，为载也。”自拟方大血藤汤主要由大血藤、败酱草、生薏苡仁组成，功能消痈排脓化湿。

徐志瑛教授认为，脓胸治疗中，解毒排脓是必不可少的治疗方法。由于脓胸的治疗需要较长时间，故需根据不同阶段适当配伍。早期尽量做到祛邪

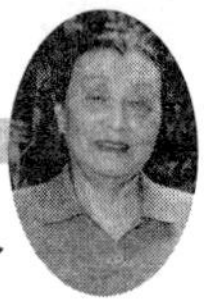

不伤正，中期需加用促进疮口收敛之药，以利于导管外排，后期着重增强机体正气。但需注意的是，即使在脓胸初期实邪为主的情况下，仍不能忽略顾护机体的正气，所以扶正之品应贯穿治疗的全过程。

二、临床治验

案1

邬某，男，64岁，退休。入院日期：2000年3月22日。初诊日期：2000年4月28日。

患者反复咳嗽，咳痰3年，常因感冒诱发。1999年9月住杭州某医院，诊为“右下肺感染、右侧包裹性积液”。经抗菌消炎、激素、祛痰、解痉、平喘等治疗不能缓解，常因心衰、呼衰而急症抢救。因怀疑肺癌诊断，患者家属前来咨询，观察胸片后发现右侧心缘、右横膈上缘一圆形包裹样占位，需继续住院观察，遂转入本院呼吸科。经检查：PPD试验（－）、抗结核抗体：（－），排除结核。ESR 65mm/h，WBC 4.8 $\times 10^9$/L，N 74.4%，L 21.5%，HGB 90.0g/L，PLT 120 $\times 10^9$/L，Ca^{++} 2.04mmoL/L↓，ALB 23.9g/L↓，GLB 39.3g/L↑，GGT 69IU/L↑，AFU 50U/L↑，痰培养（－）。3月28日B超引导下行胸腔穿刺抽吸术，抽出少量咖啡样和脓性黏稠液体送检，抽出约700mL血性与咳出的痰色相同物，诊为支气管胸膜瘘存在，注入美蓝2mL。胸腔抽出液报告：色脓性，透明度混，蛋白定性阳性，WBC 40万/UL，细胞分类N 70%，L 6%。胸水培养无需氧菌生长。胸水：LDH 11375U/L，CEA 186.0ng/mL。胸水涂片未找到癌细胞。

3月30日又行胸腔穿刺术：抽出棕色液体并冲洗共400mL；并咳出棕色痰，确诊为支气管胸膜瘘。病情开始稳定转胸外科，于2000年4月12日行胸腔引流术，每天引流出30～40mL脓液、脓块和少量气体，生命体征稳定。4月30日带管出院嘱门诊治疗，10个月后再来院做胸廓成形术。徐志瑛教授为该患者的首诊医生，故她一直关注患者的治疗情况，考虑需要经过10个月的引流期才可进行胸廓成形术，遂与胸外科主任商量，建议引流期间辅以中医治疗。症见面色萎黄，精神不振，胸闷，稍有气急、动则加剧，纳食欠佳，大便干燥，舌质红，苔白腻，脉弦滑。

中医诊断：肺痈，悬饮。

西医诊断：脓胸西医。

辨证：热毒瘀结于肺，血败肉腐，以致脓疡，日久气血虚衰无力排脓。

治则：清热解毒，托毒排脓。

处方：普济消毒饮合千金苇茎汤、大血藤汤加减。败酱草30g，紫花地丁

30g，蒲公英 30g，金荞麦 30g，炒黄芩 30g，桑白皮 12g，浙贝母 20g，白桔梗 12g，鱼腥草 30g，粉丹皮 15g，鲜芦根 30g，生薏苡仁 30g，大血藤 30g。7 剂，水煎，分两次服。嘱服后如咳嗽痰多、引流管脓增多不用担心。

二诊（2000 年 5 月 4 日）：咳嗽未增，痰量稍增，痰色黄白相兼，面色淡黄萎，精神好转，胸闷减少，心悸，气急，容易疲惫，纳食增加，大便正常，舌质淡红，苔白稍厚，脉弦滑。引流管脓液增加，每天 60 ~ 80mL，伴有明显的脓块。

处方：人参叶 15g，败酱草 30g，紫花地丁 30g，蒲公英 30g，金荞麦 30g，炒黄芩 30g，桑白皮 12g，浙贝母 20g，白桔梗 12g，鱼腥草 30g，粉丹皮 15g，鲜芦根 30g，生薏苡仁 30g，大血藤 30g，桃仁 12g。7 剂，水煎，分两次服。

三诊（2000 年 5 月 14 日）：咳嗽明显减少，痰色转白，引流管脓液每天 80 ~ 100mL，精神大有好转，带着引流管能在室内活动，纳食增加，胸闷消失，气急尚存，二便正常，舌质淡红，苔白，脉弦滑。

处方：人参叶 15g，紫花地丁 30g，蒲公英 30g，大血藤 30g，败酱草 30g，生薏苡仁 30g，炒黄芩 30g，桑白皮 12g，浙贝母 20g，白桔梗 12g，鱼腥草 30g，粉丹皮 15g，鲜芦根 30g，桃仁 12g，白芥子 12g。14 剂，水煎，分两次服。嘱忌辛辣、酒、海鲜、羊肉、鹅肉。

四诊（2000 年 5 月 28 日）：咳嗽已除，痰量明显减少，动则稍有气急，体力增加，舌质淡红，苔薄白，脉弦滑。引流管脓液明显减少，每天 30 ~ 40mL，脓块亦减少，能到室外活动。热毒已减，正气未复。原法基础上加强扶正。

处方：太子参 15g，生白术 12g，防风 9g，紫花地丁 30g，蒲公英 30g，大血藤 30g，败酱草 30g，生薏苡仁 30g，炒黄芩 30g，桑白皮 12g，浙贝母 20g，白桔梗 12g，鱼腥草 30g，粉丹皮 15g，鲜芦根 30g，桃仁 12g，白芥子 12g。14 剂，水煎，分两次服。

五诊（2000 年 6 月 12 日）：痰已消失，气急好转，纳、便正常，体力恢复，舌质红，苔薄白，脉弦缓。能带引流管在户外正常活动。治以益气固卫，托毒排脓，清热敛肌。

处方：制黄精 15g，生白术 12g，防风 9g，紫花地丁 30g，蒲公英 30g，大血藤 30g，败酱草 30g，生薏苡仁 30g，炒黄芩 20g，桑白皮 12g，浙贝母 20g，白桔梗 12g，白芥子 12g，桃仁 12g，白蔹 12g，鲜芦根 60g（干芦根 30g），山慈菇 12g，藤梨根 30g，炮山甲 9g。14 剂，水煎，分两次服。

六诊（2000 年 6 月 27 日）：无明显症状，生活已能自理，舌质红，苔薄白，脉弦缓。感觉胸部创口处隐痛，引流管脓液明显减少，每天 20 ~ 30mL。

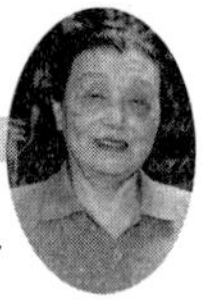

摄片：引流管位置正常，右侧脓腔无异常，两肺纹理增粗。治以益气固卫，托毒排脓，清热敛肌。

处方：制黄精15g，生白术12g，防风9g，紫花地丁30g，蒲公英30g，大血藤30g，败酱草30g，生薏苡仁30g，炒黄芩20g，桑白皮12g，浙贝母20g，白桔梗12g，白芥子12g，桃仁12g，白蔹12g，鲜芦根60g（干芦根30g），藤梨根30g，山慈菇12g，炮山甲9g。14剂，水煎，分两次服。

七诊（2000年7月11日）：引流管脓液很少，自我感觉良好，纳可，便调，寐安，舌质红，苔薄白，脉缓。感到引流管与胸腔顶痛，请外科主任检查，摄片后考虑脓腔开始缩小，引流管拔出1cm后痛除。治以益气健脾，托毒排脓，敛肌软坚，佐以清热。

处方：制黄精20g，生白术12g，防风9g，紫花地丁30g，蒲公英30g，大血藤30g，生薏苡仁30g，炒黄芩15g，土贝母20g，藤梨根30g，鲜芦根30g，桃仁12g，白蔹12g，山慈菇12g，炙鳖甲12g，白芥子12g，炮山甲9g。14剂，水煎，分两次服。

八诊（2000年7月26日）：无特殊症状，仅感引流管与胸腔处疼痛明显，难以转侧，舌质红，苔薄白。复请外科主任会诊，引流管再向外拔出2cm，疼痛消失，引流管脓液示基本消除。治以益气健脾，收敛软坚，清热活血。

处方：生黄芪12g，生白术12g，防风9g，大血藤30g，生薏苡仁30g，炒黄芩15g，白蔹12g，白芥子12g，土贝母20g，川芎15g，桃仁12g，炮山甲9g，生枳壳20g，山慈菇12g，炙鳖甲12g，藤梨根30g。14剂，水煎，分两次服。

九诊（2000年8月10日）：引流管处仍然疼痛明显，难以转侧，近半月引流管脓液基本消失，摄片、血常规均属正常范围，经外科主任同意，8月15日拔出引流管。治以益气健脾，收敛软坚，平补肝肾，佐以清热。

处方：生黄芪12g，生白术12g，防风9g，大血藤30g，生薏苡仁30g，炒黄芩15g，白蔹12g，白芥子12g，川芎15g，桃仁12g，生枳壳20g，山慈菇12g，炙鳖甲12g，藤梨根30g，桑椹子30g，炒杜仲12g。14剂，水煎，分两次服。

十诊（2000年8月25日）：拔管后无特殊不适，亦无自觉症状，舌质红，苔薄白，脉细缓。治以益气健脾，收肌软坚，平补肝肾。

处方：生黄芪15g，生白术12g，西党参12g，寸麦冬12g，五味子6g，大血藤30g，生薏苡仁30g，生枳壳20g，川芎15g，白蔹12g，山慈菇12g，炙鳖甲12g，白芥子12g，桃仁12g，炒杜仲12g，藤梨根30g，桑椹子30g。30剂，水煎，分两次服。

十一诊（2000 年 9 月 14 日）：无明显症状，纳可，大便正常，夜寐安，舌质红，苔薄白，脉细缓。治以益气健脾，养血柔肝，补肾填髓，收敛软坚。

处方：生黄芪 30g，生白术 12g，西党参 20g，天冬 12g，麦冬 12g，五味子 9g，大血藤 30g，生薏苡仁 30g，生枳壳 20g，白蔹 12g，桃仁 12g，炒杜仲 12g，川续断 12g，菟丝子 12g，石斛 12g，桑椹子 30g，山慈菇 12g，藤梨根 30g。30 剂，水煎，分两次服。

十二诊（2000 年 10 月 16 日）：1 月来无症状，胃纳、二便、睡眠均正常，舌质红，苔薄白，脉细缓。

上处方：生黄芪 30g，生白术 12g，西党参 20g，天冬 12g，麦冬 12g，大血藤 30g，生薏苡仁 30g，生枳壳 20g，白蔹 12g，桃仁 12g，炒杜仲 12g，川续断 12g，菟丝子 12g，石斛 12g，桑椹子 30g，山慈菇 12g，藤梨根 30g，皂角刺 9g。30 剂，水煎，分两次服。嘱下个月复查胸正、侧位片。

十三诊（2000 年 11 月 18 日）：症状不明显，生活正常，舌质红，苔薄白，脉细缓。胸片：右肺下叶 1 个 2cm×1cm 空洞，壁稍厚。原方 15 剂。开出膏滋方 1 料，嘱中药服完，无不适即开始服膏滋药。

十四诊（2000 年 12 月 3 日）：年已花甲，肝脏疏泄，条达失司，藏血不足，营阴暗耗。心主血不足，影响心阳不能伸展，机体开始逐年衰弱，容易气机失调，气血失和。又因外邪内犯于肺，郁而化热，蒸液成痰，阻于肺络，血滞为瘀，蕴酿成痈。日久伤及正气，经肺手术引流，邪毒已解，正气渐复，但气血尚未和顺，舌质红，苔薄白，脉细缓。正值冬令之季，按秋冬养阴原则治以益气固表，疏肝养血，健脾化浊，温肾填髓，佐以收敛软坚，制成膏滋缓缓调治。

处方：生黄芪 300g，生白术 100g，防风 90g，西党参 200g，天冬 120g，麦冬 120g，淡竹叶 90g，炒当归 150g，炒白芍 120g，川芎 150g，生地黄 120g，熟地黄 120g，淮山药 300g，白茯苓 100g，粉丹皮 120g，泽泻 100g，山茱萸 90g，炒杜仲 120g，川续断 120g，桑椹子 300g，菟丝子 120g，软柴胡 90g，制香附 120g，山慈菇 120g，浙贝母 200g，制首乌 300g，佛手片 120g，生枳壳 200g，皂角刺 90g，参三七 90g，灵芝草 120g，女贞子 100g，白蔹 120g，潼蒺藜 120g，白蒺藜 120g，化橘红 120g，淫羊藿 200g。水煎浓缩，加入龟板胶 400g，鹿角胶 100g，冰糖 500g，黄酒 250g。收膏备用，早、晚各 1 匙，开水冲服。

嘱遇外感、腹泻及其他疾病即停药，病愈后再服。若天气热或膏滋出现霉变，用纱布抹去霉点，盖上盖隔水蒸，待药沸后取出，冷却后加盖，备用。

经 1 年随访，身体健康，胸片示空洞已明显缩小 0.5cm×1cm。

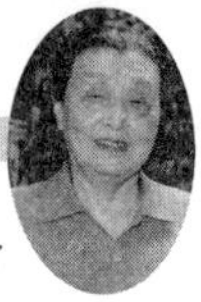

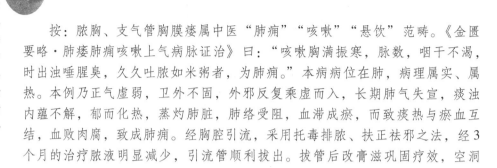

按：脓胸、支气管胸膜瘘属中医“肺痈”“咳嗽”“悬饮”范畴。《金匮要略·肺痿肺痈咳嗽上气病脉证治》曰：“咳嗽胸满振寒，脉数，咽干不渴，时出浊唾腥臭，久久吐脓如米粥者，为肺痈。”本病病位在肺，病理属实、属热。本例乃正气虚弱，卫外不固，外邪反复乘虚而入，长期肺气失宣，痰浊内蕴不解，郁而化热，蒸灼肺脏，肺络受阻，血滞成瘀，而致痰热与瘀血互结，血败肉腐，致成肺痈。经胸腔引流，采用托毒排脓、扶正祛邪之法，经3个月的治疗脓液明显减少，引流管顺利拔出。拔管后改膏滋巩固疗效，空洞缩小，生活自理，避免了再次胸廓成形术。

案2

何某，男，80岁，退休。初诊日期：2004年9月18日。

患者因脓胸、支气管胸膜瘘引流术，已住院9月余，曾应用抗生素，脓液始终不能解除，建议病人行胸廓成形术。患者考虑年高体弱不愿手术，而来门诊寻求中医治疗。症见面色萎黄，形体消瘦，精神不振，无发热，咳嗽较频，痰色黄白相兼、量多黏厚，胸痛气急，纳食欠香，大便干燥，舌质红，苔中少，边白，脉细滑。右侧胸下方引流管引流出血、脓性黏稠分泌物，1日100mL以上。听诊左肺呼吸音粗、右肺呼吸音明显下降。CT：慢性支气管炎伴右侧胸腔少量积液，右侧胸引流管引流。

中医诊断：肺痈，悬饮。

西医诊断：脓胸西医。

辨证：长期肺失肃降，痰浊内蕴，郁而化热，蒸灼肺络，血滞成瘀，血败肉腐致成肺痈，溃破脓流，致成支气管胸膜瘘，并伤及肺阴，致痰浊、阴亏、津少、正虚之象。

治则：扶正养阴，益气生津，清热解毒，托毒排脓。

处方：生脉散合大血藤汤、千金苇茎汤、普济消毒饮加减。人参叶20g，南沙参20g，天冬12g，麦冬12g，紫花地丁30g，蒲公英30g，大血藤30g，败酱草30g，生薏苡仁30g，肺形草30g，山海螺30g，苏梗12g，苏木12g，芦根30g，生枳壳15g，蛇六谷12g，白芥子12g，皂角刺9g。7剂，水煎，分两次服。忌辛辣、海鲜、酒，嘱在病房请主管医师进行胸腔内生理盐水冲洗。

二诊（2004年9月25日）：咳嗽稍增，痰易咳出、色黄白相兼，纳增，口干，大便干燥，舌质红，苔边白消失，脉细滑。胸腔内冲洗及服中药后，引流管分泌物明显增多3天，1日200～300mL以上，脓块减少。阴液未复，肺热仍盛，气道痰浊蕴结未清。

处方：南沙参20g，人参叶20g，山海螺30g，紫花地丁30g，蒲公英30g，大血藤30g，败酱草30g，生薏苡仁30g，肺形草30g，生枳壳30g，天花粉

12g，浙贝母 15g，芦根 30g，蛇六谷 12g，白蔹 12g，鸡血藤 30g。7 剂，水煎，分两次服。继续胸腔内冲洗。

三诊（2004 年 10 月 9 日）：胃纳恢复正常，大便已正常，舌质红，苔光少津，脉细滑较前有力。引流脓液明显减少、稀薄块少，或有血水样分泌物。上方继续 7 剂，水煎，分两次服。

四诊（2004 年 10 月 16 日）：纳可，大便正常，寐安，舌质红，苔光少津，脉细缓。引流脓液减少、有时出血水、脓块细小。

处方：人参叶 20g，山海螺 30g，紫花地丁 30g，蒲公英 30g，大血藤 30g，败酱草 30g，生薏苡仁 30g，肺形草 30g，浙贝母 20g，生枳壳 30g，白蔹 12g，川石斛 30g，芦根 30g，皂角刺 9g，蛇六谷 12g，天花粉 12g。7 剂，水煎，分两次服。继续胸腔内冲洗。

五诊（2004 年 10 月 23 日）：近日来稍有咳嗽，咽痒痰白，痰量不多，纳可，大便正常，舌质红，苔薄少白，脉滑数。引流脓液 1 日 40mL。肺热已下，阴津开始恢复，近有感邪，肺气稍有失宣，加用宣肺之药。

处方：人参叶 20g，山海螺 30g，金荞麦 30g，紫花地丁 30g，蒲公英 30g，大血藤 30g，败酱草 30g，生薏苡仁 30g，肺形草 30g，桑白皮 12g，浙贝母 15g，海蛤壳 12g，芦根 30g，白蔹 12g，桃仁 12g，皂角刺 9g，白芥子 9g。7 剂，水煎，分两次服。继续胸腔内冲洗，改 1 周 3 次。

六诊（2004 年 10 月 30 日）：咳嗽存，痰白量少，大便干燥，舌质红，苔光缩小转薄白，脉细缓。引流脓液如前。

继续上方 7 剂，水煎，分两次服。巩固祛邪宣肺之力。

七诊（2004 年 11 月 6 日）：纳可，便干燥，稍有咳嗽，舌质红，苔中光边白，脉细缓。引流脓液减少约 1 日 30mL，色淡黄块极少。CT 复查：脓腔较前缩小。继原法加减。

处方：人参叶 20g，山海螺 30g，金荞麦 30g，紫花地丁 30g，蒲公英 30g，大血藤 30g，败酱草 30g，肺形草 30g，生薏苡仁 30g，桑白皮 12g，浙贝母 20g，白桔梗 12g，芦根 30g，白蔹 12g，白芥子 12g，石斛 12g。7 剂，水煎，分两次服。

八诊（2004 年 11 月 16 日）：症状如前，咳嗽减少，大便干燥，舌质红，苔薄少，脉细缓。引流脓液色转淡黄。

上方加川芎 9g。7 剂，水煎，分两次服。

九诊（2004 年 11 月 20 日）：咳嗽消失，晨起咳痰数口、色淡黄，纳可，大便正常，舌质红，苔边白中光，脉细缓。引流管脓液不多、色黄稀薄。

处方：人参叶 20g，山海螺 30g，紫花地丁 30g，蒲公英 30g，大血藤 30g，

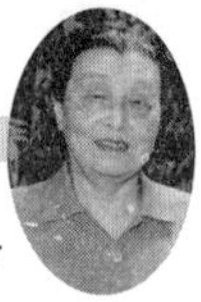

败酱草30g，生薏苡仁30g，肺形草30g，炒黄芩20g，桑白皮12g，浙贝母20g，白桔梗12g，白蔹12g，桃仁12g，白芥子12g，石斛12g，芦根30g，火麻仁15g。7剂，水煎，分两次服。

十诊（2004年11月27日）：无特殊症状，舌质红，苔薄少，脉细缓。从上周开始冲洗改1周2次，脓液很少、色淡黄，脓块基本消失。

上方去石斛，加制黄精30g。7剂，水煎，分两次服。嘱如果出现胸腔引流管处疼痛，请外科医师透视后向外拔一些管子。

十一诊（2004年12月4日）：上周突然出现胸痛，考虑为引流管顶住胸壁之故，拔管2cm，遂疼痛消失，脓量1日10mL。拔管后咳嗽增加，痰白带血样少量，现血已止，纳可，大便正常，舌质红，苔薄少、边白，脉细缓。考虑虽然脓胸已有好转，但肺部感染仍反复发作，故加强清肺宣降之药。

处方：紫花地丁30g，蒲公英30g，大血藤30g，败酱草30g，生薏苡仁30g，肺形草30g，云雾草15g，炒黄芩20g，桑白皮12g，浙贝母20g，白桔梗12g，白芥子12g，白蔹12g，黛蛤散（包）12g，地骨皮12g，皂角刺9g。7剂，水煎，分两次服。

十二诊（2004年12月11日）：咳嗽近日来加剧，痰黄稠不畅，大便干燥，舌质红，苔薄白、中光，脉细滑、小弦。

处方：紫花地丁30g，蒲公英30g，肺形草30g，金荞麦30g，大血藤30g，败酱草30g，生薏苡仁20g，炒薏苡仁20g，炒黄芩20g，桑白皮12g，浙贝母20g，海蛤壳12g，瓜蒌仁30g，地骨皮12g，白蔹12g，白芥子12g，皂角刺9g。7剂，水煎，分两次服。

十三诊（2004年12月18日）：咳嗽痰白、容易咳出，纳食正常，大便干燥，舌质红，苔少，脉弦缓。脓量近日来增加至1天20~30mL、色淡黄稀薄或有血水样。治以清热解毒，托毒排脓，收肌敛肉。

处方：紫花地丁30g，蒲公英30g，大血藤30g，败酱草30g，生薏苡仁30g，肺形草30g，云雾草15g，炒黄芩20g，桑白皮12g，浙贝母20g，白桔梗12g，地骨皮12g，白芥子12g，白蔹12g，皂角刺9g，川石斛30g，瓜蒌仁25g。7剂，水煎，分两次服。

十四诊（2004年12月25日）：遇冷咳嗽增多，痰白量少，纳、便正常，精神好转，舌质红，苔薄中光，脉细缓小弦。引流管仍然有少量脓液、稀淡黄色。正气未复正常，邪毒未清。原法基础上加扶正之品。

正遇冬令，服移山参6g左右，分3次，每隔1周服2g，服2~3天停1周。若遇外感或腹泻时停服。上方继服14剂，水煎，分两次服。

十五诊（2005年1月8日）：咳嗽下午较多，痰白黏，精神好转，面色逐渐正常，能自行外出活动，纳可，大便正常，舌质红，苔中光边白，脉细缓。引流管脓液明显减少。

继守原方14剂，水煎，分两次服。2005年1月15日胸腔引流管似乎有外顶现象，胸壁稍痛，请外科主管医师透视后向外拔管1cm。

十六诊（2005年1月22日）：一般情况正常，时有咳嗽，稍有痰色淡黄，舌质红，苔中薄少、边白，脉细滑。近1月来引流脓液未增，色淡黄。治以益气固卫，清热解毒，软坚祛腐。

处方：玉屏风散加强扶正。生黄芪15g，生白术12g，防风9g，蒲公英30g，败酱草30g，生薏苡仁30g，肺形草30g，山海螺30g，老鹳草15g，炒黄芩15g，桑白皮12g，浙贝母20g，橘络12g，白蔹12g，皂角刺9g，白芥子12g。30剂，水煎，分两次服。设家庭病床观察。

十七诊（2005年2月19日~4月16日）：症情一直比较稳定，生活能自理，纳食正常，大便长期偏干，舌质红，苔中少、边白，脉细弦或细数。引流脓液未增，1天10~20mL，继原法治疗。

处方：生黄芪20g，生白术12g，猪苓15g，茯苓15g，紫花地丁30g，蒲公英30g，大血藤30g，败酱草30g，生薏苡仁30g，肺形草30g，山海螺30g，炒黄芩20g，土贝母20g，白蔹12g，白芥子12g，橘络12g，皂角刺9g，瓜蒌仁25g。50剂，水煎，分两次服。两月中基本守方，患者无特殊变化，引流管脓液明显减少，1日3~5mL。

十八诊（2005年4月23日）：于4月22日在外科行脓腔内冲洗，冲洗量只有40~50mL，表明脓腔已明显缩小，分泌物也减少，有收口可能。一般情况正常，舌质红，苔中薄少、边白，脉细弦。

处方：生黄芪20g，生白术12g，紫花地丁30g，蒲公英30g，大血藤30g，败酱草30g，生薏苡仁30g，肺形草30g，山海螺30g，炒黄芩20g，土贝母20g，猪苓15g，茯苓15g，白蔹12g，白芥子12g，橘络12g，皂角刺9g，瓜蒌仁25g，藤梨根30g。30剂，水煎，分两次服。

十九诊（2005年5月21日）：无不适主诉，纳可，大便正常，舌质红，苔薄白、中光范围开始缩小，脉细滑。每天排脓基本消失。CT复查，脓腔已明显缩小。守方30剂。

二十诊（2005年5月28日）：诉5月25日胸腔引流管处发胀，并自动脱出。目前无异常症状，两胁稍隐胀，舌质红，苔薄白、中稍光，脉细缓。治以益气固卫，清热解毒，收敛软坚。

处方：生黄芪30g，生白术12g，防风9g，紫花地丁30g，蒲公英30g，大血藤30g，败酱草30g，生薏苡仁30g，肺形草30g，炒黄芩20g，山海螺30g，

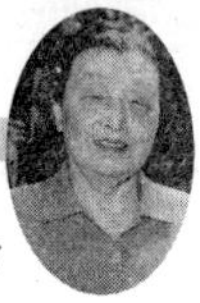

橘络12g，白蔹12g，土贝母15g，皂角刺9g，藤梨根30g。21剂，水煎，分两次服。

二十一诊（2005年6月18日）：自拔管以来，无特殊症状，胸胁也不痛，纳可，大便正常，舌质红，苔薄白、中小光，脉弦滑。

处方：生黄芪30g，生白术12g，防风9g，紫花地丁30g，蒲公英30g，大血藤30g，败酱草30g，生薏苡仁30g，肺形草30g，白蔹12g，白芥子12g，石见穿12g，王不留行12g，炙鳖甲12g，香白芷12g，藤梨根30g。21剂。

二十二诊（2005年8月6日）：症状稳定，无胁痛现象，纳可，大便正常，舌质红，苔薄白，脉细缓。胸片复查：拔管处上方胸腔内少量积液。于8月22日撤销家庭病床。

处方：生黄芪30g，生白术12g，防风9g，紫花地丁30g，蒲公英30g，大血藤30g，生薏苡仁30g，炒黄芩15g，白桔梗12g，藤梨根30g，土贝母12g，石见穿12g，王不留行12g，炙鳖甲12g，山慈菇12g，白蔹12g，白芥子12g，橘络12g，皂角刺9g，桑椹子30g。30剂，水煎，分两次服。

二十三诊（2005年9月11日）：病情一直稳定，无特殊症状，舌质红，苔薄白、中小光明显缩小，脉细缓。上方14剂，嘱病情稳定可改为1剂服2天。

二十四诊（2005年10月15日）：目前无其他不适症状，舌质红，苔薄白、中光，脉细缓。脓胸处基本吸收，嘱慢性支气管炎因外感容易诱发，需注意预防。

处方：生黄芪30g，生白术12g，防风9g，浙贝母20g，苏梗12g，苏木12g，生薏苡仁30g，橘核12g，橘络12g，白蔹12g，藤梨根30g，桑椹子30g，山慈菇12g，石见穿12g，炙鳖甲12g，香白芷12g，炙炮甲9g。15剂，水煎，1剂分2天服。

二十五诊（2005年11月19日）：症状一直稳定，纳、便正常，舌质红，苔薄白、中小光，脉细缓。

处方：生黄芪30g，生白术12g，防风9g，紫花地丁30g，蒲公英30g，炒黄芩15g，白桔梗12g，大血藤30g，生薏苡仁30g，石见穿12g，王不留行12g，炙鳖甲12g，山慈菇12g，白蔹12g，白芥子12g，橘络12g，藤梨根30g，桑椹子30g，淫羊藿30g，皂角刺9g。10剂，水煎，分两次服。

二十六诊（2005年11月29日）：经1年余的治疗，脓液已排净，体质较前增强，但肺卫仍虚，加之已入耄耋之年，五脏六腑、十二经脉、气血阴阳均易失衡，今正值冬令之季，按秋冬养阴之原则，给予益气固表、清肺祛痰、活血软坚、补肾填髓之法，制成膏滋药缓缓调治。

处方：生黄芪200g，生白术120g，防风90g，肺形草300g，炒黄芩150g，桑白皮120g，浙贝母200g，白桔梗120g，生薏苡仁300g，藤梨根300g，桃仁120g，王不留行120g，制首乌300g，制黄精300g，淮山药300g，泽泻100g，粉丹皮150g，山慈菇120g，白蔹120g，石见穿120g，大血藤300g，炙鳖甲120g，炙炮甲90g，灵芝草120g，桑椹子300g，覆盆子120g，皂角刺90g，炒当归120g，炒白芍120g，淫羊藿300g，女贞子100g，潼蒺藜120g，白蒺藜120g，化橘红120g。水煎浓缩，加入龟板胶400g，鹿角胶100g，冰糖500g，黄酒250g。收膏备用，早、晚各1匙，开水冲服。

嘱遇外感、腹泻及其他疾病即停药，病愈后再服。若天气热或膏滋出现霉变，用纱布抹去霉点，盖上盖隔水蒸，待药沸后取出，冷却后加盖，备用。

经随访1年余，体质增强，感冒明显减少，脓胸未再变化，生活自理。

按：脓胸是外科常见病，常采用手术治疗，术后需引流和冲洗。脓胸病程长，且纤维素亦凝结在胸膜上形成纤维板，即使行纤维板剥除术仍效果不理想，常需经6~10个月引流后行胸廓成形术。在引流期辅以中医治疗，可有效控制感染，促进伤口愈合，避免了再次胸廓成形术。本案经住院9个月用抗生素治疗无效后，徐志瑛教授采用普济消毒饮加大血藤汤进行治疗后，前后20余诊，引流管自动脱落拔出，遂予膏滋进行调补，终使病情获得稳定，避免了再次胸廓成形术。

慢性萎缩性胃炎

慢性萎缩性胃炎是以胃粘膜上皮和腺体萎缩、数目减少，胃粘膜变薄，黏膜基层增厚，或伴胃粘膜肠腺上皮化生，或有不典型增生为特征的慢性消化系统疾病。随着胃镜检查的不断普及，慢性萎缩性胃炎的检出率不断提高，成为消化系统的常见病。

一、病因病机

大部分萎缩性胃炎都是从浅表性胃炎发展而来，常见有三方面的原因：一是长期不良的饮食习惯；二是慢性炎症的反复刺激；三是胃内环境的改变。

现代医学强调，幽门螺杆菌感染可导致慢性炎症刺激与胃内环境的改变。《黄帝内经》云：“半百而衰。”故慢性萎缩性胃炎中老年多发。胃失通降、土虚木乘为基本病机，兼见脾失运化，气血乏源。

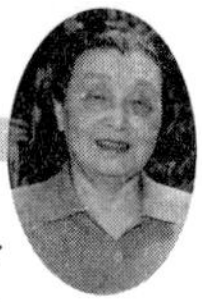

二、辨证论治

慢性萎缩性胃炎主要表现为上腹部隐痛、胀满、嗳气，食欲不振，或消瘦，贫血，舌红或淡，苔薄或剥或白腻、黄腻等。

1. 初期

疏肝降逆、和胃健脾为主，以恢复胃主通降的功能。

徐志瑛教授常用基本方：柴胡6g，炒白芍15g，枳壳10g，炙甘草10g，法半夏10g，白豆蔻6g，薏苡仁30g，茯苓15g，香茶菜15g，半枝莲15g，蒲公英30g。

方中柴胡、炒白芍、枳壳、炙甘草调和肝脾；法半夏、白豆蔻、薏苡仁、茯苓降逆化湿健脾；香茶菜、半枝莲、蒲公英清热消痈。如阴虚，去柴胡、白豆蔻，加北沙参、石斛、淮山药；酸甚者，加乌梅肉；腹胀者，加厚朴花、佛手、玫瑰花、白扁豆花、大腹皮；久痛者，加莪术、丹参、香附、延胡索、九香虫；消化不良，加炒谷芽、炒麦芽、焦山楂、鸡内金、莱菔子。

2. 后期

健脾和胃、温补脾肾为主，以提高患者自身的修复能力。

徐志瑛教授常用基本方：黄芪30g，党参10g，炒苍术15g，炒白术15g，茯苓15g，炙甘草10g，炒白芍15g，枳壳10g，莪术10g，丹参15g，肉桂3g，白花蛇舌草20g，香茶菜15g。

方中黄芪、党参、炒苍术、炒白术、茯苓、炙甘草益气健脾；炒白芍、枳壳疏肝柔肝；莪术、丹参祛瘀生新；肉桂温中散寒止痛；白花蛇舌草、香茶菜清热消痈。阴虚者加养阴药，脾阳虚弱者加温补脾肾之品，同时可适当加用紫河车、阿胶等补益气血之品。

3. 预防措施

轻中度慢性萎缩性胃炎者，需养成良好的饮食习惯，不宜食生、冷、硬、辣等刺激性食物，戒烟忌酒，少吃腌制食品。一旦确诊要尽早治疗。萎缩性胃炎是一种多致病因素的慢性疾病，病情较为复杂，治疗时间也较长，中医介入时间越早，治疗效果越好。

三、临床治验

案1

褚某，男，50岁，职员。初诊日期：2013年6月20日。

腹胀、腹痛、嗳气不舒5年，加重两年。2010年10月26日经胃镜检查诊断为慢性浅表性胃炎伴隆起糜烂。病理示：萎缩伴肠化。经西药治疗1年，

2011年12月1日复查胃镜示：浅表性萎缩性胃炎。病理示：萎缩（+），炎症（++）。

中医诊断：胃胀，胃痛（脾胃湿热）。

西医诊断：慢性萎缩性胃炎西医。

处方：蒲公英30g，炒白芍15g，法半夏10g，茯苓15g，炙甘草10g，枳壳15g，薏苡仁30g，香茶菜15g，半枝莲15g，鸡内金15g，炒谷芽15g，炒麦芽15g，佛手10g，白花蛇舌草20g。加减治疗月余，腹胀腹痛、嗳气等诸症缓解。

后期继用黄芪30g，党参10g，炙甘草10g，枳壳10g，莪术10g，炒苍术15g，炒白术15g，茯苓15g，炒白芍15g，丹参15g，补骨脂15g，菟丝子15g，肉桂5g，白花蛇舌草20g。加减治疗4个月，2013年12月3日某医院胃镜复查示：慢性胃炎，病理：（-）。

按：胃炎属多见病、常见病，多因饮食不节导致胃气升降失常。胃为六腑之一，其功能为“满而不藏”，并“以通为荣”。若不能通畅，则聚五谷水饮腐浊化热或寒化。中医无萎缩性胃炎之名，属中医“胃痛”“嗳气”“胃胀”等范畴。蕴而化热时与糜烂型胃炎相似；寒化时与萎缩性胃炎相似，但都与湿浊有关，“湿为百病之祟”。

本案初期以脾胃湿热为著，湿浊久聚中焦，生痰化热，故表现为腹胀、腹痛、嗳气不舒之症；胃镜可见胃粘膜水肿、隆起、糜烂。徐志瑛教授治以清热利湿，降气化痰，待湿热渐化，虑及久病入络入血，则改用健脾和胃、温肾化瘀之法，以六君子汤为基础，加莪术、白芍、丹参祛瘀生血，并加补肾温肾之品。

徐志瑛教授指出，胃炎的治疗不能拘泥中医辨证，应在参考现代检查结果的基础上创新诊治思路，如糜烂可从“内痈”考虑；萎缩可从糜烂寒化、脾胃之气亏乏、“内痈”僵化结瘢考虑；采用温中健脾、软坚活血等法治疗。本案之所以取得疗效就是这种思路实践的结果。

案2

程某，女，67岁，退休教师。初诊日期：2012年6月16日。

胃脘胀满疼痛数年，嗳气频频，纳差，不欲食，大便易溏，小便正常，舌紫黯，苔白腻，脉弦细。胃镜示：慢性浅表性萎缩性胃炎伴肠化（轻中度）。

中医诊断：胃胀，胃痛（肝郁脾虚）。

西医诊断：慢性萎缩性胃炎。

处方：黄连3g，吴茱萸5g，炒白芍15g，半夏8g，炙甘草10g，干姜6g，

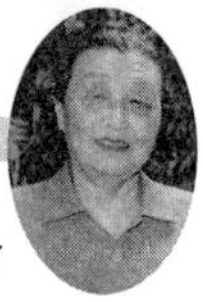

鸡内金15g，莱菔子15g，神曲15g，厚朴15g，枳壳20g，半枝莲15g，白花蛇舌草15g，刺猬皮15g。7剂，水煎，分两次服。

二诊（2012年6月23日）：胃纳好转，嗳气稍减，胃脘胀满如前，大便时有溏泻，舌紫黯，苔白，脉弦细。

处方：党参10g，柴胡6g，炒白芍15g，半夏6g，陈皮6g，干姜6g，炙甘草10g，茯苓15g，炒白术5g，黄连3g，黄芩6g，当归12g，甘松12g，玫瑰花10g，枳壳20g，蒲公英20g。7剂，水煎，分两次服。

三诊（2012年6月30日）：腹胀痛稍缓，偶有痛而作泻，嗳气仍有，舌脉如前。

处方：黄连3g，吴茱萸5g，黄芪15g，炒白术6g，防风9g，炒白芍15g，当归12g，鸡内金15g，莱菔子15g，沉香曲15g，淫羊藿15g，升麻6g，炙甘草10g。7剂，水煎，分两次服。

四诊（2012年7月9日）：痛泻缓解，仍有胀满，嗳气稍缓，舌紫黯，苔白腻，脉细滑。

处方：黄连3g，吴茱萸5g，黄芪15g，炒苍术15g，防风9g，炒白芍15g，当归12g，鸡内金15g，莱菔子15g，沉香曲15g，淫羊藿15g，升麻6g，葛根30g，炙甘草10g。7剂，水煎，分两次服。

五诊（2012年7月21日）：食油腻煎炸之物后右胁下胀痛，嗳气又作，舌紫黯，苔白腻，脉细滑。

处方：柴胡6g，炒白芍15g，黄连3g，半夏8g，青皮9g，陈皮9g，鸡内金15g，枳壳15g，莱菔子15g，虎杖15g，神曲15g，郁金12g，炙甘草10g。7剂，水煎，分两次服。

六诊（2012年7月28日）：胀痛缓解，嗳气仍有，舌脉如前。

处方：黄芪15g，柴胡6g，半夏8g，当归12g，青皮9g，陈皮9g，鸡内金15g，沉香曲15g，莱菔子15g，郁金12g，薏苡仁30g，黄连3g。14剂，水煎，分两次服。

七诊（2012年8月11日）：感受暑湿，乏力，腹胀满，纳差，苔厚腻，脉滑。

处方：炒白术、苍术、姜半夏各10g，白扁豆15g，茯苓15g，藿香15g，佩兰15g，神曲15g，生甘草6g，滑石30g，薏苡仁30g，黄连3g，淡竹叶9g。7剂，水煎，分两次服。

八诊（2012年8月18日）：胃纳好转，腹胀稍缓，大便时溏，舌红，苔白，脉细滑。

处方：炒白术10g，苍术10g，姜半夏10g，炒白芍15g，防风9g，陈皮

9g，炙甘草10g，白扁豆15g，茯苓15g，藿香15g，佩兰15g，神曲15g，黄连3g，薏苡仁30g，砂仁6g。7剂，水煎，分两次服。

九诊（2012年8月25日）：纳可，腹胀仍有，大小便正常，舌红，苔薄。

处方：柴胡6g，炒白术10g，姜半夏10g，青皮9g，陈皮9g，炙甘草10g，黄芪15g，当归12g，郁金12g，枳壳20g，升麻10g，厚朴花15g，石菖蒲15g，葛根30g。7剂，水煎，分两次服。

十诊（2012年9月2日）：胃纳可，腹胀缓解，大小便正常，舌红，苔薄。

处方：黄芪20g，柴胡6g，当归、郁金各12g，茯苓15g，炒白芍15g，枳壳15g，半枝莲15g，茯苓15g，薏苡仁30g，青皮、陈皮、防风各9g，蒲公英30g。7剂，水煎，分两次服。

十一诊（2012年9月16日）：胃纳可，腹胀不多，大小便正常，舌红，苔白。

处方：黄芪15g，炒白芍30g，茯苓15g，当归12g，炙甘草10g，沉香曲15g，枳壳15g，莪术15g，苏木10g，半枝莲15g，鸡内金15g，白花蛇舌草20g，紫河车3g（冲服）。7剂，水煎，分两次服。

十二诊（2012年10月21日）：突发胸闷心慌，手心发热，食纳一般，舌红，苔白中剥，脉细。

处方：黄精30g，麦冬10g，五味子15g，薤白12g，炒白芍15g，瓜蒌皮15g，柴胡6g，丹参30g，赤芍15g，广金钱30g，海螵蛸30g，枳壳15g，海金沙（包）15g，法内金15g，甘松12g，玄参10g。7剂，水煎，分两次服。

十二诊（2012年10月28日）：胸闷缓解，右肋及脐周胀满，食纳一般，舌红，苔少中剥，脉细。

处方：蒲公英30g，党参10g，南沙参15g，北沙参15g，麦冬10g，五味子10g，炒白芍15g，炒白术10g，防风9g，陈皮10g，茯苓15g，海金沙（包）15g，虎杖15g，小茴香9g。7剂，水煎，分两次服。

十三诊（2012年11月4日）：胀满缓解，时有嗳气，食纳一般，舌红，苔少中剥，脉细。

处方：蒲公英30g，黄精30g，党参10g，南沙参15g，北沙参15g，五味子9g，麦冬15g，茯苓15g，炙甘草10g，黄连3g，吴茱萸6g，鸡内金15g，莱菔子15g，丹参20g，甘松12g。7剂，水煎，分两次服。

十四诊（2012年11月11日）：胀满缓解，胃纳好转，嗳气仍有，舌红，苔少中剥，脉细。

处方：蒲公英30g，黄精30g，党参10g，南沙参15g，北沙参15g，麦冬

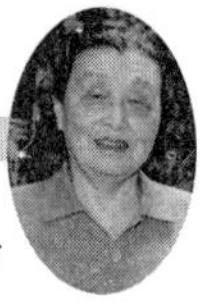

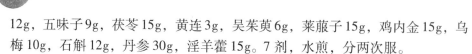

12g，五味子9g，茯苓15g，黄连3g，吴茱萸6g，莱菔子15g，鸡内金15g，乌梅10g，石斛12g，丹参30g，淫羊藿15g。7剂，水煎，分两次服。

十五诊（2012年11月18日）：胃纳可，嗳气缓，舌红，苔薄中少剥，脉细。

处方：蒲公英30g，黄精30g，党参10g，麦冬10g，五味子6g，炒白术6g，陈皮9g，玉竹10g，生地黄15g，山药30g，茯苓15g，炒谷芽15g，炒麦芽15g，神曲15g，丹参30g，川牛膝12g，石斛12g，淫羊藿15g。7剂，水煎，分两次服。

十六诊（2012年11月25日）：诸症缓解，舌红，苔薄、中剥已不明显，脉细。

处方：蒲公英30g，党参10g，南沙参15g，北沙参15g，麦冬12g，五味子6g，炙甘草10g，黄连3g，吴茱萸6g，乌梅10g，茯苓15g，鸡内金15g，莱菔子15g，丹参30g，淫羊藿20g。14剂，水煎，分两次服。

十七诊（2012年12月9日）：诸症稳定，舌红，苔薄，脉细。

处方：蒲公英30g，黄精30g，党参10g，南沙参15g，南沙参15g，麦冬12g，五味子6g，炙甘草10g，黄连3g，吴茱萸6g，乌梅10g，茯苓15g，鸡内金15g，莱菔子15g，丹参30g，淫羊藿20g。7剂，水煎，分两次服。

十八诊（2012年12月23日）：诸症可，舌脉如前。

上方加紫河车（冲服）3g，继进14剂，服法同前。

十八诊（2012年1月6日）：诸症可，胸胁偶有窜痛，舌红，苔白，脉细。

处方：黄芪20g，党参10g，麦冬12g，五味子6g，炙甘草10g，黄连3g，吴茱萸6g，苏木10g，当归15g，法内金15g，莱菔子15g，丝瓜络15g，丹参30g，淫羊藿30g，紫河车（冲服）3g，服30剂，服法同前。

十九诊（2012年2月22日）：诸症可，舌红，苔薄，脉细。

上方加减服月余后，复查胃镜示：慢性浅表性胃炎，病理：炎症（+）。

按：本案为肝郁脾虚之症，肝气上犯于胃，脾虚湿困于下，又兼有胃阴不足、心胆气虚之症。初期先调肝脾以固中州，中期心胆之症突发，辨证而治，此后养心肝肾之阴，平调诸脏腑之不足，固本缓图，药证相符，故而获效。

急性肠梗阻

急性肠梗阻是由于种种原因引起的肠道内容物通过障碍的一组疾病。肠梗阻可造成肠道局部或功能性改变，甚至可引起全身性病理、生理变化，严重者常危及生命；常发生在肠道内阻塞或肠外压迫，或手术后、外伤后造成肠管运动障碍而引起的麻痹和痉挛，或血栓栓塞引起肠运动功能障碍，属中医“便秘”“肠结”“走哺”“腑实证”等范畴。

一、病因病机

（一）中医学对肠梗阻的认识

古代医籍对本病的记载较多，便秘仅是一种症状，可分寒、热、冷、虚4种，但不包括肠梗阻的全部病机。中医急诊学称之“肠结”，又称“关格”，张仲景在《伤寒论》中正式作为病名提出，并认为关格是以小便不通和呕吐为主症的疾病。古代曾把大便不通兼呕吐亦称之关格，《中医名词术语选释》解释为“格”是格拒，“关”是关闭；上见吐逆叫“格”，下见二便不通叫“关”。在上由于三焦之气不流通，寒遏胸中，饮食不下，故格拒；在下由于热结下焦，津液干涸，气化障碍，故关闭。《诸病源候论》指出：“大便不通，谓之‘内关’；小便不通，谓之‘外格’；二便不通，为关格也。”所以肠结可以看成“阳结”和“阴结”。“阳结”即“热结”，指邪热入胃，大便燥结的阳明腑实证，“阴结”指脾肾虚寒所致的大便秘结。阳明腑实证主要症状有腹痛拒按，大便闭，发热甚则谵语，脉沉实有力。这是因热盛津伤、热结胃肠所致，属实热里证。走哺是指呕吐伴有大小便不通为主症的一类疾病。往往先有大便不通，而后出现呕吐，呕吐物可以是胃内的饮食痰涎，也可带有胆汁，常伴有腹痛，最后出现小便不通，类似于关格。但走哺属于实热证，病位在肠，与关格有本质的区别。《医界辨证·关格》说：“走哺，由下大便不通，浊气上冲，而饮食不得入；关格由上下阴阳之气倒置，上下不得入，下不得出。”故急性肠梗阻应根据便秘、肠结、走哺之阳明腑实证的不同而辨证论治，不可见大便秘结而单用大承气汤。

中医学认为肠梗阻的主要症状为痛、胀、吐、闭，病位在大、小肠，最后造成气、血、湿、热蕴结，灼炼水液，气血运行受阻而变生他症。小肠的

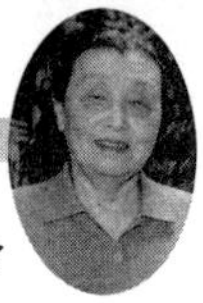

功能是受盛、化物和泌别清浊。《素问·灵兰秘典论》云："小肠者，受盛之官，化物出焉。"大肠具有传导作用。唐宗海在《医经精义·脏腑之官》说："大肠之所以能传导者，以其为肺之腑。肺气下达，故能传导。"大肠的传导作用亦与肾的气化功能有关，故有"肾主二便"之说。肠梗阻虽病位在大、小肠，但与肺、胃、肾三脏的关系非常密切。大、小肠和胃皆属于六腑，《灵枢·本脏》云："六腑者，所以化水谷而行津液者也。"由于六腑传化水谷，需要不断地受纳、消化、传导和排泄，虚实交替，宜通而不宜滞，故《素问·五脏别论》有"胃实而肠虚，肠实而胃虚"的论述，后世有"六腑以通为用"和"腑病以通为补"之说法。对于肠梗阻而言，若处理不当或迁延日久，最终可造成肠腑水、湿、浊、血、瘀、毒蕴结，导致气机逆乱的变证。诸多因素影响于肺，致肺失肃降，肺气上逆而喘满不得平卧；胃失和降，胃气上逆发为恶心、呕吐、嗳气、呃逆、胀痛、痞满；肾失气化，无力推动阻隔在肠道的久蕴湿热毒瘀，化燥粪便内结，肠液枯涸，气血相搏，最终造成肠络受损，肠管坏死而危及生命。

（二）现代医学对肠梗阻的认识

现代医学认为，肠管的局部变化可表现为3种类型：①肠蠕动的增加引起肠绞痛，长期不能解除而转为蠕动逐渐减弱，甚至消失出现麻痹。②肠管膨胀，因肠内气体和液体积聚所致。③肠壁充血水肿，通透性增加，使肠壁血流阻断而加重。这是由于肠梗阻引起体液和电解质丢失，使水电解质与酸碱平衡失调，从而加重肠梗阻，使肠容物瘀积、细菌迅速繁殖，产生多种毒素，而致腹膜炎和毒血症，甚至发生休克、肠坏死、穿孔等并发症。

二、辨证论治

急性肠梗阻主要表现为日晡时发潮热，手足濈然汗出，脐腹部胀满疼痛，大便秘结，或热结旁流，腹中频转矢气，甚则出现神昏谵语、惊痫、喘冒不得安卧等危象，舌苔多黄燥厚腻、边尖起刺，甚者焦黑燥裂，脉象多沉迟而实，或滑数。

X线检查早期多无变化，4～6小时即显示肠腔内气体，多数可见液平面及凸出的气胀肠袢。

下法是阳明腑实证的主要治则，目的是泻下肠胃燥实。需要注意的是要掌握时机，过早则阳邪内陷，必致阴津内竭，造成危象。徐志瑛教授根据病情轻重、病势缓急运用大、小、调胃三承气汤。

1. 大承气汤证

日晡潮热，谵语，烦躁，腹部胀满坚硬，疼痛拒按，甚至喘冒不得卧，腹中矢气频转，大便秘结，或热结旁流，舌苔老黄，甚则焦燥起刺，脉沉实或迟滑，燥屎内结，痞、满、燥、实四症俱备。若不急下，则阳邪亢极，阴津立竭，宜大承气汤峻下之。

2. 小承气汤证

无大便或大便硬，谵语潮热，心烦，腹部胀满而坚硬，疼痛较轻，脉实或滑疾，舌苔黄垢，为邪滞内阻，气机不运，燥实征象稍轻，宜小承气汤和之。

3. 调胃承气汤证

邪热初传阳明，肠中燥热，胃气不和，腑实未甚，或误用汗下，津液亏耗，以致肠中干燥，腹部胀满，大便不下，或热结旁流，蒸蒸发热，心烦，甚则谵语，可用调胃承气汤微和胃气。

除了承气汤苦寒泻下外，徐志瑛教授还根据寒、热、虚、实的不同，设立大黄附子汤温里泻下、麻子仁丸养阴润下、厚朴三物汤理气通下及蜜煎导等诸法。

4. 加减要点

因三承气汤有它特定的证候群，而临床往往变化多端，特别是当病情发展到晚期出现肠梗阻，如手术后、外伤后、老年体弱等，由于气血大伤，阴阳失衡，水液内停，阳气不振，血行凝滞，既可从寒而化，也可从热而化，最后造成气机逆乱。这时肠道乃气、水、血互结，表现为错综复杂的变证，故不能用承气汤解决，如果误下，必伤正气，可发生亡阴和亡阳、癃闭和关格，进入营血变证，也就是现代医学讲的休克、脑衰、肾衰、呼衰、DIC 等变化，所以这类病例必须辨别寒、热、虚、瘀。寒化时必温煦肾阳，振奋脾阳，行气化液，使水液得阳则开，清气上升，浊气下降，腑气则通。瘀滞脉络时，往往郁而化热，加重血瘀，气无所依附，无力推动血行，所以必重用活血祛瘀之药，使血动气行，热祛津存，腑气得通。热毒内盛必伤津液，致肠道干燥，粪便无液推动，故需清热解毒以除热，增液行舟以润燥，以使肠胃清之。上述情况都伴有虚的存在，扶正祛邪不可少，故可用桃红承气汤、增液承气汤、大黄附子汤、厚朴三物汤、麻子仁丸、三物白散等加减变化。

三、临床治验

案 1

舒某，男，66 岁，干部。初诊日期：2004 年 5 月 24 日。

因中、上腹胀满不适两个月，疑“胰头癌伴阻塞性黄疸”于 2004 年 3 月 20 日收入院。入院后于 3 月 27 日行肿瘤切除术。术后诊断：胰头部中－低分

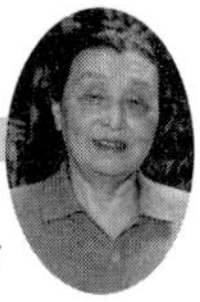

化腺癌（病理号 200401811）。5 月 24 日突感腹胀腹痛难忍，伴便秘、发热、气粗、恶心、纳呆，同时神智不清，面红如赤，气促，四肢厥冷，腹胀如鼓，坚硬拒按，大便 5 日未解，5 天前曾解 1 次血浆样便，量少。查体 T 39.5℃，P 100 次/分钟，R 25 次/分钟，BP 128/68mmHg，肠鸣音亢进。

中医诊断：肠结（热结），积聚。

西医诊断：胰头癌术后伴肠梗阻。

辨证：此乃气营两燔，腑气已实；又因术后元气大伤，瘀热内结，阴液亦亏，故舌质淡，苔白中稍厚干，脉滑数。

治则：因痞、满、燥、实俱存，以大承气汤为主攻下热结，行气消痞，凉血透营转气。

处方：枳壳 30g，生大黄 12g，川厚朴 12g，桂枝 6g，丹皮 15g，生白术 9g，绿萼梅 9g，广郁金 12g，佛手片 15g，生薏苡仁 30g，白花蛇舌草 30g，茯苓 30g，鲜石斛 30g。水煎，连服 2 剂；另芒硝 250，纱布包外敷腹部。

3 小时后开始排便，先干后溏，色褐绿带血，恶臭，当晚解大便 8 次。

二诊（2004 年 5 月 26 日）：腹痛除，腹胀缓解，恶心除，仍口干舌燥，面红，尺肤发热，体温 38.0℃，舌淡红，苔白糙干，脉滑数。此乃热毒未净，气阴亏虚未复，津液亦亏。治仍当攻下热结加清热利胆和胃兼顾阴液，去通阳化燥之桂枝。

处方：青蒿 40g，炒黄芩 20g，生枳壳 30g，生大黄 12g，川厚朴 12g，姜半夏 12g，丹皮 15g，生白术 9g，广郁金 12g，绿萼梅 9g，白花蛇舌草 30g，生薏苡仁 30g，鲜芦根 30g，石斛 12g。2 剂，水煎，分两次服。

三诊（2004 年 5 月 28 日）：腹胀除，大便稀，1 日 2 次。体温 37.7℃以下，精神软弱。此时腑气已通，热势已下，正气未复，阴液尚亏。上方生大黄改制大黄，减少攻下力量。

处方：青蒿 40g，炒黄芩 20g，金钱草 20g，枳壳 30g，姜半夏 12g，川厚朴 12g，制大黄 9g，丹皮 15g，生白术 9g，广郁金 12g，银柴胡 9g，白花蛇舌草 30g，生薏苡仁 30g，鲜芦根 30g，石斛 12g。7 剂，水煎，分两次服。

7 剂后纳佳，便畅，热减，继续中药调理。

按：患者因胰腺癌入院，证属“积聚”“癥瘕”“癖块”“脏毒”等范畴。此乃湿、热、毒等郁滞，积蕴于脾而致。因手术使元气大伤，无力推动气血运行，气机阻滞使积滞停聚，邪热与积滞互相搏结，郁而化热，灼伤大肠津液，无力传导而成阳明腑实证，当急下存阴之法。但患者手术元气大伤，气血大亏，津液挫伤，虽以阳明腑实为主要表现，但却出现发热肢冷，舌质淡，有气机逆乱之变。气阳不能依附，故在承气汤中加用桂枝以通阳，使阴凝之浊得阳则开。引起痞、满、燥、实者，无不与全身气行受阻、气血不畅有关，故重用枳壳行气，使气行痞消，气畅满除。所现神智不清，面红如赤，表明病在腑实基础上开始入营血，故重用丹皮凉血，使营血之热外达气卫，透邪外出，三药与生大黄合用，“一宣，一透，一行，一推”。患者虽具痞、满、燥、实之证，但因元气大伤，正气已虚，若用芒硝峻下恐使正气更伤，故芒硝口服改为外敷腹部，此乃古方新用之意。诸药合用，使全身阴阳协调，营血得凉，气机顺畅，腑气得通。2剂后便通，腹痛、腹胀除，热退，口干、神昏缓。之后根据辨证论治原则，增清热利胆和胃兼顾阴液之法继续调治，诸症得解。

案2

陈某，女，82岁，退休。初诊日期：2000年9月11日。

因急性阑尾炎穿孔、急性肠梗阻入院。患者高龄，不愿行手术治疗，已用抗生素治疗1周，诸症未见好转，故求中药治疗。症见发热，呼吸紧促，恶心，呕吐清水，脘腹胀痛，呻吟不止，不能平卧，大便4天未行，舌质绛红，苔光无津，脉弦滑数。体检：T 38.5℃，R 28次/分钟，HR 115次/分钟，BP 146/90mmHg，痛苦貌，腹膨胀，右下腹压痛明显，并可触及5.5cm×7.5cm肿块；血WBC 1.2×10^9/L，N 0.82。

中医诊断：肠结（气阴两亏），肠痈。

西医诊断：急性阑尾炎穿孔伴急性肠梗阻。

辨证：热毒内盛，气阴受损，津液枯竭，无力传化。

治法：清热解毒，增液行舟，佐以祛瘀软坚。

处方：增液承气汤加减。制大黄15g，生地黄15g，枳壳20g，厚朴12g，麦冬20g，玄参12g，石斛12g，皂角刺12g，败酱草30g，紫花地丁30g，薏苡仁30g，大血藤30g，炒黄芩30g，川芎15g，茯苓15g。3剂，水煎，分两次服。

二诊（2000年9月13日）：3天后大便下，热势降，恶心呕吐除，腹胀缓，能进流食，按之腹软，肿块缩小一半，舌质红，苔光有津，脉滑弦。此为热毒初解，余邪未清。治以清热养阴，涤痰软坚，佐以祛瘀。

上方去制大黄、厚朴、黄芩，加炙炮甲12g，白芥子12g，白术9g。7剂，水煎，分两次服。

三诊（2000年9月20日）：7天后大便每日1次，热势已除，腹软，右下腹压痛已消，肿块未触及，纳食正常，舌质淡红，苔薄白，脉缓。阴液已复，湿浊未尽，气血欠充。治以清热化浊软坚除其标，益气养血固其本。

处方：太子参20g，淮山药30g，茯苓15g，白术9g，败酱草30g，紫花地

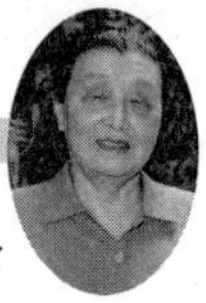

丁30g，薏苡仁30g，大血藤30g，川芎15g，绿萼梅9g，佛手12g，炙炮甲12g，白芥子12g，石斛12g，皂角刺12g。15剂，水煎，分两次服。

调理15天，随访2年未复发。

按：此例为高龄患者，初观其病，热、吐、痛、闭、燥、满俱备，似为阳明腑实证。然观其病证，推其病因，乃热毒瘀结，血败肉腐，郁久化热，灼伤阴液，肠燥屎结而为病，故治当清热解毒、增液行舟为先。正如薛生白所言："阴液不竭，其人不死；存得一分津液，便有一分生机。"故以增液承气汤加减，"承接未亡之阴气于一线"。二诊时燥屎已除，热毒初解，故停用大黄、厚朴，以防下之太过，耗气伤阴。待热毒渐消，气阴渐复，则推陈致新，邪祛正安矣。

案3

汤某，男，40岁。初诊日期：2003年7月9日。

患者4天前因被挖掘机挤压伤并从高处坠落而入院。诊为外伤性脾破裂，胰尾损伤，乙状结肠撕裂伤；后腹膜血肿，腰椎、骨盆骨折，肋骨骨折；创伤性湿肺。3天前出现腹部胀气，肠鸣音减弱，采用针灸、肛门排气、胃肠减压及中药大承气汤加生大黄粉冲服3天无效。症见腹胀明显，烦躁，发热，舌紫暗，苔白，脉弦滑。体检：T 38.0℃，P 20次/分钟，HR 100次/分钟，BP 130/70mmHg，腹胀满、稍压痛，叩诊呈鼓音，两肺可闻及湿啰音；血WBC 1.53×10^9/L，N 0.76，HGB 85g/L。B超：腹腔内少量积液，脾窝积液，双侧胸腔少量积液，腹腔大量积气。

中医诊断：肠结（气滞血瘀）。

西医诊断：急性肠梗阻。

辨证：外伤后恶血内留，血瘀气滞；又瘀而化热，灼耗肠中津液；伤后气随血脱，气虚则大肠传导无力，则大便干结。

治则：清热解毒，活血泻下，行气扶正。

处方：桃核承气汤加减。桃仁12g，红花12g，枳壳15g，厚朴12g，制大黄20g，桂枝6g，人参叶15g，薏苡仁30g，鸡内金15g，绿萼梅9g，沉香曲12g，白蔻仁9g，砂仁9g，青蒿30g，败酱草30g，紫花地丁30g，蒲公英30g。每日1剂，水煎取汁于胃管内注入。

二诊（2003年7月10日）：次日下午肛门排出大量气体，并解黄色稀便1次，腹胀痛明显缓解，但低热未除，头痛晕。

上方去砂仁、白蔻仁、人参叶、鸡内金、沉香曲，加炒黄芩30g，佛手12g，白花蛇舌草30g，大血藤30g，以增清热解毒之力。7剂，水煎，分两次服。6天后诸症尽除。

按：此案为严重外伤后，虽有痞、闭、胀、痛、热、瘀等表现，已成腑实之证，然并不完全具备大承气汤痞、满、燥、实四大主症，故以大承气汤攻之未效。患者有外伤史，又有舌质紫暗等气滞血瘀之象，推其病因，乃外伤后恶血内留，血瘀气滞。气机郁滞，腑气不通，大肠传导失司，推陈无力；又瘀而化热，灼耗肠中津液，则大便干结更甚；伤后气随血脱，气虚则大肠传导无力。《素问·缪刺论》云："人有所坠，恶血留内，腹中满胀，不得前后，先饮利约。"故治以活血泻下、清热解毒、行气扶正为法，药用桃核承气汤加减，另配绿萼梅、砂仁、白蔻仁、沉香曲行气而不伤阴；人参叶、薏苡仁、鸡内金健脾益气而不呆滞；佐以败酱草、白花蛇舌草等清热解毒之剂。诸药同用，气行血动，热祛津存，腑气自通矣。

案4

周某，女，62岁，退休工人。初诊日期：2000年4月9日。

患者因上腹部疼痛加剧2天伴恶心呕吐入院。4月6日行经内镜逆行性胰胆管取石术，当晚出现腹痛难忍，诊断为反流性胰腺炎。有胆石症、胆囊息肉史2年。症见痛苦面容，恶心欲吐，脘腹胁肋部剧痛、拒按，口苦且干，体热不解，大便3天未行，小便少，舌质红，苔边白中少，脉滑。血WBC 1.35×10^9/L，N 92%；血清淀粉酶（AMY）900U/L，尿淀粉酶（AMY）1000U/L，经抗感染治疗3天未缓。

中医诊断：肠结（湿热蕴结）。

西医诊断：反流性胰腺炎，急性肠梗阻。

辨证：湿热久蕴，煎熬胆汁，聚而成石，胆腑通降受阻，不通则痛。又因行经内镜逆行胰胆管取石术，使胆汁反流与湿浊相搏，郁而化热，肠中津液始耗，致使燥屎内结而为病。

治则：清热泻火，和胃通腑，宣通气机。

处方：小承气汤加减。制大黄15g，枳实20g，白毛藤30g，青蒿30g，炒黄芩15g，鸡内金15g，银柴胡12g，佛手片12g，制香附12g，炒白芍12g，炒薏苡仁12g，焦山楂30g，鲜石斛30g，白花蛇舌草30g，生甘草6g。3剂，水煎，分两次服。

二诊（2000年4月12日）：3天后低热已解，恶心除，腹痛缓，大便下、量少且干，舌质红，苔白稍厚，脉细弦。热势已减，湿浊未除，腑气未畅。

上方去青蒿、银柴胡，枳壳改为15g，制大黄改为12g。水煎，分两次服。

半月后诸症俱缓。

按：此案乃湿浊长期瘀阻肝胆，致肝失疏泄；又湿瘀化热，熏蒸胆腑，煎熬胆汁，而成砂结石；阻于肝胆，气机郁滞，时起时伏，则肝肾阴亏，肠

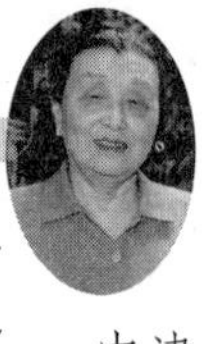

中津液受损，而成热、痛、胀、闭、燥、虚之象。由于里热不甚，痞实未成，故以小承气汤合清热泻火、疏肝利胆之剂治之，使初成之燥屎除而诸症得缓。

案5

朱某，女，82岁，退休。初诊日期：1999年7月9日。

患者1月前患急性肠梗阻，经治好转出院。近1周大便不通，伴呕吐黄色液体，考虑其年老体弱故先以中药治之。症见恶心呕吐，大便不通，腹胀痛，无发热，舌质淡红，苔薄白，脉细弦。查体：体温正常，呼吸平稳，全腹平软，无压痛及反跳痛，未及包块。

中医诊断：肠结（脾胃虚弱）。

西医：急性肠梗阻。

辨证：脾胃虚弱，运化失司，湿浊内蕴，热结伤津。

治则：和胃降逆，清热润肠。

处方：左金丸合调胃承气汤加减。黄连6g，吴茱萸2g，姜半夏12g，制大黄15g，芒硝（冲服）10g，姜竹茹12g，茯苓12g，佛手12g，太子参12g，甘草9g，大血藤20g，薏苡仁30g。3剂，水煎，日1剂，分两次服。

二诊（1999年7月12日）：呕吐止，余无不适，解大量水样便约1000mL。

处方：调胃承气汤加香砂六君子汤加减。制大黄10g，芒硝5g（冲服），甘草10g，太子参15g，姜半夏12g，茯苓15g，鸡内金15g，砂仁9g，白蔻仁9g，生白术9g，青皮9g，陈皮9g，佛手片12g，生薏苡仁30g，大血藤20g。15剂，水煎，分两次服。

药后纳食及排便如常，继以参苓白术散加减调理1月。

按：该患者年届耄耋，脾胃已衰，运化失常，湿浊内蕴，热结伤津，胃气上逆，推陈失司，故见痛、吐、胀、闭之象。此乃正虚邪实，虽有燥屎亦不可用攻下，而仅以调胃承气汤轻泻，同时配合左金丸辛开苦降，和胃降逆，使湿浊随泻下而祛。待邪渐去，则审因诊治，以香砂六君子丸、参苓白术散等益气健脾，以固其本。

总之，肠梗阻属中医的腑实证，但由于病因不同，发生的年龄、损伤的程度不同，不可一味地用大承气汤。根据历代医家记载，承气汤的化载有28张方之多，临床需根据病情酌情使用。

黑　疸

黑疸系黄疸之一，多由黄疸转变而来，因皮肤色泽黄中显黑、晦暗如煤渣而得名。黑疸最早见于《金匮要略·黄疸》，云："酒疸下之，久久为黑疸，目青面黑，心中如啖蒜薤状，大便正黑，皮肤爪甲不仁，其脉浮弱。"症见面色黑，胃脘胀满不适，皮肤爪甲不润，黑便。《张氏医通》曰："黄疸证中，惟黑疸最剧……土败水崩之兆。"由黄疸转为黑疸，病程日久，病情危重，治疗难度大。黑疸相当于现代医学的慢性迁延性肝炎或肝硬化腹水。

一、病因病机

黑疸者乃湿邪疫毒长期蕴结脾胃，熏蒸阻滞肝胆而成。因劳倦内伤，使肝失疏泄条达，胃失受纳，脾失运化，水液输布不畅，气血生化不足，湿蕴液滞，阻于中焦，使气机不畅，血行滞缓，入血瘀于肝。胆汁不循常道，外溢肌肤，上熏于目，下输膀胱。经治疗，往往苦寒清热太过，寒损及阳，且随病情进展，机体防御能力低下，病位由肝、脾及肾。

二、辨证论治

黑疸主要表现为面色黧黑，皮肤灰黑，畏寒，肌肤触之冰冷，脘腹胀满，下肢浮肿，齿衄，鼻衄，舌暗红，苔薄白或白，脉涩或弦滑。

肾气耗伤，夹瘀血内郁，不能濡润，故面色黧黑，皮肤灰黑；阳虚被遏，不能温煦脏腑，外达四肢，则畏寒，肌肤触之冰冷；肾虚气化失司，脾虚水湿不能输布，水湿代谢失常，可见脘腹胀满，下肢浮肿；瘀血日久，不循常道，血溢脉外，故见齿衄，鼻衄。

黑疸与女劳疸不同，女劳即房劳，虽有颜面发黑现象，但为劳房伤肾，纯属虚证。如《苍生司命》曰："女劳疸，乃肾虚而成大不足之症，不可作湿热有余治之。"

黑疸由湿热久治不愈而来，属虚实夹杂之症，治疗上待邪祛，方可扶助正气。徐志瑛教授治疗黑疸效果明显。

三、临床治验

王某，男，48 岁，农民。初诊日期：2003 年 11 月 18 日。

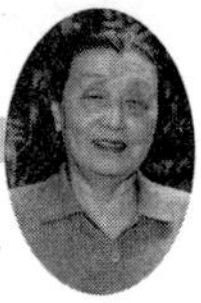

因反复右上腹胀满、纳差乏力、目黄尿黄3年前来就诊。患者于2002年1月劳累后自觉右上腹胀满不适，纳差，乏力，便溏，目黄，尿黄，在某医院住院治疗。化验示：TBIL 47.1μmol/L，DBIL 24.7μmol/L，ALT 730IU/L，AST 548IU/L，HBS－Ag（＋），HBE－Ab（＋），HBC－Ab（＋），诊为：慢性乙肝急性发作。予甘利欣等护肝退黄治疗，好转出院。1年后因病情加重，伴齿龈出血或鼻中带血，再次住院，经治无明显好转。出院后于2003年3月转入另一家医院治疗，用甘利欣、阿拓莫兰、门冬氨酸钾镁、白蛋白、速尿等，症状好转后出院，诊为：慢性乙型病毒性肝炎，肝炎后肝硬化失代偿，脾亢。此后症状反复发作，时有双下肢浮肿及齿龈出血，于2003年5月和11月又住院治疗，予护肝退黄、止血利尿及支持治疗，症状好转后出院，肝功能一直未恢复正常。

症见面色黧黑，目黄，皮肤灰黑，腹膨大，尿黄，腹胀便溏，形寒乏力，肌肤触之冰冷，舌质暗红，苔薄白，脉细沉。肝功能：TBIL 115.7μmol/L，DBIL 44.4μmol/L，ALT 156IU/L，AST 175IU/L，ALP 196IU/L，A/G 0.93∶1。B超：肝弥漫性病变（肝硬化），脾肿大，腹腔积液。

中医诊断：黑疸（湿热内蕴）。

西医诊断：慢性乙型病毒性肝炎，肝炎后肝硬化失代偿，脾亢。

辨证：阳虚被遏，气机不畅，肝胆失疏（此为第一阶段）。

治则：通阳补肾，利胆退黄。

处方：淡附子6g，桂枝9g，茵陈30g，垂盆草30g，半枝莲15g，柴胡12g，白芍12g，香附12g，生白术12g，猪苓15g，茯苓15g，佛手片12g，薏苡仁30g，白花蛇舌草30g，淫羊藿12g。14剂，每日1剂，水煎，分两次服。

二诊（2003年12月22日）：肢体转温，畏寒好转，食后仍胀。

处方：淡附子6g，桂枝9g，茵陈30g，垂盆草30g，半枝莲15g，柴胡12g，白芍12g，香附12g，生白术12g，猪苓15g，茯苓15g，佛手片12g，薏苡仁30g，白花蛇舌草30g，淫羊藿12g，枳壳30g。14剂，每日1剂，水煎，分两次服。

三诊（2004年1月5日）：面色黧黑稍退，腹胀便溏减，形寒肢冷好转。肝功能复查：TBIL 51.9μmol/L，DBIL 20.9μmol/L，ALT 77IU/L，AST 123IU/L，A/G 0.98∶1。肝功能各项指标较初诊均有好转，证实宣通阳气而辅助肾阳，推动气机取得一定效果，阳气渐复。治疗转入第二阶段，治以活血化瘀，疏肝健脾，利胆退黄，使肝脏进一步恢复其生理功能。

处方：茵陈30g，垂盆草30g，半枝莲15g，柴胡12g，白芍12g，香附12g，生白术12g，猪苓15g，茯苓15g，佛手片12g，薏苡仁30g，白花蛇舌草

30g，淫羊藿 12g，枳壳 30g，石见穿 15g，山慈菇 12g，鬼见羽 12g，鳖甲 12g。14 剂，每日 1 剂，水煎，分两次服。

四诊（2004 年 1 月 19 日）：少量鼻衄，余无变化。

处方：茵陈 30g，垂盆草 30g，半枝莲 15g，柴胡 12g，白芍 12g，香附 12g，生白术 12g，猪苓 15g，茯苓 15g，佛手片 12g，薏苡仁 30g，白花蛇舌草 30g，淫羊藿 12g，枳壳 30g，石见穿 15g，山慈菇 12g，五灵脂 30g，鳖甲 12g。14 剂，每日 1 剂，水煎，分两次服。

五诊（2004 年 2 月 2 日）：诸症稳定，肝功能示：TBIL、DBIL 恢复正常，ALT 59IU/L，AST 83IU/L，A/G 1.3∶1。治疗进入第三阶段，治以扶助正气，巩固治疗。

处方：党参 12g，黄芪 12g，生白术 12g，茯苓 12g，茵陈 20g，垂盆草 20g，柴胡 12g，白芍 12g，枳壳 20g，香附 12g，鳖甲 12g，生薏苡仁 15g，炒薏苡仁 15g，五灵脂 15g，石见穿 15g。

前后治疗 3 个月，自觉无明显不适，肝功能正常，A/G 1.5∶1。因病情较重，继续随访，巩固治疗。

按：黑疸实属黄疸转化演变而来，也属阴黄，此例实为少见。第一阶段的主要矛盾是阳虚被遏，气机不畅，肝胆失疏，故治以通阳补肾，利胆退黄。服药 1 月，肝功能各项指标均有好转，证实宣通阳气而辅助肾阳，推动气机取得一定效果，阳气渐复。第二阶段的主要矛盾是湿蕴液滞，气机不畅，血行滞缓，血瘀于肝，胆汁不循常道。治以活血化瘀，软坚散结，利胆退黄，使肝脏进一步恢复其生理功能。第三阶段为恢复期，治以扶助正气以巩固治疗。如此治疗 3 个月，取得明显效果。

慢性肝病——肝硬化

肝硬化为现代病名，由慢性肝病发展而来。我国为肝炎高发地区，肝病严重危害着国民的身心健康，肝病发展到肝硬化晚期，治疗更为棘手，至今尚无根治的方法及药物。其属于中医“胁痛”“黄疸”“鼓胀”等范畴。虽病位在肝，但与脾胃有着密不可分的关系。

一、病因病机

徐志瑛教授认为，饮食劳伤累及脾胃，影响胃的腐熟、脾的运化和升清

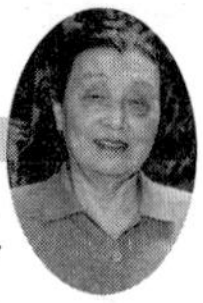

降浊功能，而致中焦壅塞。“土壅木郁”，脾病侮肝，气机不畅，影响肝气的疏泄条达，两脏之病互为因果。湿邪使脾胃之气更虚，内外之湿相搏，湿毒缠绵难除，郁而化热，则加重肝阴耗损。瘀血内停，湿浊与瘀血交结，阻于肝络，进而形成气、血、水、瘀互结的癥瘕积聚、鼓胀之病。李东垣曰：“脾胃内伤，百病由生。”“脾胃一伤，五乱并作。”说明脾胃功能的强弱影响其他脏腑的病变，是肝硬化的病理根本。

二、辨证施治

肝硬化临床常见纳差、胁痛、乏力、便溏、口苦、舌苔厚腻，除辨证分肝气郁结、脾虚湿困、肝郁血瘀、肝阴不足外，徐志瑛教授认为肝硬化晚期病情错综复杂，单一方法治疗往往难以奏效，需诸法合用，并应注意以下两点。

1. 实脾是肝病转归的关键

从肝病的发病及演变过程看，徐志瑛教授认为，湿邪是转为慢性肝病的主要因素，脾虚是关键。张仲景在《金匮要略》中将“见肝之病，知肝传脾，当先实脾”者列为“上工”，可见，实脾在肝病治疗中的重要地位。所谓实脾，是运用健脾助运的方药调理脾脏，使脾气旺盛。一则杜绝病邪的侵袭，使“脾旺四季不受邪”．“正气存内，邪不可干”。二则补养肝体，使正胜邪退。

徐志瑛教授认为，慢性肝病患者因多数医家叠进苦寒之剂，使其脾胃损伤，加之疾病本身脾胃症状明显，故治疗时首先要顾及脾胃。只有脾胃功能恢复，才能行使运化功能，发挥脾之散精作用，才能使机体抗病能力和免疫功能得到增强，从而使疾病向痊愈转归，正所谓“健脾可磨积”，“脾健积自消”。《金匮要略》中的枳术汤主治“心下坚，大如盘，边如旋盘，水饮所作”。此方由枳实、白术两味组成，其中枳实用量倍于白术，意在行气消痞为主，切中肝硬化腹水的病机。徐志瑛教授应用枳术汤加味治疗肝硬化低蛋白血症和腹水，效果显著。方中枳实改为生枳壳，用量为30g，起行气消滞，升提清气，下降浊气，恢复中焦气机运行之目的；白术健脾利水，具有气行液走、气复血行、改善肝的疏泄条达作用。

2. 阶段辨证、分证施治是软坚活血的基础

肝硬化临床上多分为活动期和静止期两期。活动期患者往往存在肝功能异常，症见黄疸、腹水、低蛋白、舌红苔腻等。该期患者湿热内盛明显，徐志瑛教授常在枳术汤基础上加五苓散、茵陈蒿汤、白毛藤、白花蛇舌草、垂盆草等，以清热祛湿，退黄利水（软肝一号）。静止期患者病情已趋稳定，肝功能基本正常，自觉症状不明显，但往往阴虚血瘀明显。根据肝体阴而用阳、肝阴易暗耗的特点，徐志瑛教授多在枳术汤基础上加石斛、二至丸、枸杞子、淡竹叶、石见穿、山慈菇、鳖甲、王不留行、生薏苡仁、淮山药、茯苓、绿萼梅、川厚朴花等，以养肝软坚，健脾助运（软肝二号）。需注意的是，静止期用方选药需轻柔性平，慎用大苦大寒之品，避免败胃。疏肝之药多选用银柴胡、绿萼梅、佛手片、制香附等；软坚活血药多选用石见穿、山慈菇、鳖甲、王不留行、桃仁等。徐志瑛教授强调，肝硬化“贵在坚持”服药，即使病情稳定，也要坚持服药，可将汤剂改为丸剂，以巩固疗效。

三、临床治验

案1

袁某，男，59岁。初诊日期：2006年5月10日。

患乙型肝炎20余年，10年前诊断为肝硬化，脾功能亢进，行脾切除，术后一般情况可。2003年起出现腹胀、少尿、肢肿，在本院消化科病房住院治疗2个月，自觉症状好转，但白蛋白仍持续在25g/L左右，靠输白蛋白维持，由于病程长，患者转求中医治疗。症见面色黧黑，时有腹胀，纳可，便溏，口不干，舌质红，苔少，脉弦细。血生化检查：ALT 25IU/L，AST 50IU/L，A/G 0.63：1，TBIL 26.0μmol/L。B超：肝硬化、少量腹水。

中医诊断：鼓胀。

西医诊断：慢性乙型肝炎，肝炎后肝硬化失代偿。

辨证：脾虚湿阻，肝阴不足。

治则：健脾化湿，养阴柔肝，软坚散结。

处方：生白术12g，生枳壳30g，猪苓30g，茯苓30g，佛手片12g，大腹皮30g，女贞子9g，砂仁9g，豆蔻仁9g，绿萼梅9g，石斛12g，鲜石斛20g，鳖甲12g，山慈菇12g，王不留行12g。

服药1个月后，白蛋白稳定在30g/L左右，肝功能正常。

随诊1年，病情稳定，生活能自理。

按：肝硬化属中医“鼓胀”范畴。病史长，往往由外邪、水湿、饮食、情志等因素致肝、脾、肾三脏功能失调，造成气滞、血瘀、水聚，使肝脏的血络损伤，故又可归属中医的“阴水”范畴。此例有脾切除术史，腹腔内的瘢痕、粘连、水肿、脉络不通等，加重了水瘀互结、肝的疏泄条达失职之功能。本案发病的病因以湿浊为重，虽然现代医学认为肝硬化腹水是由于低蛋白血症引起的，治疗靠静脉补充白蛋白，然中医根据不同的病因辨证施治，治以健脾化湿、养阴柔肝、软坚散结，临床取得满意效果，这充分体现了个

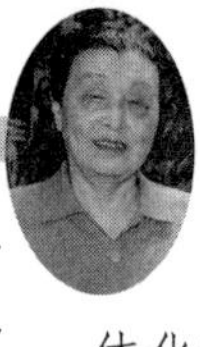

体化辨证施治的重要意义。

案2

朱某，男，48岁。初诊日期：2005年8月10日。

因发热，胸闷，气急，不能平卧，双下肢浮肿，少尿而就诊于本院。5年前有胆囊、胆管结石手术史2次。入院查体：T 38.6℃，皮肤、巩膜黄染，呼吸急促，半卧位，右肺呼吸音第五肋以下消失，左肺底呼吸音消失，左肺可闻及湿啰音，腹部膨隆，移动性浊音阳性，双下肢浮肿至膝。化验：TBIL 970.52μmol/L，ALY、AST正常，A/G 1∶1。诊断为胆汁性肝硬化失代偿期，胸腹水、腹膜炎。予白蛋白、利尿剂、抗感染等治疗半月，体温不退，38℃左右，腹水未退，故请徐志瑛教授会诊。症见寒热往来，胸闷，气急，肢肿明显，尿少，口不干，不欲饮水，目黄，身黄，舌质红，苔光，脉数。

中医诊断：鼓胀，悬饮，黄疸。

西医诊断：胆汁性肝硬化失代偿期，腹膜炎。

辨证：水湿内停胸腹，感受外邪，邪在少阳。

治则：急则治其标，逐水消肿，清解少阳。

处方：生白术12g，葶苈子12g，白芥子12g，青蒿30g，茵陈30g，柴胡12g，槟榔12g，生枳壳30g，猪苓30g，茯苓30g，泽泻30g，大腹皮30g，丹皮15g。7剂，水煎，分两次服。

服药当晚大便1次，尿量明显增多。

二诊（2005年8月17日）自觉症状好转，体温下降，尿量在2000mL以上。

处方：生白术12g，葶苈子12g，青蒿30g，茵陈30g，柴胡12g，槟榔12g，生枳壳30g，猪苓30g，茯苓30g，泽泻30g，大腹皮30g，丹皮15g，皂角刺6g，炙鳖甲12g，石见穿12g。14剂，水煎，分两次服。

三诊（2005年8月31日）药后肢肿、腹水全消，少量胸水，舌质红，苔少，脉细。体温正常，肝功能A/G 1.1∶1，TBIL 34.1μmol/L。

处方：生白术12g，茵陈30g，柴胡12g，槟榔12g，生枳壳30g，猪苓30g，茯苓30g，大腹皮30g，丹皮15g，皂角刺6g，炙鳖甲12g，石见穿12g，石斛12g，淫羊藿30g。14剂，水煎，分两次服。

两个月后肝功能正常，胸水消退。巩固治疗3个月后停药，随访半年，病情稳定。

按：肝硬化属中医“鼓胀”范畴。病史长，往往由外邪、水湿、饮食、情志等因素致肝、脾、肾三脏功能失调，造成气滞、血瘀、水聚，使肝脏的血络损伤，故又可归属中医的“阴水”范畴。但本案不同常规，有胆道两次手术史，腹腔内的瘢痕、粘连、水肿、脉络不通等，更加重了水瘀互结、肝的疏泄条达失职之功能。本案发病的病因为外邪触动而发，虽然现代医学认为肝硬化腹水是由于低蛋白血症引起的，治疗靠静脉补充白蛋白，然中医根据不同的病因辨证施治，治以清解少阳，逐水消肿，临床取得满意效果，这充分体现了个体化辨证施治的重要意义。

代谢综合征

代谢综合征是指人体的蛋白质、脂肪、碳水化合物等物质发生代谢紊乱的病理状态，是一组复杂的代谢紊乱症候群，是导致糖尿病、心、脑血管疾病的危险因素。其具有以下特点：

1. 多种代谢紊乱集于一身，包括肥胖、高血糖、高血压、血脂异常、高血黏度、高尿酸、高脂肪肝发生率和高胰岛素血症，这些代谢紊乱是心、脑血管病变以及糖尿病的病理基础。可见，糖尿病不是一个孤立的病，而是代谢综合征的组成部分之一。

2. 有共同的病理基础，目前多认为它们的共同原因就是肥胖，尤其是中心性肥胖所造成的胰岛素抵抗和高胰岛素血症。

3. 可造成多种疾病增加，如高血压、冠心病、脑卒中、甚至某些癌症，包括与性激素有关的乳腺癌、子宫内膜癌、前列腺癌，以及消化系统的胰腺癌、肝胆癌、结肠癌等。

4. 有共同的预防及治疗措施，防治一种代谢紊乱，也有利于其他代谢紊乱的防治。

一、病因病机

（一）现代医学对代谢综合征的认识

1. 肝在代谢中的作用

肝脏属消化腺，也是人体最大的代谢器官，体内许多物质的代谢过程在肝内进行，肝细胞内质网与胆汁分泌、脂类代谢、糖代谢和解毒功能有关。食物进入胃后，经肠壁消化后有 2/3 ~ 3/4 经门静脉进入肝内，经过肝的代谢，形成蛋白质、糖类、脂肪、酶、激素、维生素、电解质、胆色素等多种物质，肝是具有极强的代谢能力，影响和调节机体的代谢和生理活动。

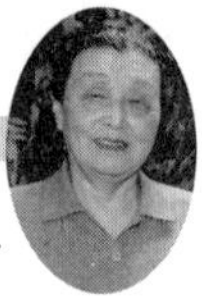

2. 代谢综合征的病因

代谢综合征病因尚未明确，目前认为是多基因和多种环境相互作用的结果，与遗传、免疫等均有密切关系。本病受多种环境因素的影响，集中表现于高脂、高碳水化合物的膳食结构，增加胰岛素抵抗发生，劳动强度低，运动量少造成代谢综合征的发生和发展。

3. 代谢综合征发病与肝的关系

肝细胞很容易受内外环境的影响而发生病变。当诸多因素引起胰岛素抵抗、胰岛素相对不足时，会使肝糖原合成和葡萄糖利用减少，而对糖异生抑制减弱，肝糖生成增多，血糖随之增高。如食入含有过多脂肪、蛋白质的食物则会加重肝脏负担，日积月累会使肝脏对脂肪生成和利用的能力下降，导致脂代谢异常而血脂升高，如脂肪在肝脏沉积，肝细胞变性则发展为脂肪肝，所以代谢综合征多伴有脂肪肝。胆固醇、脂蛋白、甘油三酯主要由肝脏参与合成和代谢，脂肪肝可为胰岛素抵抗之因。当肝细胞发生病变时，肝内酶代谢易受干扰，使酶活性发生改变，并反映在血清中多种肝酶谱的升高。许多代谢综合征伴有肝酶谱的改变，由于肝脏的生理特点，其与代谢综合征的发生发展有密切关系，治疗时应充分考虑这一关系。

（二）中医学对代谢综合征的认识

1. 肝在机体代谢中具有重要作用

中医学认为，肝是人体一个重要脏器，为五脏特使，将军之官，在生化气血、协调脏腑、抵抗外邪中起着重要作用。《血证论·脏腑病机论》曰："木之性主于疏泄，食气入胃，全赖肝木之气以疏泄之，而水谷乃化。"沈金鳌说："故一阴发生之气，起于厥阴，而一身上下，其气无所不乘，肝和则生气，发育万物，为诸脏之身化，若衰与亢，则能为诸脏之残贼。"肝气生发，性喜条达，主疏泄。人的精神、意识活动，气血的运动，饮食的消化、吸收，糟粕的排泄，津液的宣发、输布和排泄都需要肝的疏泄来调节。肝主藏血，对外周血量的调节起着主要作用。王冰注释说："肝藏血，心行之，人动则血运于诸经，人静则血归于肝。"中医所述的肝功能，与现代医学的肝具有旺盛而活跃的物质代谢能力和丰富的双重血供功能相吻合。肝与脏腑关系密切，心血的运行、气机的调畅、气血的生化、胆汁的化生等均需肝的协调才能正常进行。

2. 代谢综合征病因病机从肝探讨

代谢综合征属于内伤杂病，病因病机较为复杂。

（1）饮食结构

许多代谢综合征患者有嗜饮暴食、过食油腻的陋习。《素问·经脉别论》

曰："食气入胃，散精于肝，淫气于筋。"饮食结构不合理，致酒湿、食积之浊气壅滞不行，使肝失疏泄，气血郁滞。过分饱食，膏粱厚味直接影响食物消化、吸收和排泄，可加重肝对脂类、糖类的代谢负荷，进一步加重肝疏泄功能的失调。脏腑功能失常，饮食不能生化，膏脂输化障碍，进而一系列代谢障碍发生。周学海曰："凡脏腑十二经之气化，皆必藉肝胆之气化鼓舞之，始能调畅而不病。凡病之气结血凝、痰饮、鼓胀、痞满、积聚、眩晕……皆肝之不能舒畅所致也。"

（2）精神状态

人在发怒和精神高度紧张时会引起内源性儿茶酚胺增高，导致高血脂、高血压，抑郁可使皮质醇、生长激素分泌亢进，葡萄糖的利用率降低，促使糖异生使血糖升高。焦虑可通过下丘脑－垂体－靶腺轴使生糖激素水平增加，造成血糖增高。

（3）生活方式

代谢综合征肥胖者及脑力劳动者多见，多因缺少运动而致。《吕氏春秋·尽数篇》云："形不动则精不流，精不流则气郁。"《素问·宣明五气论》曰："久卧伤气，久坐伤肉。"王冰《黄帝内经素问注》曰："肝藏血，心行之，人动则血运于诸经，人静则血归于肝脏。"肝藏血，有调节血量的作用，活动后周围循环血流量增多。若缺少运动，气血运行受到阻滞，肝脏调节血液功能随之减弱，使肝疏泄功能下降，肝细胞消除或减少有害物质的能力下降，从而影响机体的代谢活动。人久坐少动，代谢产物未能及时有效清除，潴留于体内，日积月累而成病源。代谢综合征以中老年为多。《素问·上古天真论》云："七八肝气衰，筋不能动，天癸竭，精少。"古人云："年四十而阴气自半，起居衰矣。""年五十，肝气始衰，肝叶始薄；六十，心气始衰，血气懈惰……"由于肝为刚脏，易动难静，体阴用阳，易受内外环境的影响，且随着年龄的增长肝脏有自衰的现象，肝疏泄功能减退，气化功能减弱，可引起一系列代谢失常，故年龄越大，血脂异常率越高。

二、辨证论治

（一）代谢综合征的诊断标准

中华医学会糖尿病学分会（CDS）关于代谢综合征的诊断标准（2013）具备以下的三项或更多。

1. 腹型肥胖：腰围男性≥90cm，女性≥85cm。

2. 高血糖：空腹血糖≥＞6.1mmol/L 或糖负荷后 2h 血糖≥7.8 及（或）

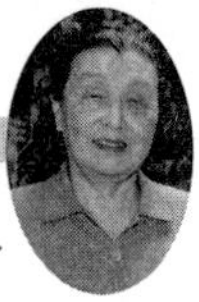

已确诊为糖尿病并治疗者。

3. 高血压：血压≥130/85mmHg 及（或）已确诊为高血压并治疗者。

4. 空腹甘油三酯（TG）≥1.7mmol/L。

5. 空腹高密度脂蛋白－胆固醇（HDL－C）<1.04mmol/L。与美国人相比，中国人的腹围低于美国人，而高甘油三酯血症则明显高于美国人。

（二）代谢综合征的临床表现

主要见于中心性肥胖、糖耐量异常或2型糖尿病、脂代谢异常和高血压。患者大多数无特定主诉症状，少数仅有头晕目眩、倦怠乏力、胸胁胀满等，诊断常以实验室检查及体格检查为准。因代谢综合征患者缺少主观症状，难以引起人们的重视，且人们对它的知晓率和重视程度普遍偏低。

（三）代谢综合征辨证论治

1. 宏观辨证属积聚

从患者病情的发展情况分析，大多存在饮食不当、嗜食肥厚、饮酒无节、劳神过度、缺少运动等，造成气聚湿积。从病因来看，积聚与饮食、情志、气血、痰湿等关系密切，这与本病病因病机确有相符之处。对于积聚，已明确认为是有形积块，如癥瘕痞块等，但本综合征因上述之因伤及脾运，湿浊内停，蕴积留恋，甚至凝结成痰，影响气血正常运行，气、血、痰互结，形成气机郁滞，血脉瘀阻，导致津气体液疏泄疏泄受阻，故而出现血脂高、血糖高、血黏稠度高、皮下脂肪堆积等，因此，代谢综合征宏观辨证属积聚。

2. 微观辨证重瘀滞

代谢综合征的发生发展多为隐性起病，无自觉症状，常常通过实验室或一系列客观指标予以诊断。一旦发病出现症状，往往已发生了多种病理变化。这里所说的微观辨证实际指病理辨证，体征上看不到、摸不出，需从微观上体会其内在的病理变化。由于代谢综合征起病隐匿，病因多伴七情不节、饮食饥饱无度、劳倦无度等，加之气血、津液、水湿运行障碍，或气结，或血瘀，或津凝，或水阻，或湿聚，皆可导致血液运行不畅而停滞凝聚，导致气机的积聚和脏腑功能的失调。瘀滞既能成为致病因素，又能成为病理产物。现代医学常显示，血液黏稠度的增加、脂肪的堆积、血管壁内膜的改变、内脏细小血管的瘀阻或不全变性、末梢循环差等，皆与瘀滞相符。因为该病是脾失运化，湿浊内蕴，灼炼成脂成膏，阻碍气行，造成血瘀，所以瘀滞作为病因和病理互为因果而并存，使该疾病变得复杂和难治。治疗上需运用行气、消滞、解郁、活血、散瘀之法，通过整体调治，有利于稳定和改善症状。

3. 八纲辨证分虚热

八纲，即阴、阳、表、里、寒、热、虚、实，从表里分，代谢综合征当属里证。由于该疾病的复杂性，寒热虚实往往并存，在辨证施治中当着重虚与热。因为随着年龄的增长，虚证在所难免，有气虚、血虚、气血两虚、脾胃虚损、肝肾不足、气化减弱、脏腑功能衰减等，与现代医学认为细胞的老化、代谢功能的减弱、排泄功能的减弱等是一致的。代谢综合征好发于中老年，患者长期处于代谢异常状态，必会导致耗气损阴，产生虚证。李东垣认为："凡年逾四旬，气衰之际，或忧思忿怒伤其气，多有此疾。"朱丹溪《养生论》云："若乎形肥者，血少；形瘦者，气实。""虚而气不能舒，郁而气不得舒，日久气停血滞，水邪泛滥，火势内灼。"瘀滞、积聚等均易化火生热，从本病的病理基础看，动脉粥样硬化、血液黏稠、肥胖、血压升高等会引起血管的炎性改变，肝细胞损伤可致血 ALT 升高，胰岛素抵抗可引起血糖升高，这些均由"内热"所致，所以辨证中分清虚热很重要。清热意在祛邪，补虚意在扶正，祛邪扶正乃本病治疗之根本。

4. 脏腑辨证疏肝脾

代谢综合征属内分泌代谢性疾病，可涉及多个脏器。从疾病的病因、病理及病情发生发展来看，与肝脾两脏的关系密切。肝主疏泄，脾主运化，食物经脾胃消化之后将水谷之精微输送到肝，靠肝的气化作用，转化为人体内所需的营养物质，属中医气化范畴。肝脾功能健全，是化生精、气、血、津液的保证，在代谢中起关键作用。代谢综合征集高脂血症、高血糖症、肥胖病、高血压于一身，病因不外饮食饥饱失常、恣食肥厚酒辛、劳逸无度、情思忧郁所伤等。长期过食肥甘厚腻伤及脾胃，久坐久卧，脾虚失运，湿聚热蕴，使肝失疏泄，气机不畅，使精气游溢失常，气滞则血瘀或津液停滞或膏脂输化障碍，日积月累，瘀浊沉积于血脉日久而成本病。故本证辨证施治上要充分考虑与肝脾的关系，在治疗上运用好疏肝、清肝、平肝、柔肝、健脾理气、助运化湿等法。

代谢综合征是病因复杂的综合性疾病，临床需综合辨证治疗，结合控制饮食、改变不良生活习惯、加强运动等综合措施，能起到良好效果。

三、临床治验

案 1

吕某，男，37 岁，职员。初诊日期：2005 年 12 月 12 日。

患者因体重明显增加，医院检查示脂肪肝而来门诊。症见头晕发胀，日感疲劳，精神不佳，体形肥胖，大便烂、日行 3～4 次不一，舌质红，苔厚腻稍

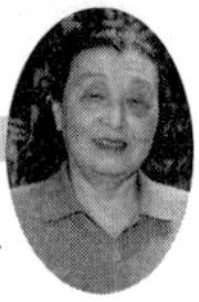

黄，脉弦滑。身高 1.76m，体重 98kg，肝功能：ALT 86IU/L，AST 154IU/L，GGT 126IU/L，空腹 GLU 8.5mmol/L，TG 5.4mmol/L，HDL－C 3.42mmol/L，BP 150/93mmHg，腰围 124cm。

中医诊断：肥胖（脾虚湿滞）。

西医诊断：代谢综合征。

辨证：饮食不节，日久累积，胃强善谷，伤及脾阳，难以运输水谷，聚津蕴湿，郁而化热，灼炼成膏成脂，沉积于肝，必伤及肾阳，更难上荫温脾，影响肝脏疏泄条达，胆汁排泄受阻，胃强脾虚之象。

治则：清肝理气，化浊消脂，佐以活血。

处方：垂盆草 30g，白毛藤 30g，决明子 30g，葛根 30g，钩藤 30g，夏枯草 12g，绞股蓝 15g，荷叶 15g，苦丁茶 15g，丹皮 15g，茯苓 15g，柴胡 9g，砂仁 9g，蔻仁 9g，草果 9g，川黄连 9g，竹叶 9g，苦参 9g，广郁金 12g，制香附 12g，车前草 15g。7 剂，水煎，分两次，饭后服。

二诊（2005 年 12 月 19 日）：药后大便次减量增，出现肠鸣，头晕好转，血压正常，舌质红，苔厚腻，脉弦滑。

处方：垂盆草 30g，白毛藤 30g，决明子 30g，葛根 30g，生枳壳 30g，钩藤 30g，夏枯草 12g，绞股蓝 15g，荷叶 15g，苦丁茶 15g，茯苓 15g，丹皮 15g，柴胡 9g，砂仁 9g，蔻仁 9g，草果 9g，川黄连 9g，苦参 9g，佛手片 12g，制香附 12g，车前草 15g。7 剂，水煎，分两次服。

三诊（2005 年 12 月 26 日）：病情变化不大，舌质红，苔白厚，脉弦滑。上方再进 14 剂。复查生化全套。

四诊（2006 年 1 月 9 日）：腰围缩小 3cm，体重减少 2kg。肝功能：ALT 56IU/L，AST 89IU/L，GGT 96IU/L，空腹 GLU 6.5mmol/L，TG 6.4mmol/L，HDL－C 2.42mmol/L。

处方：垂盆草 30g，白毛藤 30g，决明子 30g，生枳壳 30g，夏枯草 12g，绞股蓝 15g，荷叶 15g，苦丁茶 15g，丹皮 15g，车前草 15g，柴胡 9g，砂仁 9g，蔻仁 9g，草果 9g，川黄连 9g，苦参 9g，佛手片 12g，鬼见羽 12g，炒苍术 12g，制香附 12g，芦荟 1g。7 剂，水煎，分两次服。嘱可能大便次数增多。

五诊（2006 年 1 月 16 日）：药后大便次数增加且带水样，腹胀明显好转，精神好转，不易疲劳，舌质红，苔白稍厚，脉弦滑。体重本周减少 4kg。

处方：垂盆草 30g，白毛藤 30g，决明子 30g，生枳壳 30g，绞股蓝 15g，荷叶 15g，苦丁茶 15g，丹皮 15g，柴胡 9g，砂仁 9g，蔻仁 9g，草果 9g，川黄连 9g，苦参 9g，绿萼梅 9g，佛手片 12g，鬼见羽 12g，炒苍术 12g，制香附 12g，芦荟 1g。14 剂，水煎，分两次服。

六诊（2006年1月30日）：大便已不带水样，日行2次，时有肠鸣，别无他症，舌质红，苔白，脉弦滑。

上方再14剂，水煎，分两次服，嘱复查生化全套。

七诊（2006年2月13日）：肝功能：ALT 38IU/L，AST 42IU/L，GGT 75IU/L，空腹GLU 6.1mmol/L，TG 3.45mmol/L，HDL-C 2.12mmol/L。无明显症状，大便日行2次，舌质红，苔薄白，脉弦滑。体重共下降8kg，腰围缩小9cm。湿浊已化。

处方：生黄芪15g，垂盆草30g，决明子30g，绞股蓝15g，苦丁茶15g，荷叶15g，川黄连9g，苦参9g，绿萼梅9g，淮山药30g，茯苓12g，泽泻12g，丹皮15g，生枳壳30g，肉果12g，佛手片12g，鬼见羽12g，炒苍术12g，制香附12g，芦荟1g。14剂，水煎，分两次服。

八诊（2006年2月27日）：无其他症状，舌质红，苔薄白，脉细滑。守方30剂。再复查生化全套。

九诊（2006年4月3日）：生化全套：肝功能在正常范围，血糖正常。TG 2.45mmol/L，HDL-C 2.05mmol/L。

处方：生黄芪30g，生白术12g，淮山药30g，茯苓12g，泽泻12g，丹皮15g，决明子30g，生枳壳30g，川黄连9g，苦参9g，绿萼梅9g，垂盆草15g，绞股蓝15g，荷叶15g，苦丁茶15g，肉果12g，佛手片12g，鬼见羽12g，制香附12g，芦荟1g。30剂，水煎，分两次服。改用胶囊与中药交替服。

十诊（2006年5月17日）病情稳定，纳、便正常，舌质红，苔白，脉细缓。为巩固治疗改成胶囊缓调治。

处方：生黄芪200g，生白术120g，防风90g，炒当归150g，泽泻100g，山茱萸90g，枸杞子300g，制黄精300g，女贞子120g，潼蒺藜120g，白蒺藜120g，灵芝草120g，炒杜仲120g，川续断120g，决明子400g，嫩荷叶150g，制首乌300g，骨碎补120g，佛手片120g，绿萼梅90g，玫瑰花90g，代代花90g，白蔹120g，香白芷120g，垂盆草300g，白毛藤300g，皂角刺90g，制香附120g，柴胡90g，淫羊藿300g，陈皮90g。1剂，制成浸膏。

冬虫夏草40g，苦丁茶100g，绞股蓝100g，石斛120g，桑椹子200g，山参10g，西洋参120g，参三七90g，芦荟80g。1剂，研粉。

以上浸膏合药粉和匀制成胶囊，每日3次，每次5粒，大便保持1天2～3次，根据病情或遵医嘱减量。若遇外感、腹泻及其他急性疾病时即停药，病愈后再服。

十一诊（2007年12月12日）经两年调治，肝疏泄条达渐复，肺能制约肝气。今症见咳嗽少血脂仍高，肥胖改善，体重时有恢复，纳、便正常，舌

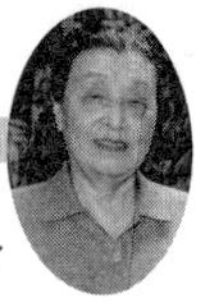

质淡紫红，苔薄，脉细弦。予疏肝益气、健脾助运、化浊消脂、温肾活血之法，时值冬令，制成膏滋缓缓调治。

处方：生黄芪 300g，生白术 120g，炒当归 150g，川芎 150g，生地黄 120g，熟地黄 120g，淮山药 300g，粉丹皮 150g，泽泻 120g，山茱萸 120g，枸杞子 300g，制黄精 300g，女贞子 200g，潼蒺藜 120g，白蒺藜 120g，灵芝草 120g，炒杜仲 120g，川续断 120g，决明子 400g，嫩荷叶 150g，制首乌 300g，菟丝子 120g，佛手片 120g，绿萼梅 90g，玫瑰花 100g，苦丁茶 150g，白蔹 120g，香白芷 120g，制首乌 300g，垂盆草 300g，白毛藤 300g，皂角刺 90g，草果 120g，苦参 90g，制香附 120g，软柴胡 90g，淫羊藿 300g，生枳壳 300g，绞股蓝 150g，石斛 120g，煨葛根 300g，桑椹子 300g，参三七 120g，红景天 150g，芦荟 10g，陈皮 90g。水煎浓缩，加入龟板胶 400g，鹿角胶 100g，木糖醇 250g，百令孢子粉 100g，黄酒 250g。收膏备用，早、晚各 1 匙，开水冲服。

嘱遇外感、腹泻及其他疾病即停药，病愈后再服。若天气热或膏滋出现霉变，用纱布抹去霉点，盖上盖隔水蒸，待药沸后取出，冷却后加盖，备用。

按：本案乃代谢综合征，表现为脂肪肝，神疲乏力，体重日渐增加，在肝功能异常情况仍进行工作。由于代谢综合征起病隐匿，病因多伴七情失节、饮食饥饱无度、劳倦无度等，临床多以胃强脾弱为表现，也可夹有瘀滞。李东垣认为：“凡年逾四旬，气衰之际，或忧思忿怒伤其气，多有此疾。”本案肥胖、肝细胞损伤、血糖升高可用“内热”解释，所以先以清热祛邪、疏肝理气、健脾化湿、活血化瘀等法，待生化指标正常后给予膏滋药和胶囊巩固治疗。

案 2

杨某，男，46 岁，职工。初诊日期：2007 年 12 月 5 日。

患者发现体重增加已 7 年。症见夜间咳嗽，寐尚可，腰酸背痛，便正常，舌红，苔厚腻，脉弦滑。吸烟史 25 年，1 天 40 支。体检：血脂高，胆固醇高，血糖高，B 超：中度脂肪肝。

中医诊断：肥胖，咳嗽（肺胃失调）。

西医诊断：代谢综合征。

辨证：平时饮食不节，又加上吸烟过量，造成肺胃失调，胃强善谷，伤及脾阳，难以运化水谷，聚津蕴湿，郁而化热，灼炼成膏成脂，沉积于肝，肝损及肾阳，更难上荫温脾，影响肝脏疏泄条达，胆汁排泄受阻，木火刑金，而致夜间咳嗽。

治则：清泄利胆，化浊消脂，佐以活血。

处方：炒苍术12g，姜半夏12g，制胆星12g，枳壳12g，广郁金12g，炒莱菔子12g，猪苓12g，茯苓12g，草果12g，川厚朴花12g，生薏苡仁30g，葛花30g，决明子30g，苦丁茶15g，绞股蓝15g，鬼见羽12g。7剂，水煎，分两次服。

二诊（2007年12月12日）：咳嗽除，腰酸背痛缓解，舌红，苔白厚中黑，脉弦滑。

处方：炒苍术12g，姜半夏12g，制胆星12g，川黄连12g，生薏苡仁30g，枳壳20g，决明子30g，土茯苓30g，葛根30g，鬼见羽15g，绞股蓝15g，苦丁茶12g，草果12g，车前草15g，芦荟1g。7剂，水煎，分两次服。

三诊（2007年12月19日）：大便1天1次，纳增，舌红，苔厚，脉弦滑。

处方：炒苍术12g，姜半夏12g，制胆星12g，广郁金12g，川黄连12g，生薏苡仁30g，茯苓15g，苦丁茶15g，嫩荷叶15g，绞股蓝15g，枳壳20g，决明子30g，玉米须30g，鬼见羽12g，草果12g，芦荟1g。7剂，水煎，分两次服。

四诊（2008年1月9日）：大便1天1次，纳可，胸闷减，寐安，舌红，苔白厚，脉细弦。化验：血脂高，血糖6.0mmol/L。

处方：炒苍术12g，姜半夏12g，制胆星12g，广郁金12g，川黄连12g，茯苓15g，苦丁茶15g，嫩荷叶15g，绞股蓝15g，丹皮15g，枳壳20g，决明子30g，玉米须30g，葛花30g，皂角刺9g，草果12g，芦荟1g。7剂，水煎，分两次服。

五诊（2008年1月30日）：便已解，1天2次，纳可，舌淡紫，苔白厚中灰，脉弦滑。

处方：炒苍术12g，姜半夏12g，广郁金12g，川黄连12g，生薏苡仁30g，苦丁茶15g，嫩荷叶15g，绞股蓝15g，丹皮15g，枳壳20g，猪苓15g，茯苓15g，决明子30g，玉米须30g，葛花30g，草果12g，淫羊藿30g，芦荟1g。7剂，水煎，分两次服。

六诊（2008年2月20日）：大便仍1天2次，纳可，舌红，苔厚、中焦黑，脉弦细。化验：总胆固醇高，低密度胆固醇高。

处方：炒苍术12g，姜半夏12g，制胆星12g，广郁金12g，川黄连12g，枳壳30g，决明子30g，葛花30g，淫羊藿30g，苦丁茶15g，嫩荷叶15g，绞股蓝15g，猪苓20g，茯苓20g，草果12g，苦参9g，芦荟1g。7剂，水煎，分两次服。

七诊（2008年3月12日）：湿浊初化，大便1天2次，舌红，苔白，脉

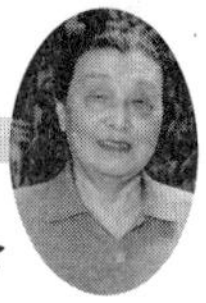

滑弦细。

处方：炒苍术12g，炒白术12g，茯苓12g，姜半夏12g，制胆星12g，广郁金12g，生薏苡仁12g，炒薏苡仁12g，枳椇子12g，枳壳20g，葛花30g，荷叶15g，绞股蓝15g，苦参9g，草果12g，皂角刺9g，淫羊藿30g。7剂，水煎，分两次服。

八诊（2008年3月26日）：湿未全清，纳可，大便1天1次，舌红，苔白焦，脉弦滑。

处方：炒苍术12g，炒白术12g，茯苓12g，姜半夏12g，广郁金12g，炒薏苡仁30g，枳椇子12g，川黄连12g，枳壳20g，葛花30g，荷叶15g，绞股蓝15g，制黄精30g，玉米须30g，苦参9g，皂刺9g，淫羊藿30g。7剂，水煎，分两次服。

九诊（2008年4月2日）：湿浊难化，大便1天2次，舌淡红，苔白焦，脉细滑。

处方：炒苍术12g，茯苓12g，姜半夏12g，川黄连12g，青箱子12g，枳壳20g，炒薏苡仁30g，绞股蓝15g，荷叶9g，制黄精30g，玉米须30g，葛根30g，鬼见羽15g，苦参9g，升麻3g，淫羊藿30g。7剂，水煎，分两次服。

十诊（2008年4月16日）：因肥胖需长期服药，故制成丸剂。

湿浊之体，日久伤脾，影响脾运，蕴积炼痰，伏于膈下，贮于气道，难以生金。肺失清肃，痰浊互结，灼炼成脂，窜走脉络，血难藏肝，失于疏泄调达，营阴暗耗，虚火刑金，形成肺燥、胃热、肾虚之消渴病。症见夜间咳嗽，纳食不香，腰酸背痛，大便正常，舌质紫红，苔厚腻、中浊染黑色，脉弦滑。血糖、血脂、胆固醇均升高。经煎剂治疗后，湿浊初化，病情有所缓解，为巩固疗效，治以健脾助运，清肺润燥，泄热消脂，益肾活血。

处方：制黄精300g，川黄连120g，生地黄120g，熟地黄120g，淮山药300g，土茯苓300g，山茱萸120g，泽泻150g，煨葛根300g，炒苍术120g，炒白术120g，生枳壳300g，生薏苡仁300g，川厚朴120g，垂盆草300g，决明子300g，草果120g，鬼见羽150g，玉米须300g，苦参90g，淡竹叶90g，粉丹皮120g，炒杜仲120g，川续断120g，巴戟天120g，首乌300g，白蔹120g，皂角刺90g，炒当归150g，川芎200g，菟丝子120g，蔓荆子120g，女贞子200g，淫羊藿300g，仙茅150g，广郁金120g，枳椇子120g，嫩荷叶120g，制胆星120g，佛手片120g，砂仁90g，蔻仁90g，潼蒺藜120g，白蒺藜120g，金狗脊120g，陈皮90g。1剂，浸膏。

另西洋参100g，山参30g，冬虫夏草30g，石斛120g，桑椹子200g，苦丁茶100g，绞股蓝100g，参三七120g，芦荟80g，川贝粉120。1剂，研粉。

以上浸膏合药粉和匀制成胶囊，每日 3 次，每次 5 粒，大便保持 1 天 2～3 次，根据病情或遵医嘱减量。若遇外感、腹泻及其他急性疾病时即停药，病愈后再服。

按：《内经》说："四十岁，五脏六腑十二经脉，皆大盛以平定，腠理始疏，荣华颓落，发鬓颁白，平盛不摇，故好坐。"说明人到四十岁以后若胃强善谷，又少运动，会影响肝的疏泄条达，渐渐发为本病，这也是现代人的富贵病，一旦出现症状，往往需要长期治疗。本患者因不适合膏滋药，故制成胶丸，嘱其加强运动，配合服药，终于达到预期效果。

传统的腹泻、利尿、替食、抑制食欲的减肥治疗适用于因营养过剩所致的肥胖。该方法只能减去体内的水分和营养物质，不能减去多余的脂肪，且严重影响人体的健康。徐志瑛教授认为，肥胖的发生多与湿、痰、虚有关，故有"肥人多湿""肥人多痰""肥人多气虚"之说，主要因脾肾气虚又恣食肥甘，致脾失健运、水湿内停而为痰饮。其内停脏腑，外停筋骨皮肉，从而导致肥胖，故治疗上宜采用脾肾并补、痰湿同消的标本兼治原则。本案中决明子平肝降脂，"久服益精气，轻身"，现代研究证实，其能促进脂类物质代谢，抑制体内对脂类物质的吸收，减少脂类物质在血管壁的沉积，降低血中脂类物质水平；绞股蓝补肾健脾，益气养阴，通脉降脂；桑椹子、当归养血通络；苦丁茶清热利湿，能明显减少脂肪的含量。诸药合用，共奏脾肾并补、痰湿同消之效。

内　　痈

内痈属外科范畴，多采用穿刺或手术治疗，然治疗中配合使用中医药常可收到意想不到的效果。徐志瑛教授经长期临床实践摸索出一套行之有效的治疗肺痈、肝痈、肠痈等疾病（中医称速黄，西医称败血症）的经验，可以有效控制体温，使感染局限，炎症吸收，多数患者的病灶完全吸收，免除了再次手术的痛苦。

一、病因病机

内痈初起乃火毒蕴结脏腑，热壅血瘀；中期热盛肉腐，蕴毒化脓；后期脓块渐消，脓液变清。

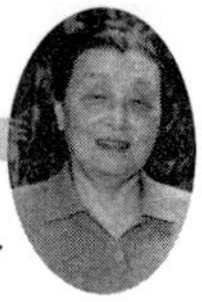

二、辨证论治

内痈通常继发于某种感染性疾病，起病较急，常有寒战、高热、疼痛等临床表现，病情严重时可并发全身感染。

内痈的治疗宜采取阶段辨证、分证论治的原则。

基本方：自拟大血藤汤（大血藤、败酱草、蒲公英、紫花地丁、炒黄芩、生薏苡仁），并根据不同阶段随症加减。

内痈初起火毒蕴结脏腑，热壅血瘀，蕴毒化脓，见高热恶寒，午后热甚，可加清热泻火药，如龙胆草（只宜短期用）、山栀子、柴胡、金银花、青蒿等，并可加薄荷等发表药，以“火郁发之”；亦可加生当归尾、赤芍药、牡丹皮等凉血活血；山慈菇、皂角刺、穿山甲等消痈散结，使痈消于未成之时；大便秘结者，加生大黄。

中期热盛肉腐，脓已成，热痛明显，可加黄连、石膏以清内热；天花粉、皂角刺、穿山甲、白芥子等透脓托毒；加活血行气药以助炎症吸收；酌加附子以助温通托毒之力；如脓成量多不能吸收者，应积极予以外科手术排脓治疗。

后期脓块渐消，脓液变清可加白蔹、参芪之类托毒生肌，并根据体质进行调理，以善其后。

三、临床治验

案1

周某，男，85岁，退休。初诊日期：2008年5月20日。

患者于2008年5月20日突然寒战、发热，体温39.0℃，无咳嗽、腹痛、尿频尿急，亦无皮肤、巩膜黄染等现象，在当地医院治疗（药物不详），热退，次日又发热。B超提示：肝内多发囊性病变，肝内低回声团。CT提示：肝右叶类圆形低密度灶，考虑“肝脓肿可能”。经治疗仍每日寒战、发热不解，故转我院外科住院治疗。入院查T 38.9℃，P 20次/分钟，R 98次/分钟，BP 150/82mmHg。血常规：WBC 19.5×10^9/L，N 79.9%，L 12.7%，HGB 122.0g/L，PLT 233.0×10^9/L。大便常规：隐血（+）。肿瘤全套：铁蛋白（Ferritin）487.7ng/mL↑，其余属正常范围。生化全套：正常。B超：肝内多发性弱回声团，肝脓疡不能除外，胆囊壁毛糙。CT：肝脏多发性占位性病变，考虑肝脏多发性脓肿可能。MRI增强：胆囊炎伴胆囊颈部小结石可能；两侧胸膜增厚，两侧基底节区腔隙性梗死，脑萎缩。因考虑患者年龄85岁，无法穿刺和手术，不能确诊为肝癌，又高热不退，于2008年5月30日中医参与治疗。症见午后体温升高，稍恶寒，肝区稍胀但不痛，纳食尚可，大便干燥，舌边紫，苔白，脉弦滑。

中医诊断：发热，内痈（热毒蕴结）。

西医诊断：肝脓肿，胆囊炎伴胆囊颈部结石。

辨证：此时以太阳、少阳合病，有进入阳明趋势。因耄耋之年，阳气已虚，无力与邪抗争，故热毒蕴结于肝内，属于内痈，脓将成未成。

治则：清热解毒，和解少阳，佐以软坚。

处方：普济消毒饮合蒿芩清胆汤加减。败酱草30g，紫花地丁30g，青蒿30g，炒黄芩30g，生薏苡仁30g，姜半夏10g，大血藤30g，柴胡9g，砂仁9g，蔻仁9g，薄荷叶9g，炙炮甲9g，牡丹皮15g，山慈菇12g，白蔹12g，皂角刺9g，淡附子9g。4剂，水煎，分两次服。

二诊（2008年6月2日）：恶寒已解，热势稍降，T 37.1℃～38.0℃，无明显症状，大便已下、转软但不畅，舌边紫，苔白，脉弦滑。

处方：败酱草30g，紫花地丁30g，青蒿30g，炒黄芩30g，生石膏20g，大血藤30g，生薏苡仁30g，柴胡9g，砂仁9g，蔻仁9g，川黄连9g，炙炮甲9g，牡丹皮15g，山慈菇12g，石见穿12g，白蔹12g，皂角刺9g，淡附子12g。4剂，水煎，分两次服。

三诊（2008年6月7日）：热势回荡，T 36.8℃～38.0℃，以午后为主。肠镜检查（检查号07－00693）：结肠多发息肉。病理报告（病理号：200805973）：管状腺瘤伴高级别上皮内瘤变。

处方：败酱草30g，紫花地丁30g，青蒿30g，炒黄芩30g，大血藤30g，生薏苡仁30g，生石膏30g，柴胡9g，砂仁9g，蔻仁9g，荆芥9g，川黄连9g，炙炮甲9g，薄荷叶9g，牡丹皮15g，山慈菇12g，白蔹12g，麻黄6g，皂角刺9g。4剂，水煎，分两次服。

四诊（2008年6月11日）：T 38.0℃以下，无明显症状，纳可，便调，肝区稍胀，偶有恶寒，舌淡紫，苔白，脉弦滑。

处方：败酱草30g，紫花地丁30g，青蒿30g，炒黄芩15g，大血藤30g，生薏苡仁30g，生石膏30g，柴胡9g，砂仁9g，蔻仁9g，川黄连9g，炙炮甲9g，牡丹皮15g，山慈菇12g，白蔹12g，麻黄6g，皂角刺9g，白芥子12g。4剂，水煎，分两次服。

五诊（2008年6月16日）：体温已正常，无明显症状，纳可，便调，舌质淡紫，苔白，脉弦缓。继守原方治疗。于2008年7月5日出院。

热退后于2008年6月18日行肝穿刺活检，报告（病理号：200805719）：部分肝细胞脓肿，小胆管增生，纤维组织增生，多量中性粒细胞、浆细胞及

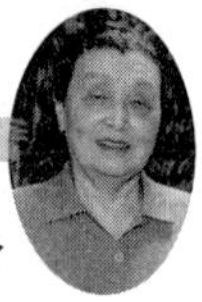

少量淋巴细胞浸润。复查血常规：WBC 14.0 $\times 10^9$/L，N 61.1%，L 23.1%，HGB 120.0g/L，PLT 393.0 $\times 10^9$/L，复查肿瘤全套：正常范围。

出院后复诊2次，继服中药30剂。

八诊（2008年8月29日）：再次入院复查，无体温升高，病情稳定，稍有腰酸，二便正常，舌质淡紫，苔白，脉细缓。

处方：紫花地丁30g，败酱草30g，大血藤30g，生薏苡仁30g，软柴胡12g，制香附12g，广郁金12g，冬瓜仁30g，桃仁12g，叶下珠30g，粉丹皮15g，天花粉20g，石见穿12g，山慈菇12g，藤梨根30g，淡附子9g。4剂，水煎，分两次服。

复查血常规：WBC 11.0 $\times 10^9$/L，N 52.1%，L 35.6%，HGB 132.0g/L，PLT 210.0 $\times 10^9$/L；尿常规、大便常规正常。生化全套：正常。B超：肝区回声不均，建议定期复查，胆囊、胰腺、后腹膜未见明显异常。肠镜复查：结肠各段未见明显异常。CT复查：肝右叶近膈顶异常密度灶，肝脏多发性小囊肿可能。胆囊体积增大。舌质红，苔白稍腻，脉弦缓。

守上方再服14剂，水煎，分两次服。病情稳定，无明显症状出院。

按：内痈如不及诊断每多误治。该患者年已耄耋，正气必虚，无力托毒外出，又值脓将成未成之时，热毒在太阳、少阳之间，故恶寒发热，午后更甚，汗出而热不解，因有向阳明转入之势，故大便干燥。前后采用普济消毒饮合蒿芩清胆汤，以及白虎汤、大血藤汤加减，方中使用麻黄，具有邪留太阳使其从汗而解之意。本案采用中医药治疗，避免了手术之苦。

案2

张某，男，59岁。初诊日期：2000年5月28日。

患者反复咳嗽、咳痰3年，因感冒而诱发。1999年9月医院诊为右下肺部感染、右侧包裹性积液。经抗菌消炎、激素、祛痰、解痉、平喘等方法不能缓解，故来看中医。症见低热时有，面色晦暗，咳嗽不多，痰黄稠、带有腥臭，胸闷心悸，动则气急，时有胸痛，纳食正常，大便干结，舌质红紫，苔白厚腻，脉弦滑。从CT片：右肺下一团糊状阴影，中间可见小空洞。

中医诊断：内痈（热毒瘀肺）。

西医诊断：肺脓疡。

辨证：热毒瘀结于肺，肺叶生疮，血败肉腐，以致脓疡，无力排脓。

治则：清热解毒，托毒排脓。

处方：普济消毒饮合千金苇茎汤、大血藤汤加减。败酱草30g，紫花地丁30g，金荞麦30g，炒黄芩30g，桑白皮12g，浙贝母20g，白桔梗12g，鱼腥草30g，生薏苡仁30g，大血藤30g，粉丹皮15g，鲜芦根30g。7剂，水煎，分两次服。

二诊（2000年6月5日）：痰量明显增多、黄绿黏稠、腥臭，舌质紫红，苔厚黄腻，脉弦滑。

处方：败酱草30g，紫花地丁30g，金荞麦60g，炒黄芩30g，桑白皮12g，浙贝母20g，白桔梗12g，鱼腥草30g，生薏苡仁30g，大血藤30g，粉丹皮15g，鲜芦根30g。7剂，水煎，分两次服。

经4月反复守方和加用软坚之品，如皂角刺、白芥子、橘核、橘络、山慈菇等，合活血化瘀的莪术、桃仁、生薏苡仁、大血藤等，患者于3个月后咳出如烂肉样腥臭物后，痰量明显减少。原法上加用益气健脾之品，合寒水石配淡附子。两个月后CT复查：右肺炎症已明显吸收，原空洞处明显缩小。

按：此案属肺痈之症，前期托毒排脓，并重用清热解毒之品；待脓痰渐尽则予活血化瘀、收敛软坚之法，最后予益气健脾调理体质而收全功。

特发性血小板减少性紫癜

特发性血小板减少性紫癜（idiopathic thrombocytopenic purpura，ITP）是一种原因不明的常见出血性疾病。其特点是血循环中存在大量的抗血小板抗体，使血小板破坏过多而数量减少引起紫癜。现代医学多采用肾上腺皮质激素、免疫抑制剂、丙种球蛋白及脾脏切除等治疗，但往往治疗难度大，疗效不理想，且药物副作用大，医疗费用高。徐志瑛教授对难治性ITP的辨治有独特见解。

一、病因病机

徐志瑛教授认为，难治性ITP患者多禀赋不足，易感外邪，发病多与风邪密切相关，常为发病诱因，或使病情出现反复或症状加重，且在病机演变过程中均伴有瘀血的存在，瘀热贯穿本病始终。

二、辨证论治

在疾病的不同阶段，治疗的侧重点不同。

1. 急性阶段

以疏风清热凉血为主。银翘散合犀角地黄汤加减。

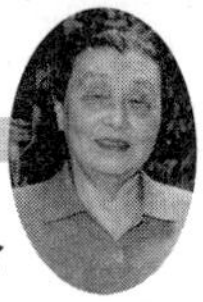

2. 缓解阶段

以健脾益气补肾为主，佐以疏风清热凉血，以玉屏风散合归脾汤加减。

病情稳定后，如遇冬令可用膏方整体调治。

鼻塞有涕者，加苍耳子、香白芷、鹅不食草、辛夷等；咽痛明显者，加射干、木蝴蝶、蝉衣、重楼等；鼻衄者，加白茅根、山栀炭、藕节等；齿衄者，加生石膏、知母、侧柏叶、珠儿参等；眼结膜出血者，加女贞子、墨旱莲、山栀子等；咯血者，加白及粉、侧柏炭等；便血者，加地榆、槐花、白及、三七等；尿血者，加黄柏、知母、大蓟、小蓟等；出血倾向较重时，加紫草、茜草、仙鹤草等；气虚者，加黄芪、党参、山药等；阴虚者，加熟地黄、鳖甲、黄精、女贞子等；阳虚甚者，加鹿角霜、熟附子等；病久瘀重者，加紫丹参、五灵脂、三七粉等。

三、临床治验

案 1

孟某，男，13 岁，学生。初诊日期：2002 年 5 月 14 日。

患者 5 岁时外感后皮肤反复出现瘀点，经骨髓穿刺后确诊为 ITP。已用激素治疗，但仍然反复出现血小板下降，有时伴头晕乏力，皮肤出血点。在我院 3 次住院，曾用大剂量激素、丙种球蛋白、硫唑嘌呤等药物，血小板维持在 $1.0 \sim 4.0 \times 10^9/L$ 之间。2002 年 4 月 17 日外科行脾切除，术后 1 月血小板仍在 $1.5 \sim 4.0 \times 10^9/L$ 之间，故来求诊。症见发热 2 天，鼻塞流涕，咽痛咽痒，略有咳嗽，有痰，纳食欠佳，精神疲软，颈部及背部见针尖样出血点，二便正常，舌质红，苔薄白，脉细数。查 PLT $1.8 \times 10^9/L$，HGB 132g/L，WBC $9.2 \times 10^9/L$，N 64.6%，L 20.8%，血小板抗体 IgM（+），IgG（+）。ANA、淋巴细胞免疫分型在正常范围。X 胸片：心肺无殊。心电图：正常。病理切片：脾包膜增厚，红髓增多，白髓减少，脾窦扩张、瘀血，窦细胞增生，窦腔内能见嗜中性白细胞聚集，部分血管壁增厚，病变符合原发性出血性紫癜。

中医诊断：肌衄。

西医诊断：特发性血小板减少性紫癜。

辨证：正虚邪犯，风热上受，首先犯肺，肺气失宣致病情反复；邪气入里化热或引动伏热而伤气扰血出现瘀点瘀斑。

治则：祛风宣肺，清热凉血。

处方：银翘散合犀角地黄汤加减。水牛角（先下）20g，金银花 30g，连翘 15g，金荞麦 30g，炒黄芩 12g，浙贝母 15g，桔梗 12g，桑白皮 12g，神曲

15g，荆芥 6g，鲜芦根 30g，香白芷 12g，紫草 12g，粉丹皮 15g，茜草 15g，苍耳子 9g，木蝴蝶 9g，蝉衣 9g，薄荷（后下）9g。10 剂，水煎，分两次服。

二诊（2002 年 5 月 24 日）：热已退 2 天，未用抗生素，鼻塞有涕，咽痒，稍有痰，纳食一般，精神较前好转，紫癜转淡、有部分消退，舌质红，苔薄白，脉细弦。治以疏风通鼻，清热利咽，凉血散瘀。

处方：水牛角（先下）20g，金银花 30g，金荞麦 30g，炒黄芩 12g，浙贝母 15g，桔梗 12g，桑白皮 12g，神曲 15g，鲜芦根 30g，香白芷 12g，紫草 12g，粉丹皮 15g，茜草 15g，苍耳子 9g，木蝴蝶 9g，蝉衣 9g，鹅不食草 3g，辛夷 9g，五灵脂 30g，紫丹参 15g。10 剂，水煎，分两次服。

三诊（2002 年 6 月 3 日）：咽痒、鼻塞明显减轻，紫癜基本消失，纳可，便调，舌质淡红，苔薄，脉细缓。治以益气固表，祛风清热，凉血散瘀。

处方：黄芪 15g，生白术 12g，防风 9g，人参叶 15g，金荞麦 30g，炒黄芩 12g，桔梗 12g，生薏苡仁 15g，炒薏苡仁 15g，神曲 15g，鲜芦根 30g，香白芷 12g，紫草 12g，粉丹皮 15g，茜草 15g，苍耳子 9g，木蝴蝶 9g，蝉衣 9g，鹅不食草 3g，辛夷 9g，五灵脂 30g，紫丹参 15g。10 剂，水煎，分两次服。

后患者反复交替出现外感或腹泻症状，考虑为肺、脾、肾三脏失职，无力抗外寒内湿之邪所致，故以玉屏风加疏风清热、养血散瘀之品调治。遇感冒用银翘散合参苏饮加减，腹泻用痛泻要方合葛根芩连汤加减，前后共诊 60 余次，1 年多，且连续 3 年入冬后予膏方调治，患者血小板一直稳定在 $8.0 \times 10^9/L$ 以上，无出血倾向和其他不适，随访 7 年未复发。

案 2

余某，男，12 岁，学生。初诊日期：2005 年 10 月 29 日。

因下肢出现紫斑两年，经多家医院治疗效果不佳，且诊断不一，故来门诊。

两年前突然两下肢出现红色紫小点，去当地医院诊治，诊为过敏性紫癜。服用仙特敏，维生素 B、维生素 C、维生素 B_{12} 等，反而出现紫癜增大，服用强的松 3 个月，仍然无效。去年夏天开始斑点满布，表面凸起伴有瘙痒，或有出水，曾服用中药仍未见好转。查体：体形较胖，面色㿠白，略带萎黄，精神尚可，呼吸均匀，体温正常，心、肺听诊无殊，腹软，肝、脾均未触及，双下肢满布咖啡色，或紫红色紫斑，边上还有淡红色新鲜红点，表面不平，有细小结痂，稍有瘙痒，舌质淡红，苔少前光，脉细数。血常规：WBC $6.5 \times 10^9/L$，N 54%，L 42%，E 3%；尿常规：正常范围。

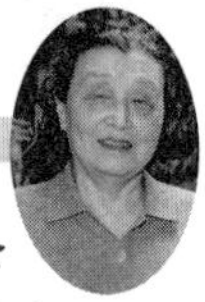

中医诊断：肌衄。

西医诊断：特发性血小板减少性紫癜。

辨证：患者有严重的鼻炎和咽炎，遇风热之邪阻碍血行，气滞液停，郁而化热，湿、风、热互结，迫血妄行并有伤阴表现。

治则：益气养阴，清热凉血，祛风化湿。

处方：山海螺20g，制黄精20g，大青叶30g，生薏苡仁20g，荆芥6g，鹅不食草3g，苍耳子9g，蝉衣9g，紫草15g，香白芷12g，茜草12g，地肤子12g，紫背浮萍12g，粉丹皮12g，白鲜皮12g，土茯苓20g。7剂，水煎，分两次服。

二诊（2005年11月5日）：症状已有好转，自觉瘙痒减少，小红点没有增大，能自行退去，鼻涕明显增多，纳、便正常，舌质淡红，苔前少光，脉细数。查肝功能：正常范围；病毒试验：柯萨奇病毒、EB病毒、腺病病毒、流感病毒等均阴性；过敏源试验：吸入性为螨虫，食物性为鸡蛋。

处方：山海螺20g，生黄芪15g，水牛角15g，大青叶30g，生薏苡仁20g，荆芥6g，鹅不食草3g，苍耳子9g，蝉衣9g，紫草15g，香白芷12g，茜草12g，地肤子12g，紫背浮萍12g，粉丹皮12g，白鲜皮12g，土茯苓20g，辛夷9g。7剂，水煎，分两次服。

加外洗方：鲜芫荽250g，土槿皮30g，紫草30g，玫瑰花20g，白蔹20g，川萆薢15g，香白芷15g，代代花15g。7剂，水煎，每日浸泡双脚30分钟。

三诊（2005年11月12日）：双下肢基本无瘙痒，黑色斑部分消退，无新出血点，面色已转淡黄，白消失，自觉鼻中灼热感，纳、便正常，舌质淡红，苔薄少，脉细小数。鼻炎开始好转，鼻涕减少后致黏膜干燥，乃肺有虚热。

处方：山海螺20g，生黄芪15g，水牛角15g，大青叶30g，生薏苡仁20g，荆芥6g，鹅不食草3g，苍耳子9g，蝉衣9g，紫草15g，香白芷12g，茜草12g，地肤子12g，紫背浮萍12g，粉丹皮12g，白鲜皮12g，土茯苓20g，辛夷9g，炙白薇12g。7剂，水煎，分两次服。

继续二诊外洗方7剂。

四诊（2005年11月19日）：病情无变化，属再服7剂和外洗方7天。

五诊（2005年12月3日）：双下肢除原来的色素加深外，无新鲜出血点，也无瘙痒，多余的皮肤色泽正常，自诉鼻血明显，舌质淡红，苔薄白，脉细小数。鼻为肺之窍，出血当肺中有热。治宜加重清肺火。

处方：山海螺20g，生黄芪15g，水牛角15g，大青叶30g，生薏苡仁20g，荆芥6g，鹅不食草3g，苍耳子9g，蝉衣9g，紫草15g，香白芷12g，茜草12g，地肤子12g，紫背浮萍12g，粉丹皮12g，白鲜皮12g，土茯苓20g，辛夷

9g，炙白薇12g，黄芩15g，知母12g，淡竹叶9g。7剂，水煎，分两次服。

仍用外洗方，水煎，改隔日1次浸泡双脚30分钟。

六诊（2005年12月31日）：双下肢色素开始变淡咖啡色，鼻血明显，鼻涕减少，舌质淡红，苔薄白，脉细数。

处方：生黄芪15g，粉丹皮15g，水牛角15g，鹅不食草3g，苍耳子9g，辛夷9g，淡竹叶9g，香白芷12g，白鲜皮12g，紫背浮萍12g，茜草12g，生薏苡仁30g，白茅根30g，土茯苓20g。7剂，水煎，分两次服。停用外洗方。

七诊（2006年1月7日）：鼻血已止，双下肢未出现紫斑，生活生常，舌质淡红，苔薄白，脉细缓。

处方：生黄芪15g，南沙参12g，粉丹皮15g，水牛角15g，鹅不食草3g，苍耳子9g，辛夷9g，淡竹叶9g，香白芷12g，白鲜皮12g，紫背浮萍12g，生薏苡仁30g，土茯苓20g，白蔹12g。7剂，水煎，分两次服。

八诊（2006年1月14日）：无殊症状，脉舌如前。

处方：生黄芪15g，南沙参12g，粉丹皮15g，水牛角15g，鹅不食草3g，苍耳子9g，辛夷9g，淡竹叶9g，香白芷12g，白鲜皮12g，紫背浮萍12g，生薏苡仁30g，土茯苓20g，白蔹12g，桑椹子20g。7剂，水煎，分两次服。

九诊（2006年1月21日）：无殊症状，脉舌如前。

处方：生黄芪15g，南沙参12g，粉丹皮15g，水牛角15g，鹅不食草3g，苍耳子9g，辛夷9g，淡竹叶9g，香白芷12g，白鲜皮12g，紫背浮萍12g，生薏苡仁30g，土茯苓20g，白蔹12g，桑椹子20g，川芎6g。7剂，水煎，分两次服。

十诊（2006年1月28日）：近日感冒，咽喉不适，稍有鼻血，舌质淡红，苔薄白。

处方：金荞麦30g，大青叶30g，仙鹤草30g，炒黄芩15g，鹅不食草4g，苍耳子9g，蝉衣9g，辛夷9g，香白芷12g，粉丹皮12g，地肤子12g，紫背浮萍12g，紫草12g，土牛膝9g，百合12g。7剂，水煎，分两次服。

十一诊（2006年2月4日）：病情稳定，无殊不适，鼻涕明显减少，无出血，纳、便正常，脉舌如前。目前以巩固治疗。

处方：生黄芪15g，南沙参12g，粉丹皮15g，水牛角15g，鹅不食草3g，苍耳子9g，辛夷9g，淡竹叶9g，香白芷12g，白鲜皮12g，紫背浮萍12g，生薏苡仁30g，土茯苓20g，白蔹12g，桑椹子20g，川芎6g。7剂，水煎，分两次服。

膏方：经1年治疗，病情得到稳定，按春夏养阳、秋冬养阴的原则，治以益气固卫，祛风利窍，健脾化湿，养血凉血，柔肝补肾，制成素膏缓缓

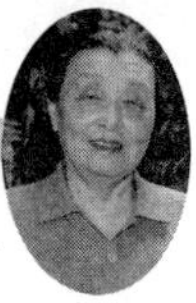

调治。

处方：生黄芪 200g，生白术 120g，防风 90g，鹅不食草 40g，苍耳子 100g，香白芷 120g，白桔梗 60g，水牛角 150g，桑白皮 120g，地骨皮 120g，辛夷 120g，蝉衣 90g，粉丹皮 150g，紫草 120g，紫背浮萍 150g，肥知母 100g，大青叶 200g，南沙参 200g，生薏苡仁 200g，生枳壳 150g，地肤子 100g，川芎 120g，炒当归 120g，银柴胡 90g，土茯苓 200g，白茅根 200g，茜草 120g，淡竹叶 90g，白蔹 120g，绿萼梅 90g，炙白薇 120g，广郁金 100g，女贞子 90g，桑椹子 300g，淮山药 200g，泽泻 100g，生地黄 100g，熟地黄 100g，菟丝子 100g，甜苁蓉 100g，潼蒺藜 100g，白蒺藜 100g，青皮 60g，陈皮 60g。水煎浓缩，加入枣泥 1000g，冰糖 500g。收膏备用，早、晚各 1 匙，开水冲服。

嘱遇外感、腹泻及其他急性疾病时即停药，病愈后再服。若天气热或膏滋出现霉变，用纱布抹去霉点，盖上盖隔水蒸，待药沸后取出，冷却后加盖，备用。

按：上两案均诊为过敏性紫癜，之所以治疗效果不显，是没有针对病因。徐志瑛教授通过审症求因，从鼻炎诊治取得了较满意的疗效。中医辨证不能脱离整体，现代医学检查虽然找到了过敏源，但没有能直接脱敏的药物。中医学认为，此乃湿、热、风互结，导致体虚，必须先祛邪，再补虚，这样才能取得疗效。所以整个诊治过程不离苍耳子散，这是治鼻炎的祖方，经过随症加减和后期膏方调治而取效明显。

成人 still 病

成人 still 病主要表现为弛张热、一过性多形性皮疹、关节炎或关节痛、淋巴结肿大。临床特点是白细胞及中性粒细胞增高而抗生素治疗无效，血培养阴性，血沉及 C－反应蛋白升高，铁蛋白大幅升高。西医治疗以糖皮质激素、非甾体类抗炎药为主，徐志瑛教授采用中医辨证结合西医治疗取得了较好疗效。

一、病因病机

成人 still 病，又名变应性亚急型败血症，也有人认为是类风湿性关节炎的亚型，发病机制是变态反应或自身免疫力低下，具体机制尚不十分清楚。目前大多认为是一种独立性疾病。中医辨证初起以卫表及气营证为主，后期为湿热蕴积及气阴两虚。成人 still 病中医可从温病论治、伤寒六经辨治，也可从内伤发热或痹证论治。

二、辨证论治

徐志瑛教授将成人 still 病分为初、中、后三期进行辨治。

1. 初期

起病可无诱因，表现为恶寒或寒战，发热，周身酸楚，关节、肌肉发紧疼痛，头痛，咽痛，脉浮紧或数，症状持续数十分钟或数小时后大汗出，汗出热退，诸症好转，脉缓如常人，择期诸症复作。温病学认为，“有一分恶寒，便有一分表邪。”此病常伴有恶寒发热，说明邪在表卫，可辨为太阳经病或卫分证。外邪束表，卫阳被遏，失其“温分肉、肥腠理”之功则恶寒；卫气不行，营阴郁滞，经脉不利则头痛，周身酸楚，肌肉、关节发紧疼痛；邪正相争则发热；咽喉为肺卫门户，邪壅于喉则咽痛；汗出后肌腠复闭，邪郁于表，正气欲驱邪外出而不能，故择期诸症又发。

治以宣表清热，解肌疏邪。柴葛解肌汤合银翘散加减。药如柴胡、葛根、羌活、川芎、金银花、连翘、板蓝根、桔梗、淡竹叶、薄荷、荆芥、苏叶、芦根等。

2. 中期

病至中期，上述症状每日发作数次，可无恶寒，迅速高热，或持续高热，伴有周身关节疼痛、皮肤多形红斑，随热势加剧，热退缓解，或伴有瘰疬肿大，口渴，舌红，苔黄，脉数或滑数。此期为阳明经病或温病气营两燔或气血两燔，邪由表入里，正气奋起抗邪，邪正相争，里热蒸迫则高热；邪热入营，病及血络则出现斑疹；邪盛走窜经筋，热壅气滞，关节筋脉不利则疼痛。热盛动血而尚未损伤营阴及血络，热退血凉，气血畅通，斑疹消，关节痛缓解。

治以清热泻火，清营凉血。清瘟败毒饮加减。药如石膏、知母、犀角、生地黄、玄参、黄芩、黄连、金银花、丹皮、赤芍、茜草、竹叶、豨莶草等。

3. 后期

此期为反复发作、迁延难愈阶段，病程长者可达数年，表现较为复杂，少数可并发肺部疾患或引发旧疾，引起心衰、呼衰。反复不愈的原因为湿和虚。湿性黏滞，缠绵难愈；虚分阴虚和气虚，正虚无力驱邪外出，病邪留恋。热在气营又被湿困，湿热蕴结蒸腾，胶合难解，困阻脾胃，影响肝胆疏泄，出现恶寒发热如疟，或但热不寒，汗出不畅，恶心纳呆，胸闷腹胀或腹痛，斑疹隐隐，关节疼痛，舌质红，苔黄腻，脉滑数。

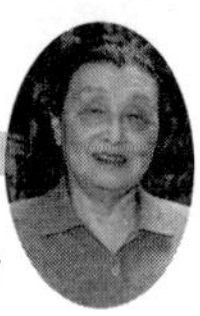

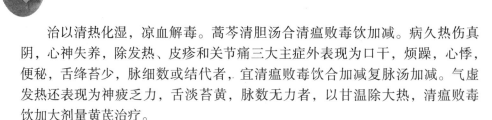

治以清热化湿，凉血解毒。蒿芩清胆汤合清瘟败毒饮加减。病久热伤真阴，心神失养，除发热、皮疹和关节痛三大主症外表现为口干，烦躁，心悸，便秘，舌绛苔少，脉细数或结代者，宜清瘟败毒饮合加减复脉汤加减。气虚发热还表现为神疲乏力，舌淡苔黄，脉数无力者，以甘温除大热，清瘟败毒饮加大剂量黄芪治疗。

二、临床治验

汪某，女，61 岁，干部。入院日期：2005 年 8 月 14 日。

因反复发热、皮疹 3 年余，再发 3 天而入院。

患者 2002 年因发热而住院，经治疗两月，发热不退，拟诊亚急性败血症。拟采用激素冲击治疗，患者不同意而来就诊。治以解肌宣表，清热凉血。当时处方：苏叶 9g，金银花 30g，连翘 15g，板蓝根 30g，鲜芦根 30g，白桔梗 6g，荆芥 6g，淡竹叶 9g，薄荷（后下）9g，水牛角 30g，川芎 6g，羌活 12g，粉丹皮 12g，茜草 12g。12 剂，水煎，分两次服。后徐志瑛教授因病无法随访。

2005 年 4 月患者又因发热、皮疹住院，诊为成人 still 病，采用抗生素、甲基强的松龙等治疗后，高热退，低热不解。8 月份准备撤减激素期间，8 月 9 日又出现发热，皮疹，肌肉酸痛，头痛鼻塞，上腭发痒，无恶寒，有汗出，腰酸脚软，伴血糖升高，舌质红，苔黄厚糙，脉细数。8 月 14 日住院并开始中药治疗。

诊断：发热（中医）。变应性亚急性败血症（西医）。

辨证：气虚表卫不固，营血亏虚，湿郁化热，外风夹内风，迫热外越，窜走肌腠，脉络之血妄行。

处方：青蒿 30g，炒黄芩 15g，制玉竹 15g，川黄连 9g，苏叶 9g，淡竹叶 9g，砂仁 9g，蔻仁 9g，甜杏仁 12g，生薏苡仁 30g，水牛角 12g，生地黄 12g，肥知母 12g，炙白薇 12g，鬼见羽 15g，车前草 15g，生甘草 9g。7 剂，水煎，分两次服。

二诊（2005 年 8 月 21 日）：低热未解，汗出减少，鼻塞已除，头痛颈板，皮疹未见，纳食正常，大便易稀，血糖偏高，舌质红，苔黄厚，脉细数。风邪已弱，气阴未复，内湿仍盛，虚火未减。治以益气养阴，清热凉血，和胃化湿。

处方：生黄芪 15g，肥知母 12g，生地黄 12g，白茯苓 15g，甜杏仁 12g，生枳壳 30g，青蒿 30g，川黄连 10g，水牛角 12g，生薏苡仁 30g，煨葛根 30g，炒莱菔子 12g，炙白薇 12g，佛手片 12g，砂仁 9g，蔻仁 9g，鬼见羽 15g。7

剂，水煎，分两次服。

三诊（2005 年 8 月 28 日）：1 周内仍有 1 ~ 2 次低热，头胀痛，上腭发痒，胸痛隐隐，腹泻已止，血糖升高，舌质红紫，苔根白，脉细缓。

处方：生黄芪 15g，白茯苓 15g，甜杏仁 12g，生枳壳 30g，青蒿 30g，川黄连 10g，水牛角 12g，生薏苡仁 30g，煨葛根 30g，炒莱菔子 12g，炙白薇 12g，佛手片 12g，砂仁 9g，蔻仁 9g，鬼见羽 15g，草果 12g，淡竹叶 9g。7 剂，水煎，分两次服。嘱测试病毒试验。

四诊（2004 年 9 月 4 日）：低热已解，头痛除，汗出消失，纳、便正常，上腭发痒，时有膝盖酸痛，舌质淡紫，苔根白糙，脉细缓。8 月 26 日病毒试验：轮状病毒抗体 IgG 阳性。

处方：生黄芪 15g，白茯苓 15g，甜杏仁 12g，生枳壳 30g，青蒿 30g，川黄连 10g，水牛角 12g，生薏苡仁 30g，煨葛根 30g，炒莱菔子 12g，炙白薇 12g，佛手片 12g，砂仁 9g，蔻仁 9g，鬼见羽 15g，草果 12g，淡竹叶 9g，土牛膝 12g，板蓝根 30g。，7 剂，水煎，分两次服。

五诊（2005 年 9 月 11 日）：体温正常，口干咽时燥，头晕乏力，舌质紫，苔中根厚，脉细缓。强的松减为 1 天 10mg。

处方：制黄精 30g，生枳壳 30g，生薏苡仁 30g，青蒿 30g，川黄连 10g，银柴胡 12g，炙白薇 12g，炒莱菔子 12g，制玉竹 15g，淡竹叶 9g，土牛膝 12g，草果 12g，鬼见羽 12g，砂仁 9g，蔻仁 9g。7 剂，水煎，分两次服。

六诊（2005 年 9 月 18 日）：体温正常，口干咽时燥，头晕乏力，舌质紫，苔中根白，脉细缓。强的松减为 1 日 5mg。

处方：西党参 12g，制黄精 30g，炒苍术 12g，生枳壳 30g，生薏苡仁 30g，川黄连 10g，炙白薇 12g，制玉竹 15g，淡竹叶 9g，佛手片 12g，砂仁 9g，蔻仁 9g，土牛膝 12g，草果 12g，鬼见羽 12g。14 剂，水煎，分两次服。

七诊（2005 年 10 月 2 日）：患者突然发热，稍有鼻塞，头痛如裂，耳塞，恶心呕吐，腹胀便调，无咳嗽，舌质淡紫红，苔白，脉细数。此乃复感外邪。治以清热宣肺，和胃解表。

处方：金银花 30g，连翘 20g，白桔梗 9g，淡竹叶 9g，荆芥 9g，薄荷（后下）9g，板蓝根 30g，苏叶 9g，炒黄芩 15g，姜竹茹 9g，前胡 9g，香白芷 9g，姜半夏 12g，神曲 15g，鲜芦根 30g，川芎 6g。3 剂，水煎，分两次服。

八诊（2005 年 10 月 5 日）：1 剂后热退，外感症状解，体力恢复较快，舌质淡紫，苔白，脉细缓。强的松减为 1 日 2.5mg。

处方：西党参 12g，制黄精 30g，炒苍术 12g，生枳壳 30g，生薏苡仁 30g，川黄连 10g，炙白薇 12g，制玉竹 15g，淡竹叶 9g，佛手片 12g，砂仁 9g，蔻

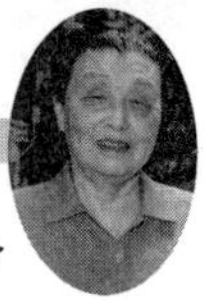

仁9g，土牛膝12g，草果12g，鬼见羽12g。14剂，水煎，分两次服。

出院后随访1年，病情稳定，未出现皮疹和发热，正常生活和工作。

按：成人still病，又名变应性亚急性败血症。气虚卫表不固，营血亏虚，湿郁化热，外风夹内风，迫热外越，窜走肌腠，脉络之血妄行，又湿浊内蕴，从六经辨证乃太阳、少阳合病，故湿热形成，反复发热，先以蒿芩清胆汤合三仁汤加减，佐以凉血散风之品，并逐渐减少激素，加用生地黄、知母、甘草以减轻副作用，最后痊愈出院。随访1年，生活和工作如常。

第三章

方药经验

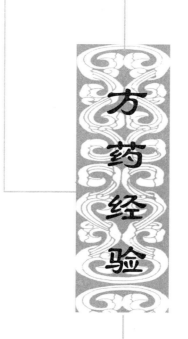

薏苡仁应用经验

一、薏苡仁的功效

薏苡仁甘、淡、凉，归脾、胃、肺经。利水渗湿，健脾除痹，清热排脓。徐志瑛教授用薏苡仁治咳，首先取其淡渗下行，引邪外出，助肺气肃降之效；其次赖其清利通行，转输敷布，恢复治节；再者助脾胃之气上达，以充养肺脏。该药一举数得，是基于对肺之宣肃与脾胃之升降关系的深刻理解。《临证指南医案·咳门》云："因于湿者，有兼风兼寒兼热之不同，大抵以理肺治胃为主。"说明肺与脾胃关系的重要，"理肺治胃"是治咳之原则。

二、用药经验

（一）外感咳嗽皆用薏苡仁

《医学三字经·咳嗽》云："《内经》云'五脏六腑皆令人咳，非独肺也。'然肺为气之主，诸气上逆于肺则呛而咳，是咳嗽不止于肺，而亦不离于肺也。"肺的功能体现在宣发与肃降两个方面，宣发主升，肃降主降，此一升一降协调有度，才能使气得所主，营卫之气顺利布护，水液可以通调无阻，三焦之气运行正常。凡风、寒、暑、湿、燥、火六淫之邪侵袭人体，必先从口鼻、皮毛而入，直犯于肺。肺气被邪气所阻，于是宣降失职，气逆而为咳。治咳宣发固然重要，但徐志瑛教授更重视肃降。肃降者即是清肃、洁净和下降。肺为娇脏，容不得外物，气道不洁，则咳嗽气逆。气道洁净，邪不干肺，气降有归，不上逆于肺，则咳自止。徐志瑛教授常配伍金荞麦、黄芩、老鹳草、佛耳草、桑白皮清肃肺气；浙贝母、天竺黄、海浮石、蛤壳化痰祛痰，使痰有去路，洁净气道；木蝴蝶利咽，清洁气道之门户；桔梗开宣肺气，利咽祛痰，宣肃并用，上下分消，更用生薏苡仁、炒薏苡仁，其义有四：一为借淡渗之力，渗泄湿邪，清肺化痰；二为借其滑利之性，引邪外出；三为借其下降之功协助降气，与桔梗配伍，一升一降，调畅气机；四为顾护中焦，升发脾气，防病传变。正如《临证指南医案·咳门》所说："因于暑者，为熏蒸之气，清肃必伤，当与微辛微凉，苦降淡渗，俾上焦蒙昧之邪下移出腑而后已。"不仅治暑咳用薏苡仁是此机理，凡用薏苡仁治外感咳嗽均为同一

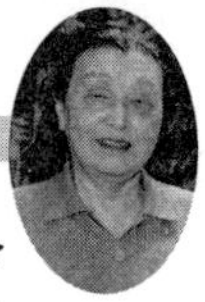

机理。

（二）久咳伤津亦用薏苡仁

外感咳嗽，日久不愈，阴津必伤，或以为薏苡仁为淡渗之品，易伤阴津，为何徐志瑛教授每每用之？须知邪热蕴肺必致宣肃失职，不仅伤及肺阴，而且影响周身脏腑之阴津输布。治必清肺热，兼顾养阴，故徐志瑛教授常配伍金荞麦、黄芩、云雾草、桑白皮、老鹳草、佛耳草清其热，沙参、麦门冬、天花粉、芦根、石斛养其阴，桔梗、浙贝母、蛤壳、海浮石化其痰，更用薏苡仁、淡竹叶之类，取其滑利通泄之性，通调水道，给热邪以出路，为阴津导通路，邪得出路，津得通路而敷布脏腑，则病自愈，且薏苡仁虽具淡渗之性，然体滑质润，不易伤津。

（三）脾虚湿咳必用薏苡仁

脾失健运，必致水湿停聚，为饮为痰，贮于肺中，阻滞气机，发为咳嗽，故古人有“脾为生痰之源，肺为贮痰之器”之说。此类患者必咳嗽、痰多，或脘痞呕恶，舌苔厚腻，脉滑，故徐志瑛教授多配伍藿香、佩兰、姜半夏、茯苓、制胆星、苍术、生薏苡仁、炒薏苡仁、炒莱菔子等健脾燥湿，如痰郁发热，咳痰不畅，质稠或黄，加金荞麦、桑白皮、浙贝母、桔梗、海浮石之类；如痰白如沫、畏寒怕冷，加干姜、细辛温肺化痰。肺为水之上源，与脾为母子关系，运用薏苡仁，妙在既能运脾以祛湿，又能清肺以化痰，且其味淡，渗泄下行，使邪有出路。

三白汤应用经验

一、三白汤组成

三白汤为徐志瑛教授多年临床积累的经验方，由白及、白蔹、白芷三药组成。

二、三白汤方解与功效

白及入心、肝、脾经，有清热解毒、散结生肌、止血之功；白芷入肺、脾、胃经，有祛风燥湿、消肿止痛之功；白蔹入肺经，有补肺止血、消肿生肌、敛疮之功。徐氏三白汤中白及清热止血，白芷祛风止痛，白蔹解毒散结，三药联用，苦中有辛，温中有寒，全方具有清伏热、散郁结、祛风凉血、消肿止痛、生肌敛疮功效，使清泄而不伤正，生肌而不恋邪，寒凉而不壅气，达到邪去热清正复。徐氏三白汤适用于有热象但不明显，即藏有伏热之病证，如存在血热、郁热、肿痛、瘀滞等，有些潜藏在体内，肉眼看不见，有些表现在皮肤、黏膜，透邪于表而邪未去；对一些正气未亏损、邪正相持的病证疗效更好；但也要根据邪正的盛衰随症加减，以提高疗效。白芷有引药之功，可引药物到达病所。全方祛邪不伤正，清热不恋邪用于难治性皮肤病，血管性、神经性疾病的治疗效果较好。临床通过加减，用于顽固性口腔溃疡、难治性臁疮、黄褐斑、隐性血尿、三叉神经痛效果良好。

三、临床治验

案1

秦某，男，64岁，退休工人。初诊日期：2003年9月22日。

患者口腔溃疡反复发作近5年，发作无明显规律，时起时伏，遇劳累或烦怒症状加重，病程延长。间歇性用消炎药、清凉药或维生素B_2等缓解，但未能控制发作。就诊时口腔黏膜、舌边缘散在红斑点，多个黄白色溃疡面，伴四周红肿，个别波及口角边，痛剧，进食困难，口干苦臭，晨起明显，喜饮少食，喜怒心烦，寐差，形瘦，舌质红，苔薄白，脉细弦。

诊断：顽固性口腔溃疡。

辨证：素体阴虚，有伏热暗耗阴液，又遇热邪侵淫，易郁而化火，入血生热，伤及上中二焦，侵于肺胃，达于肝脾，火易上炎，使舌络受侵而生口腔溃疡。

治则：清热和营，泻肺解毒，养阴生津，消肿生肌，和胃凉肝。

处方：白蔹15g，白芷10g，白及12g，水牛角12g，生地黄12g，丹皮10g，鹿衔草15g，蒲公英30g，忍冬藤25g，淡竹叶10g，制玉竹10g。7剂，水煎，分两次服。

二诊（2003年9月29日）：口腔溃疡缩小，痛略缓解，舌质红，苔薄白，脉细弦。

处方：白蔹15g，白芷15g，白及12g，水牛角12g，生地黄12g，丹皮10g，鹿衔草15g，蒲公英30g，忍冬藤25g，淡竹叶10g，制玉竹10g，平地木15g，佛手片10g。14剂，水煎，分两次服。

三诊（2003年10月13日）：口腔溃疡基本消退，偶有隐痛，晨起口干口苦，喜饮，寐差，纳减，腹胀，舌质红，苔薄白，脉细弦。

处方：白蔹10g，白及10g，白芷10g，蒲公英30g，鹿衔草15g，制玉竹

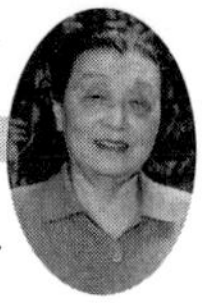

10g，丹皮 10g，佛手片 10g，麦冬 10g，石斛 12g，炒谷芽 12g，炒麦芽 12g，茯苓 12g，藤梨根 25g，平地木 15g，合欢皮 15g，合欢花 15g。

此方随症加减 3 个月，口腔溃疡未见发作。

案 2

孔某，男，67 岁，退休工人。初诊日期：2002 年 10 月 13 日。

患者双下肢静脉曲张 10 余年，5 年前因钝器伤，右外踝上端击破溃烂，久治至今未愈。溃烂处常年渗出稠水、结痂，再渗出、痂破，再出稠水，逐年小腿以下皮肤变暗红、少光泽、局部变黑，有时溃面久不收口，甚时发热，需输液消炎控制，西医建议植皮或截肢。就诊时双下肢小腿以下皮肤呈黑色僵硬，隐隐可见曲张静脉，右外踝臁疮面约 1.0cm×1.0cm 大小，中部下陷，有渗出物，色淡黄质稠黏，痛剧。外科予以双氧水清洗，利凡诺纱布包扎。患者慢性支气管炎 20 年，左肺癌行肺叶切除术后两年，常年咳嗽、咳痰，活动后气急，舌质红，苔少，脉弦数滑。

诊断：难治性臁疮。

辨证：起病多年，初期寒凝阻络，气血不畅，后化热伤络，湿热下注，又因皮肤破伤而感染，湿毒内侵，瘀阻不祛，精微不至，血肉腐败，必耗气伤阴，又合肺之宿疾，肺失宣肃，失去朝百脉、主皮毛的功能。

治则：清肺化湿，解毒祛瘀，益气养阴，通络敛疮。

处方：白蔹 20g，白及 10g，白芷 10g，金荞麦 30g，肺形草 30g，山海螺 30g，老鹳草 20g，桑白皮 12g，浙贝母 12g，天花粉 10g，赤芍 10g，土茯苓 30g，地肤子 15g，漏芦 15g，石斛 12g，皂角刺 9g。14 剂，水煎，分两次服。

二诊（2002 年 10 月 27 日）：局部疼痛减轻，行走感轻松，舌质红，苔少，脉弦数滑。嘱患者减少行走，两脚宜多抬高，保持疮面清洁。

守前方随诊加减近 1 年。

三诊（2003 年 10 月 20 日）：两小腿皮肤转褐色，皮肤转有光泽，疮面减小，溃疡水渗出减少，结痂期延长，由原来 1 周增加至半月或 1 个月；溃臁期缩短，由 7～10 天减少到 3～5 天。

处方：白蔹 20g，白及 15g，白芷 12g，金荞麦 30g，南沙参 30g，肺形草 30g，黄芩 12g，老鹳草 20g，桑白皮 12g，浙贝母 12g，天冬 15g，麦冬 15g，露蜂房 20g，石斛 12g，皂角刺 9g，赤芍 10g，五味子 10g，佛手片 10g。14 剂，水煎，分两次服。

后连续服用又达 1 年，溃臁口愈合，半年未复发，疼痛消失，因曲张静脉难以消失，嘱避免外伤。

案 3

孔某，女，37 岁，公司职工。初诊日期：2002 年 9 月 21 日。

患者近 2 年来面部色斑，症见面部两颧浅色黄褐斑，无痛痒，平时遇劳累或工作压力易心烦急躁，睡眠多梦易醒，时有颈僵头昏，腰酸耳鸣，口干喜饮，月经逐年减少，月经前后无定期，经血暗红，经前乳胀乳痛，面部黄褐斑加深，舌质红，苔薄白，脉弦细。

诊断：黄褐斑。

辨证：忧思抑郁，气滞血瘀，郁而化火，火不制水，火燥结滞，血虚不能上荣，而生色斑。

治则：清热解郁，行滞散结，养血驻颜。

处方：白蔹 15g，白及 15g，白芷 12g，生地黄 15g，八月札 15g，当归 15g，川芎 10g，炒白芍 12g，重楼 12g，郁金 12g，玫瑰花 10g，青皮 10g，陈皮 10g，百合 10g，桑寄生 15g，川断 15g，夜交藤 30g，山慈菇 20g。14 剂，水煎，分两次服。

二诊（2002 年 10 月 5 日）睡眠好转，乳胀、乳痛减轻，腰酸、耳鸣缓解，口干喜饮减少，舌质红，苔薄白，脉弦细。

处方：白蔹 15g，白及 15g，白芷 12g，生地黄 15g，八月札 15g，当归 15g，川芎 10g，炒白芍 12g，重楼 12g，郁金 12g，玫瑰花 10g，青皮 10g，陈皮 10g，百合 10g，桑寄生 15g，川断 15g，夜交藤 30g，山慈菇 20g，南沙参 30g，炒杜仲 12g。14 剂，水煎，分两次服。

1 月后气色明显好转，黄褐斑明显消退，月经前稍有加深，再连服 2 月，黄褐斑基本消退。

案 4

田某，女，57 岁，退休工人。初诊日期：2004 年 9 月 15 日。

患者隐性血尿 7 年，体检时发现尿检镜下红细胞（+ ~ ++），无明显尿痛、尿急、尿频，尿红细胞形态检查示异形红细胞占 97%，诊为慢性隐匿性肾炎（未穿刺），经百令胶囊、保肾康片及抗炎止血等治疗，镜下红细胞未能消退，遂来中医门诊。症见腰酸，头昏耳鸣，晨起口干，易疲劳，舌质淡，苔薄白，脉细数。绝经 5 年，曾患支气管扩张咯血史。

诊断：隐性血尿。

辨证：素体肺阴亏虚，夹有伏邪，正虚邪恋，郁而化热，日久伤及气血，入侵营分，灼伤脉络，而见血尿。

治则：清营祛邪，凉血止血，益气收敛，生津益肾。

处方：白蔹 15g，白及 15g，白芷 12g，肥知母 9g，黄柏 30g，淮山药

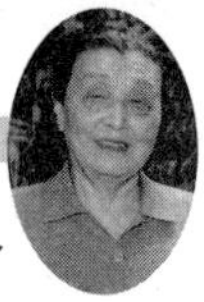

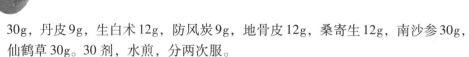

30g，丹皮9g，生白术12g，防风炭9g，地骨皮12g，桑寄生12g，南沙参30g，仙鹤草30g。30剂，水煎，分两次服。

二诊（2004年10月15日）：尿检镜下红细胞（±），自述腰酸、头昏耳鸣、晨起口干明显好转，精神好转，舌质淡，苔薄白，脉细数。

处方：白蔹15g，白及15g，白芷12g，肥知母9g，淮山药30g，丹皮9g，生白术12g，防风炭9g，桑寄生12g，南沙参30g，仙鹤草30g，川断12g，炒杜仲12g。30剂，水煎，分两次服。

续服用两个月，尿检红细胞消失，随访半年未复发。

案5

占某，女，58岁，退休老师。初诊日期：2005年3月22日。

患者因右侧牙龈肿痛，经口腔科治疗后肿胀退，继而出现三叉神经痛，呈进行性、阵发性加重，向右侧面部上额、颞部放射性跳痛、胀痛为主，遇洗面、擤鼻涕、刷牙易诱发，入夜更甚，影响睡眠，需要服止痛药入睡，近3月因疼痛不解来就诊。症见痛苦貌，精神疲软，面色欠华，伴腰酸背痛，口苦口干，心烦易怒，舌体胖，苔薄白，脉细数。

诊断：三叉神经痛。

辨证：内外邪相搏，郁而化热，火热之邪循经上扰，上攻头面，久而耗气伤阴，正虚邪恋，久而难愈。

治则：清热透邪，活血止痛，祛风解毒，益气养阴。

处方：白蔹15g，白及15g，白芷12g，藁本12g，水牛角12g，丹皮12g，夏枯草15g，丝瓜络12g，潼蒺藜12g，白蒺藜12g，怀牛膝12g，僵蚕12g，蔓荆子12g，红花12g，黄精20g。7剂，水煎，分两次服。

二诊（2005年3月29日）：疼痛稍有缓解，舌体胖，苔薄白，脉细数。

上药连服两周，阵发性疼痛发作间隙明显延长，遇洗面、刷牙诱发，但疼痛程度明显减轻，可以忍耐，入夜可以睡眠。

随症加减两个月，疼痛消失，后转入巩固治疗。

皂角刺应用经验

一、皂角刺功效

皂角刺为豆科植物皂荚的干燥棘刺，又称皂荚刺、皂角针、皂针、皂刺和天丁等，味辛，性温，归肝、胃经。具有消肿托毒排脓、破坚削积、活血祛瘀、祛风杀虫之功效。

二、用药经验

《本草纲目》记载，皂角刺能“治痈肿，妒乳，风疠恶疮，胞衣不下，杀虫”。《本草崇原》记载，皂角刺能“定小儿惊风发搐，攻痘疮起发，化毒成浆”。现代研究表明，皂角刺具有抗菌、抗炎、抗病毒、免疫调节、抗凝血和抗肿瘤等作用。

徐志瑛教授认为，皂角刺能“通闭塞，疗壅滞，促使脓腔溃破”，在呼吸系统疾病中能促使脓痰从气管排出，临床多用于慢性阻塞性肺气肿、老慢支、哮喘、慢性咽炎、痈疽初起和脓成不溃之疮疖、慢性滑膜炎、乳腺小叶增生等，效果甚佳。皂角刺还能“通行全身经络，搜刮在脂膜经络之中之无形之痰”，临床用于肥胖、高脂血症等代谢综合征。

三、临床治验

案 1

费某，女，28 岁，职工。初诊日期：2002 年 11 月 1 日。

3 个月前不慎着凉后出现咽痒、干咳，每于大声说话或吸入刺激性气味后加重，舌质红，苔薄白，脉细滑。当地医院诊为慢性咽炎，经用抗生素治疗近两个月无效。查咽部充血明显，咽后壁可见增生的淋巴滤泡，双侧扁桃体刚可及，两肺听诊无殊。

诊断：慢性咽炎。

辨证：外感风寒，郁久化热，炼津成痰，痰热相搏，凝滞咽部为病。

治则：清热泻火，祛痰利咽。

处方：金荞麦 30g，炒黄芩 12g，重楼 12g，射干 12g，皂角刺 12g，桑白皮 12g，浙贝母 20g，桔梗 12g，生薏苡仁 12g，炒薏苡仁 12g，人中白 12g，地肤子 12g，寒水石 12g。7 剂，水煎，分两次服，并嘱多饮开水，勿大声说话。

二诊（2002 年 11 月 8 日）：咽痒已除，咳嗽明显缓解，舌质红，苔薄白，脉细滑。

处方：金荞麦 30g，炒黄芩 12g，射干 12g，皂角刺 12g，桑白皮 12g，浙贝母 20g，桔梗 12g，生薏苡仁 12g，炒薏苡仁 12g，人中白 12g，寒水石 12g，生白术 12g，防风各 12g。7 剂，水煎，分两次服。

续服两周，诸症愈，随访 1 年未复发。

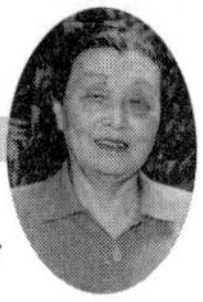

按：慢性咽炎属中医“喉痹”范畴，多为风、火、痰、虚、瘀、郁互结于咽所致。本例为外感风寒，郁久化热，炼津为痰，痰热相搏，凝滞于咽部为病。方中金荞麦、黄芩、寒水石、人中白清热泻火；重楼、射干利咽消肿；地肤子清热利湿；桑白皮、桔梗、浙贝母祛痰宣肺止咳；皂角刺功善祛风消肿，引药上行，治上焦病。诸药合用，故能取效。

案2

陆某，女，20岁，学生。初诊日期：2003年5月5日。

无明显诱因感双下肢肿胀、疼痛两月余，行走时疼痛加重。近来双侧膝关节及踝关节肿胀、疼痛明显加重，行走困难，舌质淡，苔薄腻，脉弦滑。某医院骨科诊为慢性滑膜炎，经口服消炎药后，疼痛稍缓，但关节肿胀加重。查体：双侧膝关节及踝关节肿胀明显，局部压痛，活动受限，浮髌试验（+）。

诊断：慢性滑膜炎。

辨证：外感寒湿，痰浊内生，流注于肌肉关节。

治则：温经通络，涤痰利湿。

处方：草乌6g，桂枝6g，皂角刺10g，白芥子12g，姜半夏12g，桑枝12g，露蜂房12g，制乳香12g，制没药12g，路路通12g，忍冬藤30g，豨莶草30g，茯苓皮30g，络石藤30g。14剂，水煎，分两次服。并予蚕砂500g纱布包，加热后外敷，每日3次。

二诊（2003年5月19日）：肿胀已消大半，并行走自如，舌质红，苔薄白，脉细滑。

处方：草乌6g，桂枝6g，皂角刺10g，白芥子12g，桑枝12g，露蜂房12g，制乳香12g，制没药12g，忍冬藤30g，豨莶草30g，茯苓皮30g，络石藤30g，葛根30g，川牛膝12g。7剂，水煎，分两次服。

继服两周痊愈，随访3个月未复发。

按：慢性滑膜炎属中医“痹证”范畴，多为外感寒湿，或跌打损伤，致经脉痹阻，痰浊内生，流注于肌肉关节为病。痰湿互结是本病缠绵难愈之关键。若仅通络利湿而不除痰，则难以彻底清除湿浊之邪，日久致气滞血瘀，痰瘀互结则更难治愈。徐志瑛教授在通络利湿的基础上加用皂角刺、白芥子等涤痰散结之品，可谓切中要害，故能取得较好疗效。

案3

叶某，女，31岁，未婚。初诊日期：2003年4月1日。

近半年来双侧乳房时有胀痛，多于月经前加重。近1个月来左侧乳房可触及蚕豆大肿块，月经准时，经色暗红，时有血块，寐差，舌质偏黯，苔白，脉弦滑。查左侧乳房右下方可扪及一2cm×3cm的肿块，边界清，压痛轻，局部皮肤无红肿，腋下淋巴结无肿大，红外线扫描提示左侧乳腺小叶增生。

诊断：乳腺小叶增生。

辨证：肝郁气滞，痰瘀互结。

治则：疏肝解郁，活血涤痰软坚。

处方：柴胡12g，炒当归12g，川芎12g，广郁金12g，制香附12g，皂角刺12g，山慈菇12g，炮山甲12g，王不留行12g，茯苓12g，焦山栀9g，青皮9g，陈皮9g。7剂，水煎，分两次服。

二诊（2003年4月8日）：1周后乳房胀痛缓，寐已安，舌质偏黯，苔白，脉弦滑。

处方：柴胡12g，炒当归12g，川芎12g，广郁金12g，制香附12g，皂角刺12g，山慈菇12g，炮山甲12g，王不留行12g，茯苓12g，生地黄9g，熟地黄9g。7剂，水煎，分两次服。

继服两周，乳房肿块消失，诸症愈。随访半年未复发。

按：乳腺小叶增生属中医“乳癖”范畴，为七情忧思，肝气郁结，脾气壅滞，瘀痰结聚于乳腺而致病。治当疏肝解郁，化瘀除痰软坚。皂角刺辛散温通，有软坚透络之力，与王不留行、穿山甲等活血软坚之品相须为用，可使痰瘀祛而肿痛自消。

案4

王某，男，35岁，厨师。初诊日期：2002年11月29日。

发现血脂升高2年。近半年来常感头晕、乏力、腹胀，近日来诸症加剧，且大便干结，1周2次，舌淡红，苔白腻，脉弦滑。平素嗜食肥甘厚味，嗜烟酒，但近半年来饮食已有所控制。曾服用脂必妥等降血脂药3月余，疗效欠佳。查体形体偏胖，腹部饱满，肝脾肋下未及，血脂：TG 6.82mmol/L，CHOL 9.62mmol/L，肝胆B超示：轻度脂肪肝。

诊断：高脂血症。

辨证：恣食肥甘，脾胃受损，痰湿中阻，上蒙清窍。

治则：燥湿健脾，祛痰息风。

处方：炒苍术12g，炒白术12g，皂角刺9g，姜半夏9g，全天麻9g，川黄连6g，炒当归15g，葛根30g，玉米须30g，苦丁茶20g，绞股蓝20g，佛手片12g，芦荟1g。7剂，水煎，分两次服。并嘱控制饮食，增加运动。

服药3周后，头晕等症消失，复查血脂，各项指标均已恢复至正常范围。随访半年未复发。

按：高脂血症多为素体禀赋不足，或恣食肥甘厚味，致脾失健运，痰浊

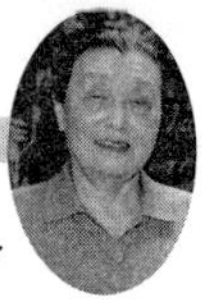

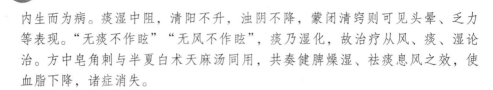

内生而为病。痰湿中阻，清阳不升，浊阴不降，蒙闭清窍则可见头晕、乏力等表现。“无痰不作眩”“无风不作眩”，痰乃湿化，故治疗从风、痰、湿论治。方中皂角刺与半夏白术天麻汤同用，共奏健脾燥湿、祛痰息风之效，使血脂下降，诸症消失。

枳壳应用经验

一、枳壳的功效

枳壳属理气类药，味苦、辛、酸，性微寒。归脾、胃、大肠经。功效破气消积，化痰除痞。

《雷公药性赋》云：“枳壳味酸、苦，性微寒，无毒，沉也，阴也。其用有四：消心下痞塞之痰，泄腹中滞塞之气，推胃中隔宿之食，削腹内连年之积。”《本草纲目》曰：“实、壳上世未分，至魏晋开始分用，乃一物也，小如指顶而实者为实，长成而空者为壳。”可见，枳实与枳壳至魏晋开始分而用之，其功效相似，但以枳壳作用较缓和。观古今医家对枳壳的论述，多为入汤剂内服。如《伤寒论》中的大承气汤，《医学正传》中的曲麦枳术丸，《金匮要略》中的枳实薤白桂枝汤、枳实芍药散等，临床应用甚广。现代研究证明，枳壳对胃肠平滑肌呈双相调节作用，既可降低处于紧张状态的胃肠平滑肌的张力，有解痉之功；又可兴奋松弛状态的胃肠平滑肌，提高张力，增强其蠕动。枳壳能兴奋子宫，使子宫平滑肌收缩。枳壳中含有对羟福林和N-甲基酪胺，有强心、增加心输出量、改善心泵血功能及提高外周阻力、升高血压的作用。另外，枳壳还有抗炎、抗肿瘤、降糖、减肥、抗抑郁和抗过敏作用。

二、用药经验

徐志瑛教授用枳壳通常剂量较大，可达30g，多加入复方中煎汤内服。

徐志瑛教授在呼吸系统疾病中喜用枳壳，且效果显著。现行中药教材未将枳壳归入肺经，但历代本草著作有将枳壳归入肺与大肠经者。如《本草征要》云：“枳壳味苦，微寒，无毒。入肺、脾、胃、大肠四经。面炒，破至高之气，除咳逆停痰。助传导之官，消水留胀满。枳实（即枳壳之小者）破积有雷厉风行之势，泻痰有冲墙倒壁之威。解伤寒结胸，除心下急痞。”此与徐志瑛教授用意吻合。

纵观痰湿、气滞、血瘀诸症，不外乎气机不畅，导致血行不利而血脉瘀阻；或气机不畅而津液运化失常，导致聚液生痰。痰湿、气滞、血瘀又互为病因，相互夹杂，变化丛生。徐志瑛教授能在错综复杂的病机中抓住主要矛盾，根据枳壳的功效特点大剂量运用且效果良好。

（一）痰湿诸症

徐志瑛教授认为，呼吸系统疾病都离不开痰湿。痰是人体脏腑气血失和、津液运化失常的病理产物，包括可咳吐而出或可触及痰核的有形之痰，以及停积于脏腑、经络、血脉的无形之痰。湿邪为患有内外之分，外湿是指感受由地气升腾之雨露雾湿；内湿是指嗜食膏粱厚味，脾胃受损，健运失司，湿从内生。气能行津，气的升降出入运动是津液输布的动力，气机阻滞可导致水液停留而成痰湿。朱丹溪曰："善治痰者，不治痰而治气，气顺则一身之津液亦随气而顺矣。"故气的治疗在整个痰饮的治疗中起重要作用。慢性呼吸系统疾病病程较长，痰积已深，临床多见反复咳嗽咳痰，痰阻喉中，咳而不清，胸闷气喘，动则加重，且苔白或白腻，脉滑或濡。枳壳具有行气推饮作用，徐志瑛教授一般重用枳壳达30g，一则化痰消积，二则行气除痞作用。更重要的是，枳壳在治疗痰饮中还有引物的作用，能引导其他化痰药直达病所，气行则水行，从而更好地发挥功效。

临床中徐志瑛教授常用于慢性支气管炎、肺气肿、肺心病、慢性阻塞性肺疾病、肺间质纤维化、肺结节、哮喘、鼻炎、咽炎、肺癌等疾病的治疗，多以金荞麦、黄芩、桑白皮、浙贝母、桔梗、薏苡仁、天竺黄、海浮石、枳壳为基础方。炎症甚，加鱼腥草、老鹳草、重楼、射干等；气喘甚，加苏梗、苏木、白芥子、莱菔子等；慢性阻塞性肺疾病、肺间质纤维化、肺结节，选加肺形草、云雾草、橘核、橘络、丝瓜络、皂角刺、山慈菇、石见穿等；哮喘，选用麻黄、黄荆、徐长卿、川芎、白芍等；鼻炎，选加鹅不食草、辛夷、白芷、苍耳子等；咽炎、咽痒，选加玄参、西青果、人中白、木蝴蝶、浮萍、白鲜皮、地肤子等；肿瘤，选用蛇六谷、山慈菇、藤梨根等。

（二）气滞诸症

脾胃是人体后天之本，脾主升，胃主降；胃主受纳，脾主运化，两者共同完成饮食物的消化吸收及精微输布。脾气升，则水谷之精微得以输布；胃气降，则水谷及其糟粕得以下行。反之，脾气不升，水谷精微不能正常输布而停滞于胃肠，胃气不降或上逆，水谷及其糟粕不能下行以出魄门，故可导致升降失常，气机阻滞，临床见腹胀、腹满、心下痞甚至疼痛等症状。徐志

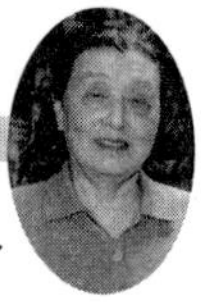

瑛教授认为，脾升胃降，相反相成，缺一不可。现代医学研究证明，慢性胃炎、非溃疡性消化不良、肠激惹综合征、慢性结肠炎、肠梗阻这些疾病均存在胃肠运动功能障碍，理气药枳壳能促进胃肠排空，达到消胀止痛之效。

临床中徐志瑛教授除用于上述疾病外，还常用于胃溃疡、不明原因腹泻、胆囊炎、肾结石等疾病。胃炎、消化不良、胃溃疡多选加蒲公英、川黄连、吴茱萸、乌贼骨、佛手、娑罗子、无花果、八月札等；胃溃疡出血多选加白及；胆囊炎多选加金钱草、白花蛇舌草等；肠炎、不明原因腹泻多与二陈汤、痛泻要方、马齿苋、车前子等配伍；肠梗阻多选加三承气汤；肾结石多选加金钱草、海金沙、生山楂等。

（三）血瘀诸症

“气为血之帅，血为气之母”，气与血关系密切。气能行血，气的推动作用是血液运行的动力；血是气的载体，血载气以行。气滞常可引起血行不利，血脉瘀阻；血脉瘀阻、血行不畅，则可导致气机阻滞，气逆不通，出现疼痛、肿胀等症状。“气行则血行，气滞则血瘀”，在治疗血瘀证时运用理气药枳壳，能起到很好的推动血液运行的作用。

临床中徐志瑛教授常用于冠心病、糖尿病、高脂血症、颈椎病、月经失调、肥胖、甲状腺结节、乳癌等。冠心病胸痛多选加丹参、薤白、瓜蒌、桂枝等；糖尿病多选加黄芪、川黄连、玉米须、六味地黄丸；高脂血症多选加苦丁茶、决明子、绞股蓝、夏枯草、王不留行等；肥胖多选加苦丁茶、绞股蓝、荷叶、夏枯草、芦荟等；颈椎病多选加葛根、丹参、天麻等；月经失调多选加当归、柴胡、川芎、益母草、失笑散等；甲状腺结节、乳癌多选加蛇六谷、山慈菇、石见穿、青皮、山甲等。

（四）冬令膏方

冬主收藏，冬令调补的膏方中常有多种补益剂。补益药多腻滞，易导致气机壅滞而出现腹胀、腹满症状。在冬令膏方中加300g枳壳，可起理气疏通作用，使诸多补益药补而不腻，动静结合，有助于膏滋药的吸收，从而更好地发挥膏方的作用。

三、临床治验

邢某，女，38岁，干部。初诊日期：2009年4月9日。

反复咳嗽咳痰、胸闷气急5年，加重1月就诊。2006年因胸闷气急入住某院，经CT摄片及肺功能等检查，诊断为间质性肺炎伴纤维化。症见咳嗽咳痰明显，痰色黄白相兼，面色晦暗，色素沉着明显，坐位时有气急感，上楼梯更为明显，胸闷心悸，神疲懒言，少气无力，舌质紫红，苔白，脉细弱。听诊右肺背部可闻及干湿性啰音，左肺呼吸音明显减低。肺功能检查提示：轻度限制性肺通气功能障碍，肺弥散功能重度降低。

诊断：间质性肺炎。

辨证：痰浊内蕴，肺失宣降，痰阻气道，痰贮于肺，胸阳难振，由脾涉肾，影响心阳，血不养心。

治则：清肺豁痰，行气活血，软坚通络。

处方：肺形草 30g，金荞麦 30g，枳壳 30g，炒黄芩 20g，浙贝母 20g，白桔梗 12g，桑白皮 12g，生薏苡仁 12g，炒薏苡仁 12g，天竺黄 12g，寒水石 12g，山慈菇 12g，海蛤壳 12g，莪术 12g，橘络 12g，苏梗 12g，苏木 12g，藤梨根 30g，皂角刺 9g。每日 1 剂，水煎服。嘱预防感冒，忌食海鲜、辛辣等。

治疗 1 个月后，咳嗽减少，痰量亦明显减少，胸闷气急好转。上方加软坚活血，调补肺、脾、肾三脏阳气药物，又治疗 1 个月，两肺啰音基本消失。2009 年 8 月 27 日复查胸片：肺部病变明显吸收。予膏方调治，病情稳定，以丸剂巩固治疗。

按：间质性肺炎中医属于“咳嗽”“肺胀”“喘证”“胸痹”“肺痿”等范畴。本病大多病程较长，常出现痰、湿、虚、瘀，错综夹杂，其病机为本虚标实，肺、脾、肾三脏之气不足为本虚，痰瘀阻于肺络为标实。故治疗时，必先清热宣肺，行气活血，祛痰通络；待病情稳定后，继续清肺祛痰，同时加用软坚活血之品，继而调补脾肾。本例患者处于急性发病期，痰浊内蕴，肺失宣降，痰气互结，气滞血瘀，故治疗当以清肺豁痰、行气活血为先。因痰为水液停聚的病理产物，徐志瑛教授认为，“气行才能水行，气行才能血动”，且肺主气，能通调水道，故治疗时重用行气药枳壳达 30g，以调畅全身气机，助行液排痰；配以活血化瘀之品，以消除沉积在肺中的瘀血，徐志瑛教授常选用桃仁、赤芍、苏木、莪术、王不留行等药物，既可起到活血祛瘀之效，又能兼施软化顽痰老痰之功。待患者病情趋于稳定，即加入调补肺、脾、肾三脏阳气之药物，标本兼治，从而收到较好的临床疗效。

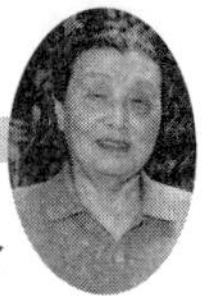

白蔹应用经验

一、白蔹的功效

白蔹属清热解毒药类，苦、辛，微寒，归心、胃、肝经。苦寒能清热解毒，味辛能散结消痈，外用可敛疮生肌，临床多用于疮痈肿毒、烧烫伤等，既可内服，亦可外敷。古今医家以外用为多，如《鸡峰普济方》之白蔹散，其中外用又以单品较多见。现代研究证实，白蔹有抗菌、减少创面渗出、抑制黑色素形成等作用，还有一定的兴奋作用。

二、用药经验

徐志瑛教授用白蔹通常剂量为12g，多加入复方中煎汤内服。

（一）改变给药途径重点

给药途径由外用为主转为内治。

（二）延伸治疮疡的概念

将传统的治外部疮疡肿毒延伸为治疗机体内部的炎症、溃疡，起到扶正祛邪（清热敛阴）、生肌收敛的作用。例如治鼻炎、咽炎、口腔溃疡、支气管扩张、胃炎、胃溃疡、肠炎等。

（三）将白蔹收敛的特性发挥到极致

从狭义到广义，从有形到无形，从敛疮生肌到紧缩皮肤、敛津敛汗，从缩尿止血、止泻到膏方中运用其收敛作用。

（四）敛而不留邪

白蔹清热敛阴，不同于碧桃干、五味子、五倍子辈，该类收敛药有较强的适应证，用之不当会邪恋体内。白蔹的适用范围非常广泛，便干火重、苔厚湿重都可以应用。

1. 用于鼻炎、咽炎、扁桃腺炎、唇舌炎症、口腔溃疡、牙痛等

具有清热解毒、散结消痈、敛疮生肌作用，多以桑白皮、黄芩、金荞麦这三味清热解毒药为基础。①鼻炎：选加鹅不食草、辛夷、白芷、苍耳子等。②咽炎、扁桃腺炎：选加玄参、西青果、人中白、皂角刺等。③口腔溃疡、唇舌炎症：选加水牛角、知母、鹿衔草、川黄连、淡竹叶等。④牙痛：选加细辛、珠儿参等。

2. 用于支气管扩张咯血、鼻衄

具有清热解毒、敛疮生肌、收敛止血作用，亦与桑白皮、黄芩、金荞麦配伍为基础。①支气管扩张咯血：选加丹皮、白及、仙鹤草等。②鼻衄：选加丹皮、知母、牛膝、白芷等。

3. 用于胃炎、胃溃疡、胆囊炎、肠炎

具有清热解毒、敛疮生肌、收敛止血作用。①胃炎、胃溃疡：选用蒲公英、川黄连、吴茱萸、乌贼骨、佛手、娑罗子、无花果、八月札等，胃溃疡出血配白及。②肠炎：与痛泻要方合用，湿阻者与温胆汤合用。③胆囊炎：加金钱草、白花蛇舌草等。

4. 用于不明原因腹泻

具有敛津止泻作用。与马齿苋、车前子等配伍。

5. 用于乳核、乳房癌术后

具有软坚散结、收敛创口作用。多与山慈菇、石见穿、漏芦等配伍。

6. 用于小儿遗尿

具有敛津缩尿作用。多与桑椹子、菟丝子、芡实等补肾药合用。

7. 用于糖尿病

本病阴虚尿多，白蔹能凉血止血，敛津敛尿。①敛津：多与黄芪、川黄连、六味地黄丸配伍。②敛尿：配伍桑椹子、芡实、桑螵蛸等。

8. 用于自汗、盗汗

具有敛汗作用。辨证基础上配合穞豆衣、糯稻根等。

9. 用于美容和减肥

具有紧缩皮肤、减少皱纹、抑制黑色素形成的作用。①用于经前期面部色斑加深，在调经的基础上选配白芷、玫瑰花、代代花、六梅花等。②用于颜面再发性皮炎，配合甘草、玫瑰花、紫草、浮萍等煎水外敷。③减肥：配合苦丁茶、决明子、芦荟等。

10. 用于冬令膏方

冬主收藏，冬令调补膏方中有蛤蚧、水蛭、藏红花、灵芝粉、虫草孢子粉等药物的情况下，在收膏时放入，有助于更好地发挥膏方的作用。

第四章

医论医话

“中医内科学”教学中的几个关系

21世纪科学迅速发展、人类生活水平大大提高，面对新的世纪，医学教学如何改革，如何适应这一发展趋势是当前医学界讨论的热门话题之一。由于中医教学在过去的一个世纪里发展相对较缓慢，今后的改革和发展更为人们所关注和重视。“中医内科学”是中医学中的一门主干课程，这门课程如何改革和发展将对整个中医教学的发展起到重要作用。

一、中医基础课程与中医内科学的关系

兴趣是学习的动力。由于中医对疾病的认识和研究是在致病因素的作用下，机体在整体上的反应状态，即证候的运动变化。因此，无论是中医基础、中医诊断还是中医内科等对于致病因素的研究、发病机制的认识都建立在这一层面上，这一层面的特点是离不开具体的病人，它有很强的个体性、动态性和实践性，因而上述各基础课在讲授理论时，必定要结合临床，其结果导致临床和基础课程在许多内容上出现交叉和重复，如脏腑辨证与内科证候分型的一些内容重复较多，降低了学生的学习兴趣。要解决好这两者的关系，我认为可以从两方面着手：①加强基础课程的实验研究内容，如有关证型本质的实验研究、脉象舌苔客观化研究等。②中医内科学尽可能结合一些现代医学有关疾病发生、发展的分期。如喘证中可结合慢性支气管炎的急性感染期、慢性期、迁延期、缓解期等，使基础课程和中医内科学向纵深方向发展，以避免过多的重复。

二、中西内科学之间的关系

目前中医院校的学生，既要学习系统的中医知识，又要学习西医知识，学习任务明显大于西医院校的学生。由于繁重的理论学习任务，使得学校难以安排较多的时间让学生接触临床，结果学生不仅西医的理论知识难以在实践中得以巩固、加强，而且中医理论知识也不能充分地在实践中得以印证。为此，社会上就有人认为中医院校的学生“动手”能力不强。我认为，这不是学生的问题，是中医教学在改革中还不够成熟的现象。应该说，中医院校全面、系统地引进现代医学内容，本身是一种进步。问题是怎样把简单的引进，逐步发展成为使现代医学课程真正成为中医各学科有机的不可分割的组

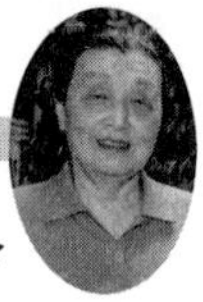

成部分，这样才能既可减轻学生的学习负担，又能使中医学获得发展。就这方面的改革，我觉得贵阳中医学院中西医外科学“一科两制”的教学经验值得借鉴。他们认为，中西医外科学总论部分，由于学科形成和发展诸多因素的影响，两门课程的基础理论内容不尽相同，难以联系，故分别讲授；而各论部分，有的中西医外科疾病在辨病及病名方面已经基本达到了统一，如破伤风、丹毒等，因此本着实事求是的原则，突出中西医特色，取长补短，而采取了并轨教学。这样既减少了学时，又提高了教学效果，我认为，中西医内科学也可在这方面做些研究工作。

三、传统病证与新的医学模式的关系

随着人类的进步和对疾病的深入认识，医学模式已从原来的生物医学模式转变为生物—心理—社会—环境模式，治疗也正在逐步由“医—病—药（手术）”的治疗模式向“群体—保健—预防—主动参与”的模式转变。面对这样的变化，中医内科学教学也应该有所作为，而且可以有所作为。就中医内科学的病证而言，可以增加一些精神方面、心理方面的疾病，这些疾病的病名，中医内科学不妨直接采用现代医学的病名，并可将近代中医专家在这方面的研究成果编入教材。有些病证在病因病机和治疗方面，可进一步继承前人的经验，引入现代中医专家的认识。例如喘证、哮证的发生和发作有相当一部分与精神因素有关；治疗上现代医学非常强调预防和主动参与，譬如呼吸肌的锻炼等。因此，做好这方面的工作，不仅仅是适应时代潮流，也有益于中医学的发展，有益于提高学生的学习兴趣。

四、培养学生创新能力和提高教师教学研究积极性的关系

目前，教育界在各个层次都非常强调素质教育，高等院校的教学也不例外。培养学生的素质和专业服务能力等，核心是创新能力的培养，这对临床学科来讲尤其重要。要想培养出素质高、创新能力强的学生，关键是教师。因此提高教师的素质和教师教学研究的积极性十分重要。目前，临床课教师、中医内科教学的教师，既有教学、医疗和科研任务，又要关心学生的思想和家庭，随着市场经济的不断深入，教师的工作、生活措施不到位，则会影响教师的积极性。湖南医科大学刘鹏熙关于“当前环境下临床教师的心理调查”一文（《中国高教医学教育》）中提到领导要重视临床教学，进一步提高教师素质，加强对先进教师的表彰，教学论文应作为评定职称的重要条件。

“知肝传脾，当先实脾”剖析

《金匮要略》首章即云：“见肝之病，知肝传脾，当先实脾，四季脾旺不受邪，即勿补之。”说明肝病日久必传于脾，脾气旺盛，其运化调畅功能正常，水、液、精、血就能在肝的疏泄条达作用下，将水谷精微输送至全身各脏腑、组织和经脉中，达到气血和顺，“阴平阳秘，精神乃治”。也就是说，此时的肝病是能痊愈的。

一、肝脏的生理功能

（一）主疏泄

疏泄条达即疏通、发泄、升散，包含现代医学所讲的代谢（脂肪、蛋白、糖）的调节和脾、肾的水液输布调节。要完成这一功能就要靠气机调畅和情志调畅，这二者以前者为重要。

气机，即肝气的升与降。它决定于肝的另一功能藏血，其血要靠气来推动，也就是血要靠肝气来重新分配，这与现代医学所说的微循环是一致的。

（二）主藏血

主藏血是说肝脏具有贮藏血液和调节血量的生理功能，故《素问·五脏生成》说：“人卧血归于肝。”王冰注释说：“肝藏血，心行之，人动则血运行于诸经，人静则血归于肝脏。”因此，肝脏起到对血液重新分配的重要作用。

二、肝脏的病理机制

（一）气机郁滞

肝经为病，故出现胁胀痛、走窜不定，口苦，目糊，或头痛头胀，舌质偏红，苔薄白，脉弦。

（二）升降失调

肝胃郁热可致胃脘灼痛，泛酸嘈杂，口干且苦，舌偏红，苔白或黄，脉弦或滑或濡。

肝胆湿热症见胁痛口苦，胸闷纳呆，恶心呕吐，或目赤，或目黄、尿黄、

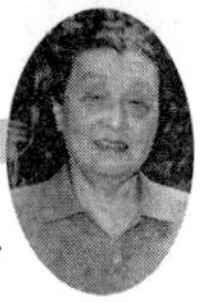

身黄，舌质红，苔黄腻，脉弦滑数。

血随气逆（肝火犯胃）或齿衄，甚则吐血色红或紫红，口苦胁痛，心烦易怒，舌质红或绛，苔白或黄，脉弦滑或弦数。

气厥（湿气互结）可见突然昏仆，不省人事，或伴四肢厥冷，如肝昏迷。

（三）肝阴暗耗

气滞血瘀（肝脾血瘀）可见面色晦暗，腹大如鼓，胁肋刺痛，肝掌，唇绀身满血痣，或黑便，舌质紫暗或紫斑，苔白，脉细涩。

阴亏气无所附（肝肾阴亏）可见腹大如鼓，面色晦暗，唇绀指青，齿衄，鼻衄，小便短少，舌质红绛或光紫，无苔少津，脉细弦数。

阴阳分离寒化见身目俱黄，色泽晦暗或如烟熏，腹胀如鼓，指冷身寒，大便或烂，舌质淡红或紫黑，苔白或腻，脉细沉无力。

热化见身黄，目黄，尿黄，大便干结，胁胀腹胀，口苦而干，或恶心欲吐，舌质红或绛，苔黄腻或白厚腻糙，脉弦滑或数。

阴阳离决在上述之症后出现阴损及阳、阳损及阴之变。

这些症状仅作参考，临床上远不如此，需要在各病例中灵活变通。

三、肝脏病变用药规律

（一）治法选方

- 治法选方
  - 肝虚
    - 肝阴不足——养阴——一贯煎
    - 肝血不足——养血——四物汤
  - 肝风
    - 热极生风——清热息风——羚羊钩藤汤
    - 阴虚风动——滋阴潜阳——大、小定风珠汤
  - 肝火
    - 肝火上炎——清热泻火——泻青丸
    - 肝火下移——清热利湿泻肝——龙胆泻肝汤
    - 肝阳上亢——平肝潜阳——镇肝熄风汤
  - 气滞血瘀
    - 肝气郁结——疏肝理气——柴胡疏肝汤
    - 肝血郁阻——活血化瘀——鳖甲煎丸
    - 瘀热成痈——解毒消瘀——复元活血汤
  - 肝寒——寒凝肝脉——温经暖肝——暖肝散、茵陈附子汤
  - 肝经湿热
    - 黄疸——清热退黄——茵陈五苓散
    - 出血——凉血止血——犀角地黄汤
    - 昏迷——开窍——安宫牛黄丸、至宝丹

（二）常规用药

1. 补肝血

药如当归、白芍、首乌、熟地黄、旱莲草、阿胶。

2. 养肝阴

药如生地黄、枸杞、女贞子、山茱萸、潼蒺藜、龟板、鳖甲。

3. 肝热（虚热）

药如桑叶、菊花、柴胡、青蒿、银柴胡。

4. 泻肝火

药如龙胆草、黄连、黄芩、栀子、黄柏。

5. 解肝毒

药如大青叶、板蓝根、黄芩、茵陈、金银花、连翘、蒲公英、夏枯草、重楼。

6. 凉肝血

药如犀角、鲜生地黄、丹皮、赤芍、茅根、紫草、侧柏叶、地榆。

7. 降肝酶

药如五味子、虎杖根、茵陈、佛耳草、败酱草、乌梅、马齿苋。

8. 退黄疸

药如茵陈、栀子、黄柏、大黄、车前草、茯苓、虎杖根、蒲公英。

9. 消肝痈

药如柴胡、大黄、败酱草、蒲公英、薏苡仁、冬瓜子、丹皮、天花粉。

10. 疏肝气

药如柴胡、枳实、香附、郁金、川楝子、陈皮、延胡索、香橼皮。

11. 活肝血

药如当归、赤芍、丹参、川芎、五灵脂、蒲黄、郁金、石见穿。

12. 暖肝

药如吴茱萸、小茴香、荔枝核、木香、肉桂、淫羊藿、淡附子。

13. 软肝坚

药如鳖甲、桃仁、土鳖虫、红花、水蛭、山棱、莪术。

14. 息肝风

药如钩藤、羚羊角、天麻、玳瑁、全蝎、僵蚕、蜈蚣、蝉衣、地龙。

15. 柔肝

药如菊花、枸杞、白蒺藜。

16. 潜阳

药如龟板、鳖甲、牡蛎、龙骨。

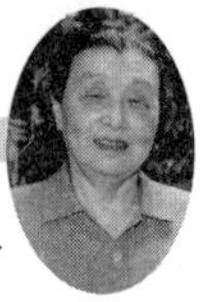

17. 镇肝

药如石决明、珍珠母、磁石、牡蛎。

18. 镇逆

药如代赭石、旋覆花、瓦楞子、沉香。

19. 平肝气

药如白芍、沉香、竹茹、半夏、陈皮。

20. 明肝目

药如决明子、菊花、谷精草、密蒙花、青葙子、木贼草。

五、治验医案

案1

王某，男，48岁，工人。初诊日期：2003年3月26日。

患者2002年1月胃脘不适、恶心，当地以胃病治疗不愈。经肝功能检查发现异常：乙肝三系HBsAg（+），抗-HBc（+），HBV-DNA 1.8×10^6 来本院住院治疗。前后共住院3次，病情未能缓解，于2003年11月18日来中医门诊治疗。症见面色黧黑，肝区胀满，纳食尚可，夜寐欠安，手指如冰样冷感，尿黄，大便1天1次，下肢浮肿明显，舌质紫红，苔白，脉沉细。隔天注射白蛋白1支。肝功能检查：TBIL 152.5μmol/L，ALT 258IU/L，AST 342IU/L，GGT 86IU/L，ALP 483IU/L，GLB 42.6g/L，ALB 25.4g/L，腹水（++）。

中医诊断：黄疸（阴黄、黑疸）。

西医诊断：乙型肝炎，慢性肝病。

辨证：阳虚被遏，气机不畅，肝胆失疏。

处方：茵陈30g，垂盆草40g，软柴胡9g，白花蛇舌草30g，生枳壳30g，半枝莲30g，生白术12g，佛手片12g，制香附12g，粉丹皮15g，生薏苡仁15g，石见穿15g，淫羊藿15g，猪苓15g，茯苓15g，夜交藤30g。7剂，水煎，分两次服。

二诊（2003年11月25日）：面色黧黑，腹胀食后加剧，身黄，尿黄量多，脚酸肢冷，腹水明显，舌质红，苔薄白，脉细沉。

处方：茵陈40g，垂盆草40g，白花蛇舌草30g，半枝莲30g，生枳壳30g，生薏苡仁30g，生白术9g，软柴胡9g，粉丹皮15g，石见穿15g，猪苓15g，茯苓15g，佛手片12g，桂枝6g，淫羊藿30g，夜交藤30g。7剂，水煎，分两次服。另加齐墩果片1天120g。

三诊（2003年12月1日）：仍身黄，目黄，尿黄，胃胀，面色黧黑，腹水，身冷，舌质边红，苔白，脉细缓。

处方：茵陈40g，垂盆草40g，白花蛇舌草30g，半枝莲30g，生枳壳30g，生薏苡仁30g，生白术9g，软柴胡9g，粉丹皮15g，石见穿15g，猪苓15g，茯苓15g，佛手片12g，淫羊藿30g，夜交藤30g，炙鳖甲12g，鬼见羽15g。7剂，水煎，分两次服。

四诊（2003年12月9日）：仍身黄，目黄，尿黄，面色黧黑，怕冷，胃胀，肝区不痛，腹水消失，舌质红，苔白中裂，脉细缓。

处方：茵陈40g，垂盆草40g，白花蛇舌草30g，半枝莲30g，生枳壳30g，生薏苡仁30g，生白术90g，粉丹皮15g，石见穿15g，鬼见羽12g，炙鳖甲12g，佛手片12g，炙龟板9g，淡附子6g。14剂，水煎，分两次服。

五诊（2003年12月28日）：面色明显转成黑中带黄，手掌开始转温，肝区疼痛发胀消失，纳、便正常，体力增加，仍然身怕冷，舌质红，苔白，脉细缓。复查肝功能：TBIL 51.9μmol/L，DBIL 20.9μmol/L，ALT 77IU/L，AST 123IU/L，ALP 234IU/L，GLB 38.9g/L，ALB 36.1g/L。此1个月内仅静脉注射1次白蛋白。

处方：茵陈40g，垂盆草40g，白花蛇舌草30g，半枝莲30g，生枳壳30g，生薏苡仁30g，炒苍术12g，粉丹皮15g，石见穿15g，鬼见羽12g，炙鳖甲12g，佛手片12g，炙龟板9g，淡附子6g，夏枯草12g。30剂，水煎，分两次服。

六诊（2004年1月28日）：肢体仍然发凉，2004年1月15日复查肝功能：TBIL 47.7μmol/L，DBIL 16.5μmol/L，IBIL 31μmol/L，ALT 79IU/L，AST 111IU/L，ALP 195IU/L，ALB 40.2g/L，GLB 38.6g/L。1月中未用白蛋白静脉注射，病情稳定。

处方：茵陈40g，垂盆草40g，白花蛇舌草30g，半枝莲30g，生枳壳30g，生薏苡仁30g，生白术12g，粉丹皮15g，石见穿15g，鬼见羽12g，炙鳖甲12g，佛手片12g，炙龟板9g，淡附子6g，夏枯草12g，桂枝6g。30剂，水煎，分两次服。

七诊（2004年2月27日）：1月来自觉症状无殊，纳、便正常，腹水消退，下肢不浮肿，面色黑较前退，肢冷明显好转，舌质红，苔薄白，脉细缓。

处方：茵陈40g，垂盆草40g，白花蛇舌草30g，半枝莲30g，生枳壳30g，生薏苡仁30g，生白术15g，粉丹皮15g，石见穿15g，鬼见羽12g，炙鳖甲12g，佛手片12g，炙龟板9g，夏枯草12g，银柴胡9g，王不留行9g。30剂，水煎，分两次服。

八诊（2004年4月5日）：因患者感到自己体力已恢复，回上海工作，于

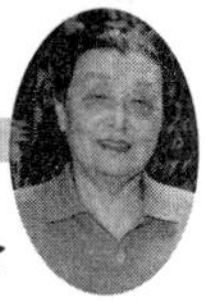

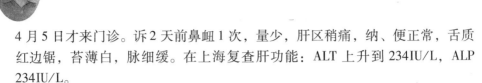

4月5日才来门诊。诉2天前鼻衄1次，量少，肝区稍痛，纳、便正常，舌质红边锯，苔薄白，脉细缓。在上海复查肝功能：ALT上升到234IU/L，ALP 234IU/L。

处方：茵陈40g，垂盆草40g，白花蛇舌草30g，半枝莲30g，生枳壳30g，生薏苡仁30g，生白术15g，粉丹皮15g，石见穿15g，鬼见羽12g，炙鳖甲12g，佛手片12g，炙龟板9g，夏枯草12g，银柴胡9g，五灵脂30g，大蓟12g，小蓟12g。14剂，水煎，分两次服。

九诊（2004年4月19日）：鼻衄减少，肝区不痛，纳、便正常，舌质红，苔薄白，脉细缓。

处方：茵陈40g，垂盆草40g，白花蛇舌草30g，半枝莲30g，生枳壳30g，生薏苡仁30g，生白术15g，粉丹皮15g，石见穿15g，鬼见羽12g，炙鳖甲12g，佛手片12g，炙龟板9g，夏枯草12g，银柴胡9g，五灵脂30g，王不留行12g，生山楂30g。30剂，水煎，分两次服。

十诊（2004年5月19日）：面色仍灰黑中带黄，无殊症状，舌质红，苔薄白，脉细缓。肝功能复查：TBIL与IBIL正常范围，ALT 79IU/L，ALP 196IU/L，ALB 42g/L，GLB 32g/L。今年以来一直未用白蛋白注射液。

处方：茵陈40g，垂盆草40g，白花蛇舌草30g，半枝莲30g，生枳壳30g，生薏苡仁30g，生白术15g，粉丹皮15g，石见穿15g，鬼见羽12g，炙鳖甲12g，佛手片12g，炙龟板9g，夏枯草12g，银柴胡9g，五灵脂30g，王不留行12g，生山楂30g，橘核12g。30剂，水煎，分两次服。

十一诊（2004年7月26日）：因自觉无不适症状，又自行复方一月余。现体力较前增强，纳、便正常，舌质紫红，苔薄白，脉细缓。复查肝功能：TBIL 34.1μmol/L，IBIL 24.1μmol/L，DBIL 10μmol/L，ALT 48IU/L（第1次正常），AST 100IU/L，ALP 169IU/L，GGT 25IU/L（第1次正常），ALB 41g/L，GLB 30.9g/L。

处方：垂盆草30g，白花蛇舌草30g，半枝莲30g，生枳壳30g，生薏苡仁30g，生白术9g，柴胡9g，粉丹皮15g，石见穿15g，白茯苓15g，佛手片12g，桂枝6g，淫羊藿30g，藤梨根30g。30剂，水煎，分两次服。

十二诊（2004年8月25）：病情比较稳定，纳、便正常，舌质转红变淡紫，苔薄白，脉细缓。

处方：垂盆草30g，白花蛇舌草30g，半枝莲30g，生枳壳30g，生薏苡仁30g，生白术9g，柴胡9g，粉丹皮15g，石见穿15g，白茯苓15g，佛手片12g，桂枝6g，淫羊藿30g，藤梨根30g，石斛10g，淡竹叶15g。30剂，水煎，分两次服。

十三诊（2004 年 9 月 24）：病情稳定，纳、便正常，舌质转红，苔薄白，脉细缓。

处方：垂盆草 30g，白花蛇舌草 30g，半枝莲 30g，生枳壳 30g，生薏苡仁 30g，生白术 9g，柴胡 9g，粉丹皮 15g，石见穿 15g，白茯苓 15g，佛手片 12g，桂枝 6g，淫羊藿 30g，藤梨根 30g，石斛 10g，夜交藤 30g。30 剂，水煎，分两次服。

十四诊（2004 年 10 月 24 日）：病情稳定，无明显不适，纳、便、寐均正常，舌质淡紫，苔薄白，脉细缓。10 月 23 日当地复查肝功能：TBIL 33.3μmol/L，IBIL 24.3μmol/L，DBIL 9μmol/L，ALT 46IU/L（第 2 次正常），AST 57IU/L，GGT 20IU/L（第 2 次正常），ALP 172IU/L，ALB 44.2g/L，GLB 31.7g/L。因肝纤维化试验未复查，继续加强活血软坚之药治疗。

处方：垂盆草 30g，白花蛇舌草 30g，半枝莲 30g，生枳壳 30g，生薏苡仁 30g，生白术 9g，柴胡 9g，粉丹皮 15g，石见穿 15g，白茯苓 15g，佛手片 12g，炙鳖甲 12g，淫羊藿 30g，藤梨根 30g。30 剂，水煎，分两次服。

十五诊（2004 年 11 月 28 日）：一般情况均无殊，面色渐渐转于正常，肢不感冷，生活如常，舌质红边紫，苔薄白，脉细缓。在当地复查肝功能，ALT 40IU/L（第 3 次正常），AST 55IU/L，GGT 18IU/L（第 3 次正常），ALP 170IU/L，ALB 43.0g/L，GLB 32.2g/L。本院 2004－10－26 肝纤维化试验：层黏连蛋白（LN）125.0μg/L（正常值 98.4～133.0μg/L），IV 型胶原（IVC）110.10μg/L（正常值 54.77～84.77μg/L），透明质酸（HA）98ng/mL（正常值 20～110ng/mL），III 型前胶原（PCIII）115μg/L（正常值 20～120μg/L），

处方：垂盆草 30g，白花蛇舌草 30g，金钱草 30g，生枳壳 30g，生薏苡仁 30g，生白术 9g，柴胡 9g，炙炮甲 9g，粉丹皮 15g，石见穿 15g，白茯苓 15g，佛手片 12g，炙鳖甲 12g，藤梨根 30g。30 剂，水煎，分两次服。

十六诊（2004 年 12 月 28 日）：无特殊变化，脉舌如前。当地复查肝功能，各次指标接近正常。

处方：垂盆草 30g，白花蛇舌草 30g，金钱草 30g，生枳壳 30g，生薏苡仁 30g，藤梨根 30g，生白术 9g，柴胡 9g，炙炮甲 9g，粉丹皮 15g，石见穿 15g，白茯苓 15g，佛手片 12g，炙鳖甲 12g。30 剂，水煎，分两次服。嘱无变化继续服药，每月复查肝功能。

十七诊（2005 年 3 月 22 日）：面色基本接近正常，工作生活正常。复查肝功能：TBIL 2.8μmol/L（第 1 次正常）。

处方：垂盆草 30g，白花蛇舌草 30g，生枳壳 30g，生薏苡仁 30g，生白术

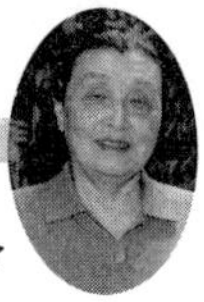

9g，柴胡9g，炙炮甲9g，粉丹皮15g，石见穿15g，白茯苓15g，藤梨根30g，桃仁12g，佛手片12g，炙鳖甲12g。30剂，水煎，分两次服。嘱无变化继续服药，每月复查肝功能。

十八诊（2005年5月20日）：无殊症状，生活正常，脉舌如前。2005年5月15日肝功能复查：仅ALP 140IU/L，尚不正常，其他均在正常范围之内。

处方：垂盆草30g，白花蛇舌草30g，生枳壳30g，生薏苡仁30g，生白术9g，柴胡9g，炙炮甲9g，粉丹皮15g，石见穿15g，白茯苓15g，藤梨根30g，桃仁12g，佛手片12g，炙鳖甲12g，金钱草30g。30剂，水煎，分两次服。开出肝纤维化化验单，嘱无变化继续服药，每月复查肝功能。

十九诊（2005年12月12日）：经两年中药治疗，诸症得以缓解，寒湿之邪已逐渐化解，脾肾阳气开始恢复，肝胆之瘀减轻，腹水已消失，面色开始趋于正常，纳可，便调，舌质淡红带紫，苔薄少，脉细缓。各项生化指标已转正常，已正常工作。今正值冬令，给予养血柔肝、健脾理气、活血软坚、滋阴益肾之法，制成膏滋缓缓调治。

处方：垂盆草300g，白花蛇舌草300g，白毛藤300g，藤梨根300g，炒当归120g，鬼见羽120g，软柴胡90g，白茯苓100g，制香附120g，广郁金120g，山慈菇120g，橘络120g，生枳壳300g，生白术150g，紫丹参200g，石见穿120g，莪术120g，炙鳖甲120g，炙炮甲90g，炒枣仁300g，夜交藤300g，合欢花200g，制黄精200g，枸杞子300g，制首乌200g，佛手片120g，玫瑰花100g，生薏苡仁300g，淫羊藿200g，桑椹子300g，炒杜仲120g，灵芝草120g，潼蒺藜120g，白蒺藜120g。水煎浓缩，加入龟板胶500g，冰糖500g，黄酒250g。收膏备用，早、晚各1匙，开水冲服。

嘱遇外感、腹泻及其他急性疾病时即停药，病愈后再服。若天气热或膏滋出现霉变，用纱布抹去霉点，盖上盖隔水蒸，待药沸后取出，冷却后加盖，备用。

二十诊（2006年6月28日）：无殊症状，生活工作正常。本院2006年6月20日肝纤维化试验：层粘连蛋白（LN）112.0μg/L（正常值98.4～133.0μg/L），Ⅳ型胶原（IVC）92.10μg/L（正常值54.77～84.77μg/L），透明质酸（HA）82ng/mL（正常值20～110ng/mL），Ⅲ型前胶原（PCIII）110μg/L（正常值20～120ug/L），肝功能：正常范围。

处方：垂盆草30g，白花蛇舌草30g，生枳壳30g，生薏苡仁30g，生白术9g，柴胡9g，炙炮甲9g，粉丹皮15g，白茯苓15g，山慈菇15g，藤梨根30g，桃仁12g，佛手片12g，炙鳖甲12g。30剂，水煎，分两次服。7月份因徐志瑛教授生病未能继续复诊，由学生或其他医生复方继续门诊，病情基本稳定。

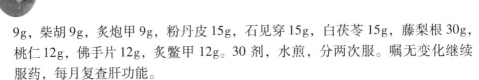

二十一诊（2007 年 4 月 20 日）：半年来病情一直稳定，面色黧黑已除，舌质淡紫，苔薄白，脉弦缓。生活自理，工作恢复已近 1 年，已停全部西药，肝功能复查在正常范围，B 超示：肝硬化，胆结石。治以健脾和胃，疏肝理气，活血软坚。

处方：太子参 15g，粉丹皮 15g，垂盆草 30g，白毛藤 30g，藤梨根 30g，生薏苡仁 30g，生白术 12g，柴胡 9g，生枳壳 20g，制香附 12g，山慈菇 12g，王不留行 12g，桃仁 12g，鬼见羽 12g，炙鳖甲 12g，淫羊藿 30g，桑椹子 30g。30 剂，水煎，分两次服。

按：患者因湿邪疫毒长期蕴结脾胃，熏蒸阻滞肝胆，胆汁不循常道，外溢肌肤。治疗过程中，苦寒清利太过，进一步损及阳气，遇劳倦耗伤，余毒从寒而化，寒湿相合，遏制脾肾阳气，至就诊时，病位及肾，肾之主色外泛。元阳被遏，脏腑失于温煦，肝阳失于舒展，瘀血、湿浊阴寒之物内阻，故以附子、桂枝、淫羊藿祛散寒湿，温补肾阳，配合柴胡、枳壳、香附、佛手片疏肝理气，以宣通肝阳；鬼见羽、石见穿、山慈菇活血通络，软坚散结，疏通脉络；白术、薏苡仁、猪苓、茯苓益气健脾渗湿；白芍养血平肝，以柔制刚；湿蕴易化热，故以茵陈、白花蛇舌草、垂盆草清热利湿退黄，又可防附、桂之辛温太过。全方使遏郁之阳得疏，瘀积消散，气机畅达，胆汁循常道而行。其中枳壳重用达 30g，白术轻用 9g，以健脾行气，推动停滞水液，使气行血行，达到气行液动、气行津走之目的。此类患者治疗疗程长，要达到机体阴阳平衡，气血和顺，气机通畅需要五脏整体调节，这也体现了中医的整体观。

案 2

朱某，男，48 岁，司机。入院日期：2004 年 6 月 1 日。初诊日期：2004 年 6 月 25 日。

患者于 1997 年底因腹痛住院，诊断为胆囊炎、胆石症，行胆囊切除术，因术后 3 天出现黄疸，转本院行胆肠吻合术。5 年来反复出现黄疸、腹痛，2003 年 7 月 19 日再次来本院行胆肠吻合和整形手术。术中发现“肝硬化、脾大”。同年 12 月在本院行 DSA 脾动脉栓塞术，术后 2 个月反复出现腹胀、气急、尿少，胸片提示：两侧胸腔积液。经利尿、白蛋白针、保肝等治疗，症状稍减轻。1 周前因乏力伴两侧胸腔积液入住肝病科。入院后采取胸腔穿刺抽胸水、利尿、纠正电解质、抗菌消炎、保肝等治疗无好转，2004 年 6 月 21 日开始发热，体温在 38℃ ~38. 5℃，请中医会诊。

症见胸闷气急，端坐呼吸、腹胀，尿少，下肢浮肿，舌质淡红，苔光，脉细弱。查体：T 38. 5℃，P 21 次/分钟，R 82 次/分钟，BP 90/55mmHg。巩

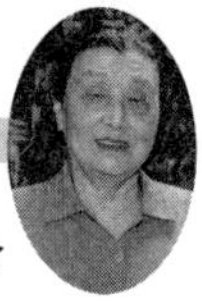

膜稍有黄染，胸腔饱满，气管左移，右肺呼吸音明显消失，第5肋以下浊音，左肺可闻及干湿性啰音，肝触及不满意，腹大如鼓，下肢明显凹陷性水肿，腹与下肢皮肤发亮触之如破。血常规：WBC 13.6 × 10^9/L，N 75.8%，L 12.8%，M 10.4%，ATL 3.2%，RBC 2.78 × 10^9/L，HGB 90g/L，PLT 87 × 10^9/L；大便、尿常规属正常范围。EST 44mm/h，X胸片：右侧大量胸腔积液、左侧少量胸腔积液；B超：肝硬化、胆囊切除术后，总胆管上段不扩张，肠气多，胰腺显示不清，脾肿大伴脾内多发低回声区，双肾未见异常，腹腔内少~中等量积液，双侧胸腔大量积液，肠气体干扰、后腹膜显示不清。心电图：窦性心律、低电压倾向。生化全套：总 Ca^{++} 2.0mmol/L，血 K^+ 2.92mmol/L，P 0.74mmol/L，CHOL 2.30mmol/L，HDL - C 0.62mmol/L，LDL - C 1.32mmol/L，TP 57.1g/L，ALB 28.6g/L，GLB 28.5g/L，TBIL 97.52μmol/L，DBIL 48.93μmol/L，IBIL 48.59μmol/L；CEA 1.4ng/mL。胸腔积液常规：颜色红色，透明度浑浊，李凡它（Rivalta）试验阴性，红细胞计数100000 × 10^6/L，有核计数1100 × 10^6/L，有核细胞分类淋巴细胞79%，分叶细胞11%，间皮细胞10%；胸水涂片（病理号：2004 - 3516）：未找到癌细胞（病理号：04001031），未找到抗酸杆菌。

中医诊断：水肿、鼓胀、黄疸、悬饮。

西医诊断：胆囊炎、胆石症，肝硬化失代偿期。

辨证：本病参考水肿、鼓胀、黄疸、悬饮各病进行辨证。由于长期肝胆失司，又加3次手术，气血、气机始终未能和顺，致肝、脾、肾、肺四脏功能失调，气滞、水饮、瘀血互结胸腹之中。水湿有寒化之势，肝胆之湿又伤及肝阴，不能下荫于肾，阳气无所依附，郁而化热，更伤阴津，致三焦水道不通。

治则：滋阴清热，通阳利水，行气生津。

处方：茵陈蒿汤合葶苈泻肺汤和枳术汤加减。茵陈30g，青蒿30g，金钱草30g，马鞭草30g，生枳壳30g，柴胡12g，生白术9g，泽泻30g，大腹皮30g，猪苓30g，茯苓30g，葶苈子12g，白芥子12g，川厚朴12g，粉丹皮15g，王不留行12g，石斛12g，槟榔12g，淡附片9g。7剂，水煎2次，分2~5次服。另脐周外敷芒硝250g。

二诊（2004年7月2日）：药后第2天尿量和大便明显增多，体温在38.5℃以下，胸闷气急稍有好转，仍不能平卧，舌淡红，苔薄少，脉细弱。阴津已起，气、水、瘀仍互结不解，继原法。

处方：茵陈30g，青蒿30g，金钱草30g，马鞭草30g，生枳壳30g，柴胡12g，生白术9g，泽泻30g，大腹皮30g，猪苓30g，茯苓30g，葶苈子12g，川厚朴12g，粉丹皮15g，王不留行12g，石斛12g，槟榔12g，淡附片9g，皂角刺6g，炙鳖甲12g，石见穿12g。7剂，水煎2次，分2~5次服。仍用芒硝250g外敷脐周。

三诊（2004年7月9日）：体温37.5℃以下，胸闷气急存在，能高枕半卧位小睡一会儿，尿量每天维持在1900~2400mL之间，舌淡红，苔白，脉细弱带滑。胸、腹水仍多，需穿刺解压。

处方：茵陈30g，青蒿30g，金钱草30g，马鞭草30g，泽泻30g，柴胡12g，生白术12g，大腹皮30g，生枳壳30g，猪苓30g，茯苓30g，葶苈子12g，白芥子12g，淡附子12g，槟榔12g，王不留行12g，石见穿12g，丹皮15g。7剂，水煎2次，分2~5次服。

四诊（2004年7月16日）：仍低热，胸闷气急好转，高枕半卧位，下肢水肿开始减退，能下床活动，尿量每天维持在1800~2700mL之间，纳增，舌淡红，苔白，脉细弱小数。血常规：WBC $4.8\times10^9/L$，N 59.0%，L 29.6%，M 8.5%，ATL 0.3%，RBC $2.76\times10^9/L$，HGB 87g/L，PLT $88\times10^9/L$。ESR 31mm/h。生化全套如前变化不大。大便、尿常规在正常范围。胸水细菌培养无细菌生长。胸水常规：颜色黄色，透明度微浑，李凡它试验（Rivalta）阴性，红细胞计数 $30000\times10^6/L$，有核计数 $1000\times10^6/L$，有核细胞分类淋巴细胞27%，分叶细胞69%，间皮细胞4%。守原法再续7剂，水煎2次，分2~5次服。

五诊（2004年7月23日）：7月17日开始下肢水肿明显消退，无胸闷气急感觉，活动时也不气急，但仍不能平卧，纳食增加，尿量每天2300mL以上，仍有低热，舌淡红，苔薄白，脉细滑。

处方：茵陈30g，青蒿30g，金钱草30g，马鞭草30g，泽泻30g，柴胡12g，生白术12g，大腹皮30g，生枳壳30g，猪苓30g，茯苓30g，葶苈子12g，白芥子12g，淡附子12g，槟榔12g，王不留行12g，石见穿12g，炙鳖甲12g，丹皮15g。7剂，水煎2次，分2~5次服。

六诊（2004年7月28日）：体温正常已3天，巩膜黄染消失，腹胀消除，腹水明显减少，下肢水肿全消，舌质淡红，苔薄白，脉细缓。已停止胸水穿刺。血常规：WBC $4.9\times10^9/L$，N 67.0%，L 22.9%，M 7.2%，ATL 0.1%，RBC $2.99\times10^9/L$，HGB 94g/L，PLT $106\times10^9/L$。CT片：两侧胸腔积液少量，右侧限制性肺不张，纵隔内未见淋巴结肿大。患者因经济原因于7月30日带药出院。

处方：茵陈30g，青蒿30g，金钱草30g，马鞭草30g，泽泻30g，柴胡12g，生白术12g，大腹皮30g，生枳壳30g，猪苓30g，茯苓30g，葶苈子12g，白芥子 12g，淡附子 12g，槟榔 12g，王不留行 12g，石见穿 12g，炙鳖甲 12g，丹皮 15g，淫羊藿 30g，石斛 12g。30 剂，水煎，分两次服。7 剂，水煎 2 次，分 2～5 次服。

七诊（2004 年 9 月 1 日）：病情基本稳定，1 个月来无发热，胸闷气急未显，腹不胀，尿量正常，纳可，生活自理，舌淡红，苔薄白，脉细滑。胸透：两侧胸水未明显增加。B 超：肝硬化、胆囊切除术后，总胆管上段不扩张，脾大伴脾内多发低回声区，双肾未见异常，腹水少量。加强健脾利湿之药。

处方：茵陈 30g，生枳壳 30g，藤梨根 30g，生薏苡仁 30g，猪苓 30g，茯苓 30g，柴胡 12g，制香附 12g，生白术 12g，炙鳖甲 12g，葶苈子 12g，粉丹皮 15g，佛手片 12g，石见穿 12g，白芥子 12g，王不留行 15g，石斛 12g，淫羊藿 30g。30 剂，水煎，分两次服。后继续治疗和随访 1 年，病情一直稳定，工作生活自理。

按：本案属肝胆失司，湿浊蕴结，郁而化热，熏蒸胆汁，日久气、血、饮、瘀互结致成鼓胀，病位虽在肝，却影响脾、肾二脏。脾失运化，水液内停；肾失温煦，无力蒸腾；气不化津，湿从寒化；水液停滞，泛溢肌腠、胸腹之间，故本案应考虑鼓胀和水肿并存。治疗不但要清化湿浊，还要温化、气化水液，并依靠脾、肾二脏的阳气。因水、饮、液、津、血都要靠气的运行来推动，故治疗上重用生枳壳。本案通过泻肺气、行脾气、温肾气来完成水液的运行，从而达到痊愈的目的。

案 3

徐某，男，43 岁，干部。初诊日期：2004 年 5 月 22 日。

聚会饮酒时被朋友们发现手掌红而来就诊。诉手掌发红，特别大小鱼际部更红，并伴点状加深 3 年，无明显不适，仅肝区时有胀满，或有刺痛，纳欠香，大便烂，因为症状一过性，从未治疗，舌质紫红，苔厚腻黄青相兼，脉弦滑。患者否认有肝病史；有烟酒史和十二指肠溃疡史。生化全套：甘油三酯、胆固醇升高，其余均属正常范围。B 超：慢性肝病，胆囊炎。

中医诊断：腹胀（湿浊内蕴）。

西医诊断：慢性肝病，胆囊炎，高脂血症。

辨证：湿浊内蕴，郁而化热，脾胃运化失职，肝胆失司，难以疏泄，并气滞血瘀。

治则：疏泄肝胆，燥湿化浊。

处方：温胆汤加减。炒苍术 12g，姜半夏 12g，生枳壳 30g，白茯苓 15g，炒莱菔子 12g，生薏苡仁 15g，炒薏苡仁 15g，广郁金 12g，广木香 12g，炒黄芩 15g，金钱草 30g，佛手片 12g，车前草 15g，绿萼梅 9g。7 剂，水煎，分两次服。

二诊（2004 年 5 月 31 日）：乙肝表面抗原“阳性”，证实已患乙肝，肝掌明显，肝区时有刺痛，大便常烂，舌质紫红，苔厚腻浊，脉弦缓。表明湿浊内蕴盛，仍拟原法。

处方：炒苍术 15g，姜半夏 12g，生枳壳 30g，茯苓 15g，炒莱菔子 12g，生薏苡仁 15g，炒薏苡仁 15g，广郁金 12g，金钱草 30g，延胡索 12g，猪苓 15g，炒黄芩 15g，车前草 15g，炒谷芽 15g，炒麦芽 15g，佛手片 12g，绿萼梅 9g。7 剂，水煎，分两次服。嘱忌酒、海鲜、甜食。

三诊（2004 年 6 月 12 日）：湿浊未解，肝区胀痛，大便已调，舌质紫红，苔厚腻，脉弦缓。

处方：炒苍术 12g，姜半夏 12g，佛手片 12g，广郁金 12g，炒莱菔子各 12g，白花蛇舌草 30g，生枳壳 30g，金钱草 30g，白茯苓 15g，粉丹皮 15g，生薏苡仁 15g，炒薏苡仁 15g，砂仁 6g，蔻仁 6g，绿萼梅 9g。7 剂，水煎，分两次服。

四诊（2004 年 6 月 19 日）：湿浊难化，肝区发胀，肝掌部时有刺痛，大便又烂，舌质紫红，苔白腻，脉弦缓。

处方：炒苍术 12g，姜半夏 12g，生枳壳 30g，白茯苓 15g，炒莱菔子 12g，生薏苡仁 15g，炒薏苡仁 15g，佛手片 12g，广郁金 12g，金钱草 30g，软柴胡 9g，粉丹皮 15g，砂仁 9g，蔻仁 9g，王不留行 12g，白花蛇舌草 30g，绿萼梅 9g。7 剂，水煎，分两次服。

五诊（2004 年 6 月 28 日）：湿浊难解，肝区时有刺痛，肝掌大小鱼际和指节上特别明显，大便烂而不畅，舌质紫暗红，苔根厚腻，脉弦缓。

处方：炒苍术 12g，姜半夏 12g，生枳壳 30g，白茯苓 15g，生薏苡仁 15g，炒薏苡仁 15g，佛手片 12g，炒莱菔子 12g，广郁金 12g，金钱草 30g，软柴胡 9g，王不留行 12g，石见穿 12g，白花蛇舌草 30g，紫丹参 30g。7 剂，水煎，分两次服。

六诊（2004 年 7 月 3 日）：湿浊仍然难解，肝区刺痛减轻，纳、便均已正常，舌质紫暗红，苔白厚，脉弦缓。

处方：炒苍术 12g，藿兰 12g，佩兰 12g，生枳壳 30g，茯苓 15g，炒莱菔子 12g，广木香 12g，生薏苡仁 15g，炒薏苡仁 15g，佛手片 12g，金钱草 30g，软柴胡 9g，炒黄芩 15g，白花蛇舌草 30g，草果 12g，车前草 15g。7 剂，水煎，分两次服。

七诊（2004 年 7 月 27 日）：湿浊难净，肝掌大鱼际红色转淡，范围缩小，肝区时痛，大便又出现不畅，舌质紫暗转淡紫，苔根厚白，脉弦缓。

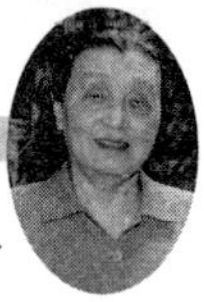

处方：藿香12g，佩兰12g，炒苍术12g，茯苓12g，炒莱菔子12g，广木香12g，生薏苡仁12g，炒薏苡仁12g，白花蛇舌草30g，金钱草30g，软柴胡9g，炒黄芩12g，佛手片12g，花槟榔12g，草果12g，车前草15g。7剂，水煎，分两次服。

八诊（2004年8月3日）：湿浊初化，肝区仍胀、痛减，大便不畅，舌质紫转淡紫，苔薄白，脉细弦。

原方再进7剂，肝功能及B超复查。

九诊（2004年8月14日）：湿浊未起，肝区时胀痛，大便开始正常，舌质淡紫红，苔白，脉细弦。肝掌大鱼际变成点状样，小鱼际和指端仍然明显。

处方：炒当归12g，藿香12g，苏梗12g，炒苍术12g，茯苓12g，生枳壳30g，广木香12g，生薏苡仁15g，炒薏苡仁15g，金钱草30g，软柴胡9g，草果12g，鬼见羽12g，山慈菇12g，王不留行12g，白花蛇舌草30g。7剂，水煎，分两次服。

十诊（2004年8月21日）：湿浊又起，肝掌如旧，肝区时胀，大便调，舌质淡紫红，苔白稍厚，脉弦滑。

处方：炒当归12g，炒苍术12g，茯苓15g，生枳壳30g，生薏苡仁15g，炒薏苡仁15g，制香附12g，金钱草30g，软柴胡9g，草果12g，鬼见羽12g，山慈菇12g，王不留行12g，白花蛇舌草30g。7剂，水煎，分两次服。

十一诊（2004年8月28日）：上周突然出现呕吐2次，肝区胀痛明显，大便泻1次，乏力肢软，舌质淡紫红，苔转厚腻，脉弦滑。否认饮食不洁史。

处方：平胃散加减。藿香12g，佩兰12g，炒苍术12g，姜半夏12g，茯苓12g，生枳壳20g，广木香12g，生薏苡仁15g，炒薏苡仁15g，佛手片12g，花槟榔12g，防风9g，砂仁9g，蔻仁9g，马齿苋30g，鸡内金15g，炒谷芽15g，炒麦芽15g，车前草15g。7剂，水煎，分两次服。嘱注意饮食，药后可能增加腹泻。

十二诊（2004年9月10日）：药后腹泻增加3次，呕吐已除，肝区胀痛增重，大便转稀，1天2～3次，纳可，舌质淡紫红，苔白厚，脉弦滑。

处方：炒苍术12g，姜半夏12g，姜竹茹9g，白茯苓15g，生枳壳15g，佛手片12g，制香附12g，炒莱菔子12g，生薏苡仁15g，炒薏苡仁15g，延胡索12g，川朴花9g，绿萼梅9g，软柴胡9g，车前草15g。7剂，水煎，分两次服。

十三诊（2004年9月17日）：腹泻已止，大便仍然稀，肝区胀痛，纳可，舌质淡紫红，苔白厚，脉弦滑。

处方：炒苍术12g，姜半夏12g，生枳壳15g，白茯苓15g，炒莱菔子12g，佛手片12g，草果12g，广木香12g，炒黄芩15g，生薏苡仁15g，炒薏苡仁

15g，鸡内金 15g，车前草 15g，砂仁 9g，蔻仁 9g，绿萼梅 9g。7 剂，水煎，分两次服。

十四诊（2004 年 9 月 24 日）：大便 1 天 2～3 次，质烂，肝区胀痛减轻，纳可，舌质淡紫红，苔白厚，脉细弦。继原方 10 剂。

十五诊（2004 年 10 月 16 日）：肝区稍胀痛，大便已成形，但欠畅，夜寐一般，舌质淡紫红，苔转白，脉细滑。

处方：炒当归 12g，生白术 12g，生枳壳 12g，软柴胡 9g，川楝子 9g，粉丹皮 15g，生薏苡仁 15g，炒薏苡仁 15g，炒白芍 15g，延胡索 15g，石见穿 12g，佛手片 12g，紫丹参 30g，藤梨根 30g。7 剂，水煎，分两次服。

十六诊（2004 年 10 月 23 日）：肝区仍然胀而隐痛，大便已正常，纳可，寐安，舌质淡紫红，苔薄白，脉细滑。

处方：炒当归 15g，白茯苓 15g，炒赤芍 15g，炒白芍 15g，生枳壳 15g，软柴胡 9g，制香附 12g，广郁金 12g，石见穿 12g，山慈菇 12g，佛手片 12g，王不留行 12g，绿萼梅 9g，紫丹参 30g，藤梨根 30g。14 剂，水煎，分两次服。

十七诊（2004 年 11 月 16 日）：肝区稍有胀痛，纳、便、寐均正常，舌质淡紫，苔薄白，脉细滑。

处方：炒当归 15g，白茯苓 15g，炒赤芍 15g，炒白芍 15g，生枳壳 15g，软柴胡 9g，制香附 12g，广郁金 12g，石见穿 12g，山慈菇 12g，佛手片 12g，王不留行 12g，绿萼梅 9g，紫丹参 30g，藤梨根 30g。7 剂，水煎，分两次服。

十八诊（2004 年 11 月 23 日）：病情如前，纳、便、寐均正常，舌质淡紫红，苔薄白，脉细滑。

处方：炒当归 15g，白茯苓 15g，炒赤芍 15g，炒白芍 15g，生枳壳 15g，软柴胡 9g，制香附 12g，广郁金 12g，石见穿 12g，山慈菇 12g，佛手片 12g，王不留行 12g，绿萼梅 9g，炙鳖甲 12g，紫丹参 30g。14 剂，水煎，分两次服。

十九诊（2004 年 12 月 4 日）：又突然出现腹泻，1 天 2～3 次，水样便，便前腹痛，便后痛止，夜寐安，舌质淡紫，苔厚腻，脉弦滑。

处方：炒苍术 12g，白茯苓 12g，姜半夏 12g，生薏苡仁 15g，炒薏苡仁 15g，炒白芍 15g，生枳壳 20g，防风 9g，川厚朴花 9g，砂仁 9g，蔻仁 9g，佛手片 12g，草果 12g，马齿苋 30g，北秫米 30g，车前草 15g。7 剂，水煎，分两次服。

二十诊（2004 年 12 月 11 日）：腹泻、腹痛均除，纳可，寐一般，舌质淡紫，苔白，脉细滑。

处方：垂盆草 30g，生枳壳 30g，炒苍术 12g，姜半夏 12g，制香附 12g，石见穿 12g，广郁金 12g，白茯苓 15g，粉丹皮 15g，鸡内金 15g，软柴胡 9g，

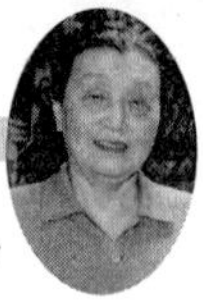

山慈菇12g，白花蛇舌草30g，夜交藤30g。7剂，水煎，分两次服。

二十一诊（2004年12月18日）：大便正常，肝区发胀，湿仍未化，舌质淡紫，苔白厚糙，脉细滑。

处方：炒苍术12g，白茯苓12g，姜半夏12g，石见穿12g，广郁金12g，佛手片12g，生枳壳30g，白花蛇舌草30g，垂盆草30g，白毛藤30g，粉丹皮15g，生薏苡仁15g，炒薏苡仁15g，软柴胡9g，山慈菇12g，草果12g。7剂，水煎，分两次服。并开出B超和生化全套。

二十二诊（2004年12月24日）：湿浊仍然未尽，肝区胀，夜寐已安，纳可，舌质淡紫，苔白，脉细滑。生化全套：GGT 110IU/L，余均在正常范围。B超示：慢性肝病，胆囊炎。

处方：炒苍术12g，白茯苓12g，姜半夏12g，广郁金12g，生枳壳30g，白花蛇舌草30g，垂盆草30g，白毛藤30g，软柴胡9g，石见穿12g，粉丹皮15g，生薏苡仁15g，炒薏苡仁15g，佛手片12g，山慈菇12g，草果12g。14剂，水煎，分两次服。

二十三诊（2005年1月15日）：余湿未清，大便正常，肝区发胀，纳可，寐安，舌质淡紫红，苔白稍厚，脉细滑。

处方：炒苍术12g，白茯苓12g，姜半夏12g，广郁金12g，生枳壳30g，白花蛇舌草30g，垂盆草30g，白毛藤30g，软柴胡9g，粉丹皮15g，生薏苡仁15g，炒薏苡仁15g，石见穿12g，佛手片12g，山慈菇12g，草果12g。14剂，水煎，分两次服。

二十四诊（2005年1月29日）：湿浊遂化，近日来出现背和肢冷，大便调，舌质淡紫红，苔白，脉细滑。

处方：炒苍术12g，白茯苓12g，姜半夏12g，广郁金12g，生枳壳30g，白花蛇舌草30g，垂盆草30g，白毛藤30g，软柴胡9g，粉丹皮15g，生薏苡仁15g，炒薏苡仁15g，草果12g，石见穿12g，佛手片12g，山慈菇12g。14剂，水煎，分两次服。

二十五诊（2005年2月19日）：湿浊已化，肝掌大鱼际已明显好转，仅留点状红色，小鱼际红色转小，怕冷感，纳可，便调，舌质淡紫减轻，苔白，脉细小弦。

处方：炒苍术12g，白茯苓12g，炒当归12g，软柴胡9g，炒赤芍15g，炒白芍15g，粉丹皮15g，生薏苡仁15g，炒薏苡仁15g，白花蛇舌草30g，垂盆草30g，生枳壳30g，石见穿12g，炙鳖甲12g，佛手片12g，山慈菇12g。14剂，水煎，分两次服。

二十六诊（2005年3月5日）：湿浊未起，纳、便正常，面色仍然稍暗，精神好转，怕冷减轻，矢气较多，舌质红，苔薄白，脉细缓。治疗按“见肝之病，知肝传脾，当先实脾”原则。

处方：炒苍术 12g，白茯苓 12g，炒当归 12g，软柴胡 9g，炒赤芍 15g，炒白芍 15g，粉丹皮 15g，生薏苡仁 15g，炒薏苡仁 15g，白花蛇舌草 30g，垂盆草 30g，生枳壳 30g，石见穿 12g，炙鳖甲 12g，佛手片 12g，山慈菇 12g，淫羊藿 30g。14 剂，水煎，分两次服。

二十七诊（2005 年 3 月 18 日）：湿浊又起，面色晦暗，肝区胀痛，纳、便正常，舌质红，苔根白厚，脉细滑。

处方：炒苍术 12g，白茯苓 12g，姜半夏 12g，生枳壳 20g，白花蛇舌草 30g，垂盆草 30g，半枝莲 30g，紫丹参 30g，软柴胡 9g，粉丹皮 15g，延胡索 15g，生薏苡仁 15g，炒薏苡仁 15g，草果 12g，佛手片 12g，橘络 12g。14 剂，水煎，分两次服。

二十八诊（2005 年 4 月 5 日）：湿浊又化，肝区仍胀，大便干燥，舌质红，苔薄白，脉细滑。

处方：炒当归 12g，白茯苓 12g，炒苍术 12g，软柴胡 9g，炒白芍 15g，粉丹皮 15g，垂盆草 30g，白花蛇舌草 30g，紫丹参 30g，生薏苡仁 30g，藤梨根 30g，佛手片 12g，山慈菇 12g，橘络 12g。14 剂，水煎，分两次服。

二十九诊（2005 年 4 月 23 日）：湿浊又起，肝区胀痛，大便欠畅，舌质红，苔白稍厚，脉细弦。

处方：炒当归 12g，白茯苓 12g，炒苍术 12g，软柴胡 9g，炒白芍 15g，粉丹皮 15g，垂盆草 30g，白花蛇舌草 30g，紫丹参 30g，生薏苡仁 30g，藤梨根 30g，佛手片 12g，石见穿 12g，橘络 12g。21 剂，水煎，分两次服。予生化全套和 B 超。

三十诊（2005 年 5 月 14 日）：近日来尿发黄，肝区胀痛，纳可，便调，舌质红，苔白，脉细缓。

上方继 14 剂，水煎，分两次服。

三十一诊（2005 年 5 月 31 日）：肝掌以小鱼际为主，大鱼际基本正常，纳、便正常，尿黄好转，舌质红，苔根厚腻，脉细小弦。生化全套属正常范围；B 超：脂肪肝，慢性弥漫性肝病，胆囊壁毛糙。

处方：炒当归 12g，制香附 12g，炒苍术 12g，广郁金 12g，软柴胡 9g，炒赤芍 15g，炒白芍 15g，粉丹皮 15g，绞股蓝 15g，苦丁茶 15g，生枳壳 30g，决明子 30g，垂盆草 30g，生薏苡仁 30g，金钱草 30g，石见穿 12g。14 剂，水煎，分两次服。嘱饮食以清淡少油为主。

三十二诊（2005 年 6 月 18 日）：湿浊一时难化，肝区时有胀痛，纳、便

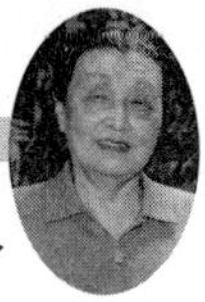

正常，舌质红，苔中根厚，脉细弦。

处方：炒当归12g，炒苍术12g，白茯苓12g，广郁金12g，炒莱菔子12g，延胡索12g，制香附12g，粉丹皮15g，川芎15g，垂盆草30g，生薏苡仁30g，生枳壳20g，石见穿12g，草果12g。7剂，水煎，分两次服。

三十三诊（2005年6月26日）：湿浊初解，脾虚肝旺，纳可，肝区发胀，尿时黄，大便欠畅，舌质红，苔根白，脉细弦。

处方：炒当归12g，白茯苓12g，软柴胡9g，粉丹皮15g，川芎15g，垂盆草30g，白花蛇舌草30g，藤梨根30g，生薏苡仁30g，生枳壳20g，炙鳖甲12g，石见穿12g，橘络12g。7剂，水煎，分两次服。

三十四诊（2005年7月1日）：湿浊时起时伏，肝区胀已缓，纳、便正常，舌质红，苔根厚，脉弦滑。

处方：炒当归12g，白茯苓12g，软柴胡9g，垂盆草30g，白花蛇舌草30g，藤梨根30g，生薏苡仁30g，淫羊藿30g，粉丹皮15g，川芎15g，生枳壳20g，草果12g，石见穿12g，橘络12g。7剂，水煎，分两次服。

三十五诊（2005年7月16日）：湿浊又伏，肝区不胀，但夜寐欠安，大便欠畅，舌质红，苔薄白，脉细缓。

处方：炒当归12g，白茯苓12g，软柴胡9g，垂盆草30g，白花蛇舌草30g，藤梨根30g，生薏苡仁30g，夜交藤30g，决明子30g，粉丹皮15g，川芎15g，生枳壳20g，石见穿12g，橘络12g，草果12g，淫羊藿30g。7剂，水煎，分两次服。

三十六诊（2005年7月23日）：湿浊未起，肝区不胀，夜寐安，大便欠畅，舌质红，苔薄白，脉细缓。

上方继服10剂，服法同前。

三十七诊（2005年8月13日）：出差较疲劳，肝区又胀痛，大便干燥，夜寐安，舌质红，苔白，脉细弦。

处方：炒当归12g，白茯苓12g，软柴胡9g，粉丹皮15g，生枳壳15g，白花蛇舌草30g，藤梨根30g，生薏苡仁30g，紫丹参30g，瓜蒌仁24g，佛手片12g，炙鳖甲12g，石见穿12g，草果12g。14剂，水煎，分两次服。

三十八诊（2005年8月20日）：湿浊未起，肝区仍胀，寐安，大便欠畅，舌质红，苔薄白，脉细缓。

处方：炒当归12g，白茯苓12g，粉丹皮15g，生枳壳15g，软柴胡9g，白花蛇舌草30g，藤梨根30g，生薏苡仁30g，紫丹参30g，瓜蒌仁24g，佛手片12g，炙鳖甲12g，石见穿12g，草果12g。14剂，水煎，分两次服。以守方巩固治疗。

三十九诊（2005年9月5日）：病情稳定，湿未起，舌质红，苔白，脉细缓。

处方：炒当归12g，白茯苓12g，软柴胡9g，粉丹皮15g，生枳壳15g，白花蛇舌草30g，藤梨根30g，生薏苡仁30g，桑椹子30g，紫丹参30g，炙鳖甲12g，石见穿12g，佛手片12g。14剂，水煎，分两次服。

四十诊（2005年9月17日）：病情趋于稳定，肝区时有隐痛，舌质红，苔白，脉细缓。

处方：炒当归12g，白茯苓12g，生薏苡仁30g，紫丹参30g，夜交藤30g，软柴胡9g，粉丹皮15g，生枳壳15g，绞股蓝15g，佛手片12g，炙鳖甲12g，石见穿12g，白花蛇舌草30g，藤梨根30g。14剂，水煎，分两次服。

四十一诊（2005年10月8日）：湿浊近1月来未起，其无他症，舌质红，苔白，脉细缓。

处方：炒当归12g，佛手片12g，炙鳖甲12g，石见穿12g，桃仁12g，广郁金12g，软柴胡9g，粉丹皮15g，生枳壳15g，绿萼梅10g，白花蛇舌草30g，藤梨根30g，生薏苡仁30g，山慈菇12g。14剂，水煎，分两次服。

四十二诊（2005年10月29日）：近日来腹泻，1天1~2次，腹不痛，兼黏液，纳可，舌质红，苔白，脉细缓。

处方：炒当归12g，广郁金12g，软柴胡9g，粉丹皮15g，生枳壳15g，白花蛇舌草30g，藤梨根30g，生薏苡仁30g，马齿苋30g，绿萼梅10g，山慈菇12g，佛手片12g，炙鳖甲12g，石见穿12g。14剂，水煎，分两次服。

四十三诊（2005年11月5日）：大便仍烂，腹不痛，黏液已除，舌质红，苔薄腻，脉细滑。表明脾虚湿浊又起。

处方：炒当归12g，川厚朴12g，广郁金12g，软柴胡9g，粉丹皮15g，生枳壳15g，白花蛇舌草30g，藤梨根30g，生薏苡仁30g，马齿苋30g，绿萼梅10g，山慈菇12g，佛手片12g，石见穿12g。7剂，水煎，分两次服。

四十四诊（2005年11月26日）：大便正常，其他无特殊症状，舌质红，苔白，脉细缓。

治以疏肝理气、健脾助运、活血软坚之法。

处方：垂盆草30g，生薏苡仁30g，软柴胡9g，粉丹皮15g，制香附12g，桃仁12g，广郁金12g，橘核12g，山慈菇12g，炙鳖甲12g，石见穿12g，白花蛇舌草30g，藤梨根30g，草果9g。14剂，水煎，分两次服。

四十五诊（2006年1月8日）：假期已过湿浊未起，纳、便正常，肝掌仍以小鱼际处明显，舌质红，苔薄腻，脉细缓。

上方14剂，水煎，分两次服。

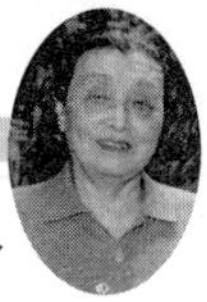

四十六诊（2006年1月23日）：病情如前，大便时有不畅，肝区偶发胀，舌质红，苔薄白，脉细缓。

处方：垂盆草30g，生薏苡仁30g，软柴胡9g，粉丹皮15g，制香附12g，山慈菇12g，石见穿12g，草果12g，炙鳖甲12g，佛手片12g，石斛12g，白花蛇舌草30g，藤梨根30g。14剂，水煎，分两次服。

四十七诊（2006年3月28日）：因1月28日外感发热，咳嗽痰不畅住院治疗，诊为沙门菌感染，经治疗初愈。湿浊又起，大便不畅，无黏液，无腹痛，舌质红，淡紫，苔白厚，脉细弦。因邪犯后脾运失职，湿浊内蕴，影响肝疏泄条达。治以疏肝理气，健脾化浊。

处方：炒苍术12g，炒当归12g，白茯苓12g，垂盆草30g，生枳壳30g，生山楂30g，软柴胡9g，粉丹皮15g，生薏苡仁15g，炒薏苡仁15g，草果12g，山慈菇12g，石见穿12g，藤梨根30g。7剂，水煎，分两次服。复查生化全套。

四十八诊（2006年4月8日）：肝区时胀，纳可，大便尚可，尿黄，舌质淡紫，苔厚白，脉细滑。复查生化全套：均在正常范围。B超：肝弥漫性病变，胆囊壁毛糙，脂肪肝消失。

处方：炒苍术12g，白茯苓12g，姜半夏12g，广郁金12g，金钱草30g，垂盆草30g，生薏苡仁30g，软柴胡9g，炒白芍15g，粉丹皮15g，生枳壳20g，砂仁9g，蔻仁9g，佛手片12g，藤梨根30g，草果12g，石见穿12g，车前草15g。14剂，水煎，分两次服。

四十九诊（2006年4月22日）：自觉症状均好，无恶心、腹痛，10天前大便稀，1天2次，有1次大便带黏液，舌质红，苔厚腻，脉细缓（考虑中药在自我调节时大便变稀的可能）。

上方继服21剂，服法同前。

五十诊（2006年5月13日）：仍大便稀，次数减少至1天1～2次，未见黏液，其他无明显症状，舌质红，苔白根厚，脉细缓。

上方继服14剂，服法同前。

五十一诊（2006年5月27日）：大便变烂，1天1～2次，肝区稍胀，别无他症，舌质红，苔白根厚，脉细缓。

处方：炒苍术12g，白茯苓12g，姜半夏12g，广郁金12g，金钱草30g，垂盆草30g，生薏苡仁30g，炒白芍20g，粉丹皮20g，生枳壳20g，软柴胡9g，砂仁9g，蔻仁9g，佛手片12g，草果12g，石见穿12g，桃仁12g，藤梨根30g，桑椹子30g。14剂，水煎，分两次服。

五十二诊（2006年6月10日）：大便时稀时烂，烂时不畅，稀时带有黏液，无腹痛腹胀现象，舌质红，苔白厚，脉细滑。考虑肝旺脾抑，当先实脾。

处方：炒苍术15g，生薏苡仁15g，炒薏苡仁15g，太子参12g，白茯苓12g，佛手片12g，川厚朴12g，炒白芍12g，炙枳壳20g，防风9g，地锦草30g，藤梨根30g，马齿苋30g，生山楂30g，升麻3g，车前草15g。7剂，水煎，分两次服。

五十三诊（2006年6月17日）：湿浊初化，大便变软，无黏液，别无他症，舌质红，苔薄白，脉细缓。

处方：炒当归12g，软柴胡9g，川厚朴12g，垂盆草30g，白毛藤30g，紫丹参30g，地锦草30g，生薏苡仁15g，炒薏苡仁15g，山慈菇12g，炙鳖甲12g，石见穿12g，草果9g，藤梨根30g。14剂，水煎，分两次服。

五十四诊（2006年7月1日）：大便成形，但欠畅，纳佳，寐安，舌质红，苔薄白，脉细缓。

处方：炒当归12g，软柴胡9g，垂盆草30g，白毛藤30g，藤梨根30g，紫丹参30g，生薏苡仁15g，炒薏苡仁15g，粉丹皮12g，草果9g，佛手片12g，炙鳖甲12g，石见穿12g，山慈菇12g。14剂，水煎，分两次服。

五十五诊（2007年2月16日）：去年下半年因工作忙，在当地卫生院按前方继服，无特殊症状，近日复查肝功能正常，B超：肝弥漫性病变、胆囊壁毛糙，故再来改方。无特殊症状，纳、便均可，舌质淡紫，苔白，脉细滑。此乃湿浊又起。

处方：垂盆草30g，决明子30g，炒苍术12g，软柴胡9g，白茯苓12g，制香附12g，广郁金12g，紫丹参30g，粉丹皮15g，生薏苡仁15g，炒薏苡仁15g，石见穿12g，白花蛇舌草30g，藤梨根30g，炙鳖甲12g。14剂，水煎，分两次服。嘱服后无不良反应可继续原方14剂。

五十六诊（2007年3月13日）：近日来肝区作胀，纳可，便烂，舌质红，苔白厚，脉弦滑，乃工作忙，春天湿起，饮食不节，脾气不振所致。

处方：垂盆草30g，白毛藤30g，决明子30g，软柴胡9g，白茯苓12g，炒苍术12g，广郁金12g，佛手片12g，草果12g，粉丹皮15g，生枳壳15g，生薏苡仁15g，炒薏苡仁15g，绿萼梅9g，白花蛇舌草30g，藤梨根30g。7剂，水煎，分两次服。

五十七诊（2007年3月20日）：湿浊未化，肝区作胀，大便已调，舌质红，苔厚白，脉弦滑。

处方：垂盆草30g，白毛藤30g，生薏苡仁30g，软柴胡9g，炒苍术12g，广郁金12g，草果12g，佛手片12g，制香附12g，生枳壳20g，粉丹皮15g，绿萼梅9g，砂仁9g，蔻仁9g，白花蛇舌草30g，藤梨根30g。7剂，水煎，分

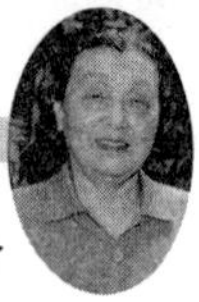

两次服。

五十八诊（2007年4月9日）：湿浊仍存，肝区胀痛已除，大便烂，解而不畅，舌质红，苔白稍厚，脉细弦。

处方：垂盆草30g，白毛藤30g，软柴胡9g，炒苍术12g，广郁金12g，佛手片12g，制香附12g，生薏苡仁15g，炒薏苡仁15g，炙枳壳15g，白茯苓15g，绿萼梅12g，粉丹皮15g，砂仁9g，蔻仁9g，草果12g，白花蛇舌草30g，藤梨根30g。7剂，水煎，分两次服。

五十九诊（2007年4月13日）：大便仍烂，量少不畅，稍有腹胀，舌质红，苔白，脉细弦。

处方：垂盆草30g，白毛藤30g，软柴胡9g，炒苍术12g，广郁金12g，制香附12g，生薏苡仁30g，川朴花9g，砂仁9g，蔻仁9g，草果12g，绿萼梅12g，玫瑰花12g，花槟榔12g，粉丹皮15g，炙枳壳15g，白花蛇舌草30g，藤梨根30g。7剂，水煎，分两次服。

六十诊（2007年4月20日）：大便转软，腹仍胀，肝区胀，纳可，寐安，舌质红边紫，苔根白，脉细缓。

处方：垂盆草30g，白毛藤30g，生薏苡仁30g，决明子30g，砂仁9g，蔻仁9g，生白术12g，制香附12g，绿萼梅12g，粉丹皮15g，炙枳壳15g，白茯苓15g，川芎15g，绞股蓝15g，白花蛇舌草30g，藤梨根30g。7剂，水煎，分两次服。

六十一诊（2007年4月27日）：大便正常，腹仍胀，肝区发胀，纳可寐安，舌质红淡紫，苔白，脉细缓。

处方：垂盆草30g，白毛藤30g，生薏苡仁30g，决明子30g，砂仁9g，蔻仁各9g，生白术12g，制香附12g，绿萼梅12g，粉丹皮15g，炙枳壳15g，白茯苓15g，川芎15g，绞股蓝15g，石见穿12g，藤梨根30g。7剂，水煎，分两次服。

六十二诊（2007年5月11日）：肝区胀已解，大便正常，腹仍胀感，舌质红淡紫，苔白厚，脉细缓。

处方：垂盆草30g，决明子30g，软柴胡9g，绿萼梅9g，砂仁9g，蔻仁9g，炒苍术12g，制香附12g，佛手片12g，川厚朴12g，草果12g，粉丹皮15g，生薏苡仁15g，炒薏苡仁15g，白茯苓20g，炒枳壳20g，升麻3g，白花蛇舌草30g，藤梨根30g。7剂，水煎，分两次服。

六十三诊（2007年5月18日）：湿浊仍存，大便正常，舌质淡紫，苔白边厚，脉细缓。

处方：垂盆草30g，决明子30g，软柴胡9g，绿萼梅9g，砂仁9g，蔻仁

9g，炒苍术12g，佛手片12g，川厚朴12g，草果12g，粉丹皮15g，绞股蓝15g，生薏苡仁15g，炒薏苡仁15g，白茯苓20g，炒枳壳20g，白花蛇舌草30g，藤梨根30g。7剂，水煎，分两次服。

六十四诊（2007年6月1日）：湿浊渐化，大便正常，肝区胀除，肝掌较初诊时已经缩小一半（大鱼际存在，小鱼际处已消失），舌质淡紫消失，苔白，脉弦滑。

处方：垂盆草30g，决明子30g，软柴胡9g，砂仁9g，蔻仁9g，炒苍术12g，佛手片12g，草果12g，桃仁12g，绞股蓝15g，生薏苡仁15g，炒薏苡仁15g，炒枳壳各20g，白花蛇舌草30g，山慈菇12g。7剂，水煎，分两次服。

六十五诊（2007年6月8日）：无其他症状，仅肝区时有发胀，舌质红，苔白，脉细弦。

处方：垂盆草30g，决明子30g，生薏苡仁30g，软柴胡9g，炒苍术12g，炒白术12g，佛手片12g，桃仁12g，炙鳖甲12g，粉丹皮15g，炒枳壳20g，草果12g，白花蛇舌草30g。7剂，水煎，分两次服。

六十六诊（2007年6月15日）：近2日出现腹泻，1日4次（可能有饮食不清洁），稍有腹痛，肝区胀痛，舌质红，苔黄，脉细缓小弦。

处方：垂盆草30g，炒薏苡仁30g，砂仁9g，蔻仁9g，炒苍术12g，佛手片12g，制香附12g，草果12g，广木香12g，生枳壳12g，地锦草30g，花槟榔12g，鸡内金12g，白茯苓20g，车前草15g。7剂，水煎，分两次服。

六十七诊（2007年6月22日）：腹泻已止，腹痛也除，肝区胀痛减轻，纳可，舌质红，苔中厚，脉细缓。

处方：垂盆草30g，炒薏苡仁30g，软柴胡9g，川厚朴花9g，绿萼梅9g，砂仁9g，蔻仁9g，炒苍术12g，制香附12g，广木香12g，佛手片12g，鸡内金12g，生枳壳12g，白茯苓20g，车前草15g，草果12g。7剂，水煎，分两次服。

六十八诊（2007年6月29日）：大便正常，腹痛除，肝区痛解，湿浊初化，舌质红，苔薄白，脉细缓。

处方：垂盆草30g，炒薏苡仁30g，软柴胡9g，川厚朴花9g，绿萼梅9g，砂仁9g，蔻仁9g，炒苍术12g，制香附12g，广木香12g，佛手片12g，鸡内金12g，生枳壳12g，白茯苓20g，草果12g，炙鳖甲12g。7剂，水煎，分两次服。

六十九诊（2007年7月6日）：无明显症状，纳、便正常，舌质红，苔白稍厚，脉细缓。

处方：垂盆草30g，炒薏苡仁30g，软柴胡9g，川厚朴花9g，砂仁9g，蔻

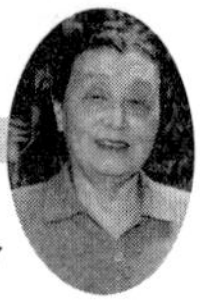

仁9g，炒苍术12g，制香附12g，广郁金12g，草果12g，佛手片12g，生枳壳12g，山慈菇12g，炙鳖甲12g，白茯苓20g。14剂，水煎，分两次服。

七十诊（2007年7月26日）：因出差劳累又腹泻，1日2次，稍有腹痛，纳可，舌质红，苔厚，脉弦滑。

处方：垂盆草30g，炒薏苡仁30g，软柴胡9g，砂仁9g，蔻仁9g，炒苍术12g，制香附12g，广木香12g，草果12g，佛手片12g，生枳壳12g，鸡内金12g，白茯苓20g，煨葛根20g，地锦草30g，车前草15g。7剂，水煎，分两次服。

七十一诊（2007年8月2日）：腹泻已止，腹痛亦除，纳可，舌质红，苔中厚，脉细缓。

处方：垂盆草30g，炒薏苡仁30g，软柴胡9g，川厚朴花9g，砂仁9g，蔻仁9g，炒苍术12g，制香附12g，广木香12g，草果12g，佛手片12g，鸡内金12g，生枳壳12g，白茯苓20g，煨葛根20g，车前草15g。7剂，水煎，分两次服。

七十二诊（2007年8月16日）：大便正常，腹痛亦无，肝区痛未现，湿浊初化，舌质红，苔薄白，脉细缓。

处方：垂盆草30g，炒薏苡仁30g，软柴胡9g，川厚朴花9g，绿萼梅9g，砂仁9g，蔻仁9g，炒苍术12g，制香附12g，广木香12g，草果12g，佛手片12g，鸡内金12g，生枳壳12g，炙鳖甲12g，白茯苓20g。14剂，水煎，分两次服。

七十三诊（2007年9月21日）：无明显症状，纳、便正常，舌质红，苔白稍厚，脉细缓。

处方：垂盆草30g，炒薏苡仁30g，软柴胡9g，川厚朴花9g，砂仁9g，蔻仁9g，炒苍术12g，制香附12g，广郁金12g，草果12g，佛手片12g，生枳壳12g，山慈菇12g，炙鳖甲12g，白茯苓20g。14剂，水煎，分两次服。

七十四诊（2007年11月5日）：两月来无明显症状，纳、便正常，舌质红，苔白稍厚，脉细缓。

上方14剂，同时开出膏方。

2007年11月12日：肝胆失司之体，邪犯肝络，疏泄条达失职，营阴暗耗，藏血亏乏，郁而化热，气滞血瘀，横逆犯脾，运化失司，聚精成湿，阻碍气血，致成肝硬化。平时湿阻中焦，经近两年余治疗，湿浊已解，脾运未复，瘀阻尚存，目前症见一般情况尚可，容易乏力，饮食不顺易出现腹泻，肝区胀、偶有刺痛，夜寐欠安，舌质淡紫红，苔白根厚，脉弦滑。今冬令正值，给予疏肝解郁、健脾理气、养血柔肝、益肾活血之法。制成膏滋缓缓调之。

处方：炒当归 120g，炒赤芍 150g，炒白芍 150g，软柴胡 100g，白茯苓 120g，制香附 120g，炒苍术 120g，炒白术 120g，佛手片 120g，绿萼梅 100g，砂仁 90g，蔻仁 90g，草果 120g，紫丹参 300g，生地黄 120g，熟地黄 120g，广郁金 120g，川芎 150g，王不留行 120g，藤梨根 300g，生薏苡仁 300g，淮山药 300g，粉丹皮 150g，垂盆草 300g，金钱草 300g，生枳壳 300g，泽泻 120g，山茱萸 90g，炙炮甲 90g，皂角刺 90g，山慈菇 120g，石见穿 120g，制黄精 300g，制首乌 300g，炒杜仲 120g，川续断 120g，菟丝子 120g，决明子 300g，生山楂 300g，淫羊藿 300g，潼蒺藜 120g，白蒺藜 120g，女贞子 120g，青皮 90g，陈皮 90g。水煎浓缩，加入龟板胶 400g，鹿角胶 100g，冰糖 500g，黄酒 250g。收膏备用，早、晚各 1 匙，开水冲服。

嘱遇外感、腹泻及其他急性疾病时即停药，病愈后再服。若天气热或膏滋出现霉变，用纱布抹去霉点，盖上盖隔水蒸，待药沸后取出，冷却后加盖，备用。

2007 年 12 月 10 日生化全套：正常范围，B 超：肝弥漫性病变，胆囊脾未见明显异常。于 2008 年 5 月随访，医院复查生化全套：正常范围。B 超：肝区回声改变，胆囊、脾未见明显异常。肝纤维化试验：正常范围。

按：此案自觉无明显症状，先以肝掌随后确诊为肝硬化、胆囊炎。生化：血脂、胆固醇升高，其余均属正常范围。烟酒史、十二指肠溃疡史。平时仅肝区时有胀满，或有刺痛感，常大便烂，从未治疗，舌质紫红，苔厚腻黄青相兼、污垢明显，脉弦滑。脉证合参，此乃湿浊内蕴，郁而化热，结于脾胃，运化失职，肝胆失司，难以疏泄，并有气滞血瘀之象。《金匮要略》云“见肝之病，知肝传脾，当先实脾。四季脾旺不受邪，即勿补之。”经两年余治疗和调理，肝掌基本消失，无自觉症状，生化全套和肝纤维化试验均属正常，B 超示：肝弥漫性肝病，胆囊壁毛糙。经治疗后复查：肝回声改变，胆、脾均未见到异常。表明治肝补脾之法用于慢性肝病是正确的，需要注意的是，要贵在坚持。患者随访 5 年，症状一直稳定，肝掌小鱼际处已消失，大鱼际处转淡，肝功能和肝纤维化测试均属正范围。

面容与疾病的关系

人体复杂的生命活动，都是起源于内脏的功能，内而消化，外而视听、言行，无一不是内脏功能活动的表现，所以内脏的活动，实质上就是人体整

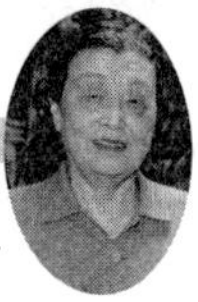

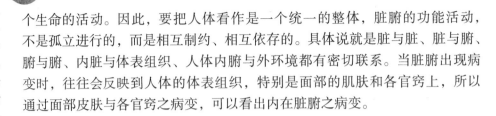

个生命的活动。因此，要把人体看作是一个统一的整体，脏腑的功能活动，不是孤立进行的，而是相互制约、相互依存的。具体说就是脏与脏、脏与腑、腑与腑、内脏与体表组织、人体内腑与外环境都有密切联系。当脏腑出现病变时，往往会反映到人体的体表组织，特别是面部的肌肤和各官窍上，所以通过面部皮肤与各官窍之病变，可以看出内在脏腑之病变。

一、内脏与体表组织的联系

内脏虽然深藏在体内，但是它与外在组织器官都有着密切的联系。《素问·五脏生成》说："心之合脉也，其荣色也；肺之合皮毛也，其荣毛也；肝之合筋也，其荣爪也；脾之合肉也，其荣唇也；肾之合骨也，其荣发也。"《素问·阴阳应象大论》说："肝……在窍为目，心……在窍为舌，脾……在窍为口，肺……在窍为鼻，肾……在窍为耳。"这些都说明内脏与体表组织器官关系密切。掌握了这些理论，就可以通过面容的变化了解人体内在疾病的变化，内在脏腑的病变也可以从面容变化中反映出来。

二、面容的自然变化

要了解面容与疾病的关系，首先要知道人体在发育、生长过程中面容的变化。《素问·上古天真论》云："女子……五七，阳明脉衰，面始焦，发始堕；六七，三阳脉衰于上，面皆焦，发始白；男子……五八，肾气衰，发堕齿槁；六八，阳气衰竭于上，面焦，发鬓颁白；七八，肝气衰，筋不能动……"说明女子35岁、男子40岁就开始从壮盛走向衰老。

三、人体生长壮老死的变化

人体气血及内脏的盛衰与年龄具有一定的关系，10～40岁是人体生长发育阶段；40岁是一个界限，平定和不摇；50～100岁是自然衰老而终的阶段，神气皆去而形骸而终。人之所以有生命活动，取决于神气的有无；神气的盛衰，依赖于五脏的精气，所以精、气、神是生命长寿的关键。人的衰老会从外形上表露出来，可以说，40岁是衰退的交点。

四、内脏可影响到体表组织的病变

心，其华在面，其充在血脉，说明心为一身血脉循行之枢纽。血旺则面色红润，血衰则面色苍白。肺，其华在毛，其充在皮，说明肺气充盛则皮肤弹性好，毛发亮光滋润，肺气虚则毛发疏泄不畅，易生疮疖，面色㿠白。肾，其华在发，其充在骨。《素问·上古天真论》说："女子七岁肾气盛，齿更发长。"又说："发为血之余，齿为骨之余。"都表明肾与发和齿有着密切关系。肝，其华在爪，其充在筋。肝血充盈，爪甲就光泽红润；肝血不足，则爪甲干枯无华泽；肝气郁滞，则面色晦暗。脾，其华在唇，其充在肌，表明脾气的盛衰可以从肌肉和口唇上来观察。脾气旺盛则食欲增进，肌肉丰满，口唇红润；脾气虚则不思饮食，肌肉消瘦，口唇苍白。所以说，内脏的虚损可以在到面部得到反映，并可表现在肌肉和皮肤上。

五、机体内外协调的统一性

1. 健康的定义

几乎人人都知道健康的含义，"身体没有病就是健康"。"体魄健全就属于健康"。这只是传统的看法。

2. 现代健康的定义

世界卫生组织（WHO）对健康的定义是"健康不仅是没有疾病或虚弱；而是身体上、精神上和社会适应上的完好状态。"所以说，健康除身体健康外，还包括社会学、心理的健康。健康观念不仅把健康作为人的基本权利，它还是社会进步的标志。要实现健康，除了生物学手段外（药物、手术、新设备、新技术），还有心理治疗、行为纠正、营养饮食、强身健体，对付应激、自我保健等，这是现代所提倡的健康新观念。

3. 中医学对健康的含义

中医学认为，人体要"和"。《灵枢·本脏》说："人之血气精神者，经脉者……卫气者……志意者……适寒温，和喜怒者……故血和则经脉流通……此人之常平也。"这里的"和"与"平"表明人体健康。血与卫气调和，则人体内外、阴阳、气血循环活动均正常；志意和，表明善于调摄精神，属于内在方面，即"正气存内，邪不可干"；所谓寒温和，是说能很好地适应外界气候的变化，就能保护五脏六腑、经脉、肢节等正常活动，外不受邪扰，内无气阻滞，就能是达到"平"。归纳如下：

人之常平：
- 血　和——经脉流通，除旧复营，筋骨强劲，关节清利
- 卫气和——分肉解利，皮肤调柔，腠理致密
- 志意和——精神专注，魂魄不散，悔怒不起，五脏不受邪
- 寒温和——六腑化谷，风痹不作，经脉通利，肢节得安

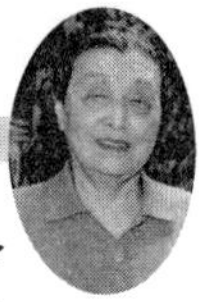

六、五色与五脏的关系

1. 五色

五色为红、黄、青、白、黑，由它可以延伸更多的色彩。古人认为，五色内应五脏。《灵枢·五色》云：“五色命脏，青为肝，赤为心，黄为脾，白为肺，黑为肾。”

心——小肠、肝——胆、脾——胃、肺——大肠、肾——膀胱
红　　　　青　　　黄　　　白　　　黑
（这就是五脏外映外表的正常色泽）

2. 正常的面色

人体正常的面色为淡黄或淡白色，两颧部淡红色，润泽富有弹性，毛孔细腻。这是五脏气血外荣的表现，是内脏精华气血的外在表象，可以随气温、情绪的变化而变化。面色会出现变色，但不会出现绿与黑。红、黄、白的加深和变淡也是病变。

3. 五色之欲与不欲的意义

《素问·脉要精微论》说：“夫精明五色，气之华也，赤欲如白裹朱，不欲如赭；白欲如鹅羽，不欲如盐；青欲如苍壁泽，不欲如蓝；黄欲如罗裹雄黄，不欲如黄土；黑欲如重漆色，不欲如地苍。五色精微象见矣，其寿不久也。”说明了五色之变与人的身体健康有着密切关系。

五色
- 欲——润泽光明——预后良（气血充盛）
- 不欲——枯槁晦暗——预后差（气血衰败）

良——赤如帛绢包裹着朱砂一样白色里泛出红色来
白色要像鹅毛一样，白得鲜明润泽
青色要像苍白色的璧玉一样，明亮润泽
黄色要像白罗包雄黄一样，黄而润泽
黑色要像黑漆一样，明亮润泽

总之，辨析五色是诊断疾病预后好坏的关键，临床上必须注意。

4. 五色精微象见的理解

精微：是指精华。象：是现象。

前面讨论了五脏的充华，虽观于面部，但并不是没有限度的，必须有一定的含蓄。假如精华毕露，浮越于外，毫无含蓄，这就是内藏真元之气外泄的标志（真藏色见），是一种散象，五脏之不欲，也是含蓄这个意义。

俗话所说的“回光返照”，是疾病趋向死亡的先兆。因此经文说：“五色精微象见矣，其寿不久也。”所以说，五脏之五色的外露是真气的外泄，败象的标志。

5. 五色主病的概念

《灵枢·五色》说："黄赤为风，青黑为痛，白为寒，黄而膏润为脓，赤甚者为血……"虽然以风、痛、寒、脓为例，但都说明由于邪气致气血凝滞，造成营卫运行不利，减少了皮肤荣养的来源，从而产生各种病证及机制。所以古人张璐云："黄而肥盛，胃中有湿痰也；黄而枯癯，胃中有火也；黄而色淡，胃本湿也；黄而色暗，津液久耗也。"王氏《脉经》说："赤色为热，如阳明病白虎、承气汤证；寒赤，如真寒假热之载阳证；久病虚劳，面赤如妆者不久居。"张隐庵云："白者精肃之气，故为寒。"李念莪云："色之浮者病浅，色之沉者病深。"薛生白云："散者病近，搏者病远。"故面色的观察也是中医诊断的关键，表明了中医的"望而知之为之神矣"妙处。

七、皶、痤痱、疔与阳气的关系

《素问·生气通天论》说："……汗出见湿，乃生痤痱；高粱之变，足生大丁。受如持虚，劳汗当风，寒薄为皶，郁乃痤。"这条经文说明，皶、痤痱、疔的发生是汗出见湿、阳气外泄而致。所以王冰说："阳气发泄，寒水制之，热怫内余，郁于皮里，甚为痤疖，微作痱疮。"张隐庵说："膏粱厚味也，厚味伤形，气伤于味，形气伤则肌腠虚矣。膏粱所变之热毒，逆于肉理，而多生大疔。盖肌腠虚而热毒乘之，有如持虚之器而受之也。"这都说明湿浊为阳气发生了偏胜或偏衰时，热毒乘肌腠之虚，郁结而成。所以《巢氏病源》说："人皮肤虚，为风邪所折则起瘾疹，寒多则色赤，风多则色白，甚者痒痛，搔之则成疮。"证明了皶、痤痱、疔在人的皮肤上的色泽发生的机理。

八、面部色素的有关病变

古人根据五行学说的理论，以黄色为中央土的正色，五行以土为本，所以说土为万物之母。配合人体脏腑，土在五脏属脾，六腑属胃，所以脾胃为后天之本。故黄色润泽光明为正常，它代表有胃气。当生病时，或久病后，如面部能见到正常的黄色，说明胃气尚存，预后良好，所谓"有胃气则生"。反过来面无黄色，也就是无胃气之色，是人的生机来源断绝，五脏六腑失去了濡养，所谓"无胃气则死"。所以除了黄色以外，出现其他的色泽均要考虑是病态，特别黑、红、青，是因为肝、心、肾三脏，出现气机的失调，肾水的不足，本脏的水火不容，水亏火浮，阻碍温煦的功能，液停气滞而血凝；心气不足，心阴同虚，气虚血瘀；肝气郁滞，不能疏泄、条达，肝阴暗耗，与肾不能相互资生，相互制约，形成气滞血瘀，故面部的色素从中医的观点

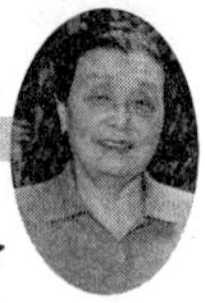

分析应该属于“久病必瘀”的道理。由于各脏的病机不一，可分为肝经郁热、痰气互结、湿浊内蕴、气滞血瘀、湿郁化热等，乃热毒郁于肌腠而致。

色素沉着是指皮肤或黏膜的色素颜色加深和色素量增加。皮肤的颜色主要与黑色素有关，决定于表皮基底层的角质细胞含黑色素的量。近年来研究认为，正常皮肤色素沉着有四个生化过程：一是黑色素体在黑素细胞中的形成；二是黑色素体在黑素细胞中的黑色素化；三是黑色素体分泌到角质细胞中；四是黑色素体在角质细胞内运送时有无受体样细胞退化。其色素沉着疾病很多与内分泌－代谢障碍性疾病有关，如慢性肾上腺皮质功能减退性色素沉着、肾上腺皮质萎缩淋巴性甲状腺炎综合征、血卟啉病性色素沉着、异位性 ACTH 综合征性色素沉着、反馈性垂体腺瘤综合征性色素沉着、先天性囊性纤维性骨炎综合征的色素沉着、胡萝卜素沉着症、紫纹、痤疮、黄褐斑。

九、皮肤与毛发的变化

人到四十腠理始疏，荣华衰落，发鬓斑白。也就是说，随着年龄的增加，皮肤的皱纹逐渐增多加深。皱纹是由于失水、皮下脂肪和弹力组织逐渐减少，皮肤受到皮下肌肉的牵扯所致；皮肤的皮脂腺分泌亦随年龄的增长而减少，使皮肤变干；同时老年人的表皮萎缩，皮肤变薄。在 40 岁后，皮肤常会出现棕色的色素沉着斑，这叫“老年斑”，好发于前臂和面部，且随着年龄而增多增大。还有一种凸起于皮肤表面的疣状物，叫老年疣，即“寿斑”；也可看到红色的血管瘤，又叫“红痣”。

老年人的头发变细变脆，毛球萎缩，色素脱失，故发变白易脱落，与肾气有关。《素问·五脏生成》说：“肾之合骨也，其荣发也。”肾虚则发失其所荣，故变白，变细，变脆，易落。

同时，指甲也变脆、变光和变厚，在爪甲上出现纵条的嵴，这是肝虚所致。《内经》说：“肝之合筋也，其荣爪也。”随着年龄的增长，皮肤的再生和愈合能力减弱，皮肤血管不能适当地收缩、扩张，故调节差，冬天怕冷，夏天怕热，容易感冒和中暑，这与肺、肾气虚有关。《灵枢·本脏》说：“卫气者所以温分肉，充皮肤，肥腠理，司开合者也。”又说：“老者之气血衰，其肌肉枯，气道涩，五脏之气相搏，其营气衰少，而卫气内伐。”所以说，衰老虽是自然规律，但与五脏六腑有着密切关系。

十、辨证论治

（一）肝经郁热

面部色斑较多，痤疮多红赤明显，性情急躁，胸胁胀痛，口苦而干，失眠多梦，或胃中反酸、嘈杂，大便秘结，月经后期或数月不行，经前痤疮明显增加，舌质红，苔厚或黄，脉弦滑或数。

治则：先拟疏肝解郁，清热泻火，再拟疏肝理气，滋润健脾。

方药：丹栀逍遥散加减，或龙胆泻肝汤直泻肝火，但不能超过1周。之后改逍遥散加健脾理气之药。

（二）痰气互结

精神抑郁，胸闷心烦，咽部如梗，平时多痰，眼圈发黑，面色晦黄，颧上色斑，失眠易醒，舌质红，苔白厚，脉弦滑。

治则：行气开郁，化痰散结。

方药：柴胡疏肝散或半夏厚朴汤加减。

（三）湿浊内蕴

形体稍胖，面油皮粗，鼻颊部红，平时多痰，肢体酸重，舌质红，苔白腻，脉濡滑。

治则：芳香燥湿，清热利湿。

方药：平胃散或温胆汤加减。

（四）气滞血瘀

肝气郁结日久，肝阴受损，疏泄条达失司，血脉滞涩，面部色斑满布，色萎黄，心烦不寐，胸闷脘痞，月经先后无定期、量多兼块，经前乳胀、小腹作胀，舌质紫暗或边瘀，苔白脉缓，或弦缓。

法则：疏肝理气，活血化瘀。

方药：柴胡疏肝散加活血药。

（五）肝肾阴亏

头晕，耳鸣，腰背酸痛，五心烦热，夜寐不安，难入睡又易醒，面部眼睑发黑，或有黄褐斑，甚至出现老年斑，舌质边红或紫，苔薄白或苔少，脉细弦。

治则：滋阴清肝，益肾活血。

方药：知柏地黄丸或杞菊地黄丸加减。

（六）气血两虚

头晕乏力，神疲倦怠，面色㿠白，唇淡白，心悸气短，舌质淡白胖嫩或有齿印，脉细弱无力。

治则：气血双补，健脾填髓。

方药：归脾汤或十全大补汤加减。

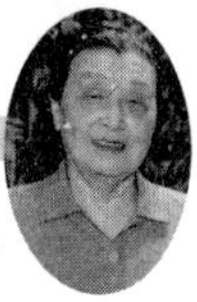

十一、随症加减

1. 疏肝理气

药如制香附、广郁金、台乌药、川楝子、青皮、枳实、柴胡。

2. 理气和胃

药如佛手片、川厚朴花、代代花、娑罗子、广木香、砂仁、蔻仁。

3. 泻胃火

药如川黄连、知母、石膏、生地黄、丹皮、焦山栀。

4. 泻心火

药如淡竹叶、川黄连、胡连、莲子心、玄参、苦参。

5. 燥湿

药如苍术、川厚朴、枳壳、草果、草豆蔻、砂仁。

6. 利湿

药如茯苓、猪苓、薏苡仁、车前草、泽泻、通草。

7. 祛风

药如地肤子、防风、川萆薢、浮萍、紫草。

8. 降脂

药如决明子、苦丁茶、绞股蓝、生山楂、荷叶、泽泻、皂角刺。

9. 祛浊

药如莱菔子、制胆星、白芥子、皂角刺。

10. 洁肤

药如代代花、绿萼梅、玫瑰花、佛手花、厚朴花、白芷、白桔梗、附子。

11. 收敛

药如白蔹、白及、白芷。

12. 养血

药如当归、赤芍、熟地黄、川芎、制首乌、桑椹子、紫丹参。

13. 补气

药如西党参、黄芪、制黄精、绞股蓝、白术。

14. 养阴

药如女贞子、墨旱莲、枸杞子、鳖甲、石斛、玉竹、麦冬、天冬。

15. 补阳

药如淡附子、巴戟天、肉苁蓉、胡桃、益智仁、仙茅、淫羊藿、菟丝子、川续断。

16. 补肾

药如杜仲、川续断、狗脊、桑椹子、金樱子、潼蒺藜、补骨脂。

17. 活血

药如丹参、川芎、王不留行、莪术、鬼见羽、郁金、苏木、红花、桃仁。

18. 消结

药如山慈菇、皂角刺、橘核、茜草、炮山甲、天花粉、夏枯草、桔梗。

三阳脉与颜面的关系

《素问·六节藏象论》说："女子五七阳明脉衰，面始焦，发始堕；六七三阳脉衰于上，面皆焦，发始白；丈夫五八肾气衰，发堕齿槁；六八阳气衰竭于上，面焦发鬓颁白。"说明阳气在人体的重要性，并对肾气的充盛，是人开始衰老的关键。

一、什么是三阳脉、阳明脉

三阳脉指太阳、少阳、阳明经脉而言。阳明脉是指手、足阳明脉经。

二、为什么面始焦

因为手、足阳明脉皆行于面部，所以面开始焦，而三阳脉经皆上于头面，所以古人说"头为诸阳之会"。今三阳脉皆衰于上，故有出现颜面容华憔悴、头发斑白脱落的情况。张景岳说："女为阴体，不足于阳，故其衰也自阳明始。""男为阳体，不足于阴，故其衰也自肾始，而发齿其征也。"男女开始衰退的不同，也不外乎阴阳消长的规律。

三、三阳脉正常的常数

人身经脉气血之多少，皆有一定的正常比数。《素问·血气形志》云："夫人之常数，太阳常多血少气，少阳常少血多气，阳明常多气多血，少阴常少血多气，厥阴常多血少气，太阴常多气少血。"如果临床上掌握了这种血气的比数，不论对针灸的补泻还是中药治疗均有帮助。

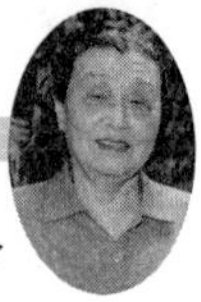

四、《黄帝内经》对三阳的认识

表 《黄帝内经》对三阳的认识

六经	素问·血气形志	灵枢·五音五味	灵枢·九针十二原	灵枢·九针论
太阳	多血少气	多血少气	多血少气	刺太阳出血恶气
少阳	少血多气	少血多气	少血多气	刺少阳出气恶血
阳明	多血多气	多血多气	多血多气	刺阳明出血恶气
太阴	少血多气	多血少气	多血少气	刺太阴出气恶血
少阴	少血多气	多血少气	少血多气	刺少阴出气恶血
厥阴	多血少气	多气少血	多血少气	刺厥阴出血恶气

五、三阳脉的归属与隶属

太阳经——手太阳小肠经、足太阳膀胱经；与心经、肾经相关。
少阳经——手少阳三焦经、足少阳胆经；与肝经、五脏气血相关。
阳明经——手阳明大肠经、足阳明胃经；与肺经、脾经相关。

六、各经出现的生理、病理变化

（一）正常生理

人体的气血是维持机体正常生理活动的重要物质。其必须依赖经络的循环输布，而人体经络遍布全身，无处不到。《灵枢·本脏》说："经脉者，所以行气血而营阴阳，濡筋骨而利关节者也。"《灵枢·经别》说："十二经脉者，此五脏六腑之所以应天道也。"表明十二经脉能使人体适应六淫之邪的变化。这就是我们常说的"天人相应"。

（二）病理变化

1. 经络受病可内传脏腑

病邪侵犯人体，如果经络之气失常，病邪便可借经络的通路内传至脏腑。《素问》中《皮肤论》《缪刺论》《调经论》记载，其内传的次序一般是：外邪→皮肤→孙络→络脉→经脉→脏腑。《素问·皮肤论》云："凡十二经脉者，皮之部也。是故百病之始生也，必先于皮毛，邪中之则腠理开，开则入客于络脉，留而不去，传入于经，留而不去，传入于腑，秉于肠胃。"说明邪在阳明与太阳经之中。

《灵枢·痈疽》说："经脉败漏，熏于五脏，脏伤则死矣。"是说经气失常不仅能使外邪入里，亦能使邪由下而传上。如下肢受寒，往往可引起头痛鼻塞，或者腹泻等病。

2. 脏腑受病可反映于体表

《灵枢·邪客》说："心肺有邪，其气留于两肘；肝有邪，其气留于两胁；脾有邪，其气留于两脾；肾有邪，其气留于两腘。"指出五脏内在的病变，也会在其所属经脉的循行部位上发生症状，这在临床上很常见，如肺病膺痛、肝病胁痛等。六腑有病亦可反映于体表，如肠胃热郁，轻则齿痛、唇溃、舌烂；重则可发生疮痈疖肿等。

总之，经络既是气血循行的通路，也是疾病传变与反应的通道。由于经络能贯穿人体上下内外，病邪同样可以凭借这一通道由表传里、由内及外、由上而下、由下而上进行传变。

七、三阳脉与颜面病的关系

三阳脉主腑，六腑以通为用（荣），一旦不通，阻塞郁结，极易化热，热性上炎，往往表现在颜面上。

（一）三阳脉

手三阳从手走头，足三阳从头走足；手足三阳阳明在前，少阳在中，太阳在后；所以三阳脉衰，首先表现在颜面、皮肤。

（二）气有余便是火

阳气盛则热肿，热者多实；邪气盛则实（热）。这里的气是指外邪和内邪，所以人体的正气与邪气实际上就是疾病的进退关系。

1. 真气足，虽有邪气（贼风）不能致病（即"正气内存，邪不可干"）。

2. 真气不足，虽有"正气"（正风），亦足以致病（即"邪之所凑，其气必虚"）。

3. 百病皆生于气。《黄帝内经》对"气"运用很广，因七情内伤引起的气缓、气上、气消等气的变化，是指五脏之气；因寒热引起的病变是指卫气；因劳倦过度气耗的气是指精气；也就是人体的荣养物质和生理机能失调，无论内因和外因都可导致机体的变化。薛雪说："气之在人，和则为正，不和则为邪，故百病皆生于气也。"

（三）火与热

火与热其性相似，但实质上是有一定区别的，形、质、量的不同，可分为外感六淫之火（风、寒、暑、湿、燥、火）和内伤五志之火（喜、怒、忧、

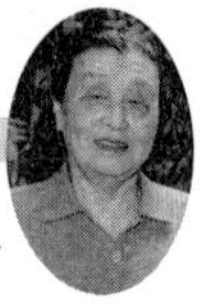

思、悲、惊、恐）。

八、颜面出现的症状

颜面出现的症状主要有斑、疖、脂、皱、肿、皶、癣、痤、痱等。

（一）病因

病因分为外因、内因和不内外因。

（二）病机

病机为气、热（火）、湿（痰）、瘀互结而致。

1. 气

肝气郁结，疏泄条达失职，气机失调，郁而化热，循经而上，熏蒸颜面而致。

2. 热

火性上炎，六淫之邪直犯腠理，腠理皮毛闭塞，热火外迫；或五志之火，肝火、胃火、虚火循经而上达面部，迫血外越肌肤，使腠理闭塞，灼津成瘀，瘀热互结而致。

3. 湿（痰、浊）

此多为脾胃失调，或膏粱厚味湿浊内蕴之体，气不化津，郁而化热，聚液成湿，灼炼成痰或脂，窜走脉中，阻碍气血畅行，气滞血瘀，上炎循经至颜面而致。

4. 瘀

由上各种原因，造成气血运行不畅，与各种病因互为因果，最后形成浊气在上，清气不升，阻于肌表、腠理之间。

综上所述，其病位在面，但与肝、脾、肾有密切关系。

（三）症状

1. 共症

颜面出现不同的斑、疖、脂、皱、肿、皶、癣、痤、痱等。

2. 不同症

红、白、黑、紫、痛、胀、结痂、疖、干、油和各种脏腑的相兼症状。

3. 多数症

胃纳佳，便干燥，甚至秘结。

（四）治疗原则

《素问·至真要大论》说：“病之中外何如？岐伯曰：从内之外者调其内，

从外之内者治其外。从内之外而盛于外者，先调其内，而后治其外；从外之内而盛于内者，先治其外，而后调其内。中外不相及，则治主病。”

原则：凉、疏、通、消。

九、养颜食与药

《医学源流论》徐大椿曰：“五谷为养，五果为助，五畜为益，五菜为充，而毒药则以之攻邪。”后人讲：“药补不如食补”“是药三分毒”，所以用药一般不用毒药，对皮肤和颜面上用药要平和，以免伤及脾胃，伤气伤血，伤肝伤肾。

1. 花

如绿萼梅、玫瑰花、厚朴花、代代花、白菊花、佛手花、扁豆花、藏红花、雪莲花等。

2. 果实

如杏仁、桃仁、瓜蒌仁、枣仁、柏子仁、益智仁、桑椹子、枸杞子等。

3. 饮片

如白桔梗、白芷、白蔹、白及、白附子、白僵蚕、白茯苓等。

4. 滋养

如制首乌、制黄精、炙白薇、制玉竹、生地黄、熟地黄、葛根、淮山药等。

5. 活血养血

如当归、川芎、紫丹参、参三七、王不留行等。

6. 食物

如莴笋、苦瓜、黄瓜、荔枝、香菜、荠菜、椿树叶、淡竹叶、梨皮、甜杏仁等。

厥、脱、闭的体会与辨治

“厥”“脱”“闭”三证都属内科的急危证，除“厥证”在《中医内科学》有单列篇章外，其他散见于各科疾病当中。临床大致可分为热病和杂病两大类。热病是由于热毒之邪内攻，逆传或伤及气、营、血分发生变证而致；杂病是由于五脏六腑的生理功能失常，造成气血、津液、阴阳、寒热、虚实的变化，相互失于制约、转化、盛衰、损及、离决发生阴竭、阳脱的危象，

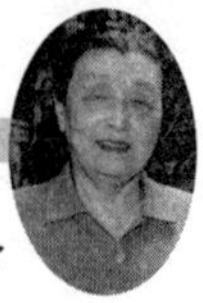

动摇人体生命的根本。它类似现代医学所指的“三衰”“五衰”。

一、厥、脱、闭的临床范畴

（一）厥

厥是由脏与腑的阴阳失调、气机逆乱引起的，常发生于厥证、中风、眩晕、真心痛、喘证、肺胀、血证、脏躁、消渴、中暑、时疫热病等。

（二）脱

脱是由于五脏真阳散脱于外而产生的，可以发生在厥证后，如中风、眩晕、真心痛、哮证、喘证、肺胀、血证、消渴后期、中暑、热病气分病等。

（三）闭

闭是由于气血阻滞，气机逆乱，清窍被邪气阻闭；或痰火上蒙；或肺热气盛上下热闭而造成，可发生于中风、眩晕、肺胀、水肿、真心痛、癃闭、热病气分或营血分中等症。

二、厥、脱、闭三证的临床异同

（一）共同点

三证都是急危病证，有不同程度的神志障碍和前兆症状及宿疾。

（二）不同点

1. 厥

厥是指突然昏倒，不省人事，伴四肢厥冷，又称“四逆”。一般醒后无后遗症，因病因的不同可分为气、血、痰、食、暑厥等。

2. 脱

脱是疾病发展过程中的极期，除突然昏倒，或不省人事外，常伴目合口开，鼻息微弱，手撒肢冷，汗多不止，二便失禁，脉细欲绝。部分患者可出现后遗症。此乃元气衰微已达极点，阴阳离决之势，可伴亡阳、亡阴的征象，也称“外脱”。

3. 闭

闭是疾病发展过程中另一种极期，由于气血内闭，阻塞不通，或热毒之邪伤及肾阴、肾阳，气不化水，或水府枯竭而发生牙关紧闭，口噤不开，面赤身热，气粗口臭，肢体强痉，二便不通等症，也称“内闭”。

三、厥、脱、闭三证的相互关系

气血是人体生命活动的动力和源泉，它既是脏腑功能的反映，又是脏腑活动的产物，故当人体出现病理变化时，无不涉及气和血。所以气血的闭塞不通，必定使人体失去生命活动的动力和源泉。五脏六腑功能失司，生化气血无权，则气血运行必受到障碍。气虚无以生化，血必因之而虚少，气衰无法推动血行，血必因之而瘀滞；血虚无以载气，气更虚；血脱则气无所附。气和血脱离，最后导致气脱、亡阳，血离、亡阴的病理变化。

脏腑是构成人体的重要器官，通过它们的生克乘侮，表里阴阳的联系成为中医辨证论治的核心。脏腑与气血津精关系密切，相互依赖，相互影响，故脏腑与气血津精在人体内发生病变不是孤立存在的，是由于它们的失衡，阴损及阳，阳损及阴的变化而导致气机逆乱，从而发生厥、脱、闭的变证。三证之间不仅相互关联，而且互为因果，其关键应归于“闭”。

四、闭是厥与脱的转折点

厥、脱、闭三证临床上都是急危之证，辨证各有异同，又是各种病的极期，但审其因总不外乎外因、不内外因和内因。

外因：风、寒、暑、湿、燥、火、戾气、热毒；不内外因：刀伤、虫兽蛇伤；内因：正气虚衰。最重要的是内因，因正气虚衰，无力抗邪外出，邪留蕴热，使已经无力推动气血的五脏六腑失去平衡，所生成的精、血、津、液停聚；在邪热的灼炼下形成湿、痰、火、瘀，闭塞气血的运行，使五脏六腑丧失生化气血津精的功能，因此，产生了气血内闭、热闭、湿闭、内陷、瘀滞、暗耗、扰心、凌心、逆传等闭证。所以说，闭是脱与厥的转折点，类似于西医学的代偿性与失代偿性的转变。

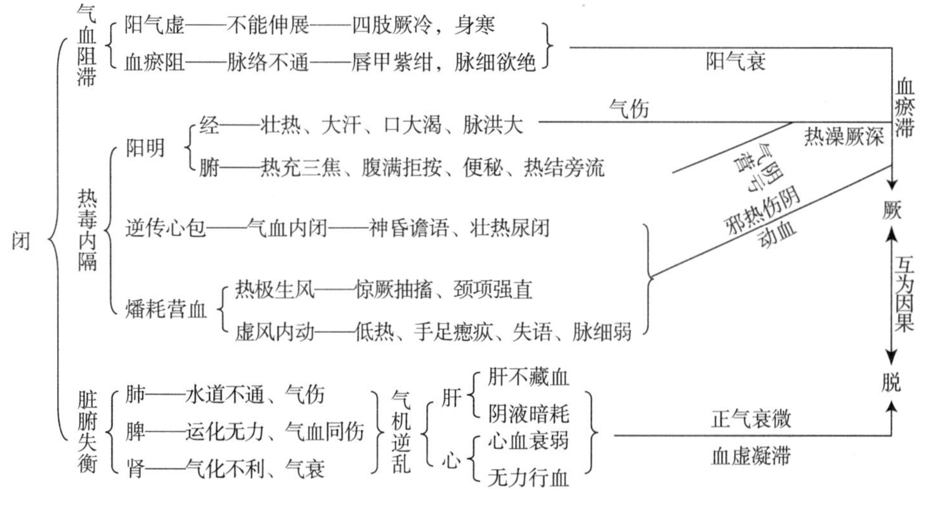

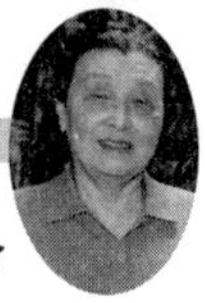

五、各期的临床表现

1. 气分热厥（热深厥深）

休克中期：邪热内伏，气分阴营被伤——壮热，四肢厥冷，神志烦躁，甚至神昏谵语，口渴，便结，舌红或深红，苔黄厚燥，或起芒刺，脉实大等。

阳明经证：四大症用白虎汤。

阳明腑证：痞、满、躁、实用承气汤。

2. 营血热闭

邪热内陷营血：高热不解，四肢厥冷，唇干齿槁，舌红绛少津或光干，脉细无力，或浮大无力。

发生亡阴：清营汤或三宝。

邪热动血：凉血散血，犀角地黄汤。

3. 阳虚寒厥

热从寒化或湿化：面色青紫，体厥肢冷，脉伏，舌光转黑紫或淡白。

阴损及阳（冷休克）：回阳救逆，四逆汤、参附汤佐以活血。

4. 脱证

从厥转脱（内闭外脱）

（1）亡阴：气阴衰竭，面色苍白或两颧红赤（戴阳证），神情烦躁，唇甲青紫，呼吸低微，口干渴，出冷汗，皮肤湿冷，脉细数无力，舌红绛，苔少或光。

益气救阴，生脉饮或复脉汤加减

（2）亡阳：阳气虚脱，呼吸急促或不能平卧，烦躁不安，大汗淋漓，四肢厥冷，尿少，脉细欲断，或细弱无力或伏，舌红或淡白，苔剥或薄白或少。

回阳救逆（益气固脱），独参汤或参附汤。

5. 闭证

气血内闭，神昏，牙关紧闭，痰涎壅盛，四肢冷或高热，或尿闭，脉伏或弦滑，或细数等。

（1）热闭：清营汤、清瘟败毒饮——凉开，三宝。

（2）寒闭：四逆汤——温开，大小苏合丸。

（3）湿热闭：复方菖蒲郁金汤。

（4）阳明腑实：尿闭、便秘：承气之辈。

（5）肾水枯竭：
- 尿闭 热闭，导泻，三物白散
- 水源涸竭，清热滋水，知柏（六味）地黄丸

（6）热邪侵脑（营热证）

①轻：昏迷或恍惚，神昏谵语常伴脏腑衰竭，如舌卷囊缩、汗出肢冷、手撒遗溺、呼吸喘促、脸肌颤抖等绝症（闭转脱）。

②重：深昏迷、呼之不应，昏愦不语，热入营分。

6. 痉厥（惊风、惊厥）

往往在病程中突然发生抽搐，颈项强直，牙关紧闭，四肢痉挛，甚则角弓反张。此属肝风内动、营阴暗耗、筋脉失去濡养而致，类似于现代医学的脑疝、颅内压升高、脑水肿、水电解质紊乱、低钙、低镁、失代偿碱中毒和酸中毒等。

分类：

痉厥：
- 实风：气分热极、心营热盛、热入肝经——引动肝风——热极生风
- 虚风——热邪久踞、津液耗伤、筋脉失养——虚风内动

鉴别	虚风	实风
病因病机	阴血亏虚，虚风内动，筋脉失养	阳热亢盛，肝风妄动，风火相煽
性质	虚	实
出现时间	大部分在恢复期	极期或后期
发热	低热	高热
临床表现	来势缓慢，持续不止，抽动无力，振幅小，推之则止	来势急骤，间歇抽动，有力，振幅大，触之则动
昏谵	少有	多有
病程	较长	较短

六、实证与虚证的区别

（一）实证

1. 热极（盛）动血证

2. 热极（盛）动风证

热毒之邪入血分：
- 动血：
  - 血热外发、血络受损、血溢肌表：斑疹显露
  - 内脏阳络受损、血从上溢：呕吐咖啡样物、吐鲜血、咯血
  - 内脏阳络受损、血从下溢：便血、尿血
  - 血热鸱张：目衄、鼻衄、肌衄
- 动风：
  - 上窜脑户、脑窍闭塞：神昏上视、牙关紧闭
  - 化火生风、肝风妄动：惊厥、抽搐、颈项强直

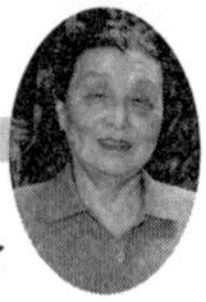

类似于西医学的微循环障碍，血管壁脆性增加，毛细血管通透性改变，细胞内水肿，各脏器组织细胞坏死，颅内高压，脑水肿，Dic 等存在。

（二）虚证

1. 阴虚证

2. 阳虚证

3. 衰竭证

阴虚证
- 邪热已微、久踞不去
  - 伤津、耗血
    - 肝肾阴亏：低热、盗汗（自汗）、五心烦热、失眠、或潮热、口干、舌红少津、脉细数
    - 筋脉失养：手足蠕动、瘛疭、形体消瘦、精神萎靡、失语、瘫痪、脉细弱

此期属虚风，病情往往在末期或趋于恢复期，是正虚邪衰的表现。

阳虚证
- 脏腑阳气虚衰（肝、肾为主）：身冷、体温不升、倦曲怕冷、自汗、口淡不渴、面色苍白、舌淡白胖嫩、脉细无力或细微
- 阴损及阳、阳气衰极：面色突然转为皖白，全身浮肿、四肢不温、唇甲淡白、舌光绛转为淡白或舌现白糜苔

此期是由于正气已衰，无力去邪，现代医学中往往肝、肾功能损伤，菌群失调，双重感染。

衰竭证
- 亡阳
  - 阳气暴脱、阳无所依、气血凝滞：大汗淋漓，手足逆冷，面色苍白，体温不升，神昏谵语，循衣摸床，理线撮空，气微息短，舌紫暗黑，脉细微绝
- 亡阴
  - 阴液耗尽、阳气外越：精神萎靡，躁动不安，神志不清，面色浮红，手足反温，汗多而热，口渴喜饮，呼吸急促，舌光干枯，脉细弱无力

此三症在理论有一定区别，但临床上往往交错复杂，不能截然分开。虽阴虚证可在恢复期出现，有时因不能及时纠正阴亏之象，病情可从阴损及阳而趋向衰竭证。相似于现代医学中的极期（中毒期），各系统损伤，特别是肝、肾功能、电解质紊乱、酸碱平衡失调，最后导致血液循环衰竭。

七、常用治则

（一）辨证要点

1. 细访病史，审因求证：因为发生厥、脱、闭证都是病期的极期和宿疾中，故细访病史极重要。从病史中可以全面了解病因，为辨证打下基础，以利于正确辨证，提出论治方案，积极抢救。

2. 分清邪入深浅，辨明虚实、寒热：由于邪侵入深浅不同，其症状也不同；损伤的脏腑表里、气血津精的程度不一，所出现的寒热、虚实夹杂也不

同。其辨证差之毫厘，失之千里，抢救时间就会失去。

3. 分秒必争，结合现代检查、辨病与辨证相结合，分清中西主次，积极中药参与。

（二）治法

1. 通下法

祛腐生新之意，目的使热毒从大便而出。其方法有如下几点：

① 寒泄下：阳明腑实证治以急下存阴，药用三承气汤。

② 泻通腑：因势利导。湿热夹滞肠胃引起的便秘，药用枳实导滞汤或小承气汤。

③峻下法：腑实癃闭，通大便，小便自出用桔梗白散（三物白散）。

2. 清热解毒法

可按卫气营血辨证，邪在卫分，按肺胃热盛，或肝胆湿热，或肾、膀胱湿热辨证，随症加减。

邪入气分：分清阳明经证和阳明腑证及气分的变证，此时最易出现气营两燔、气营血三燔，也可发生亡阳之变和气机逆乱，故需随证而辨，辨证论治。

3. 清营法

（1）清营泄热法：邪入营分，清营汤。

气分未罢初入营分为浅，治以透热转气，忌用血分药。

气分已罢，邪热入营，未动血分，治以清营泄热，忌用表药。

邪入血分为深，治以清营凉血，忌用气分药。

（2）气营两燔：症见斑疹隐隐，治以清气化斑，加减玉女煎或化斑汤。

（3）热盛动血：症见吐血、衄血、便血、尿血、肌衄，治以凉血散血，犀角地黄汤加减。

（4）热盛充斥三焦：症见壮热不解或斑疹、血疹，治以清瘟解毒，综合治疗，药用白虎汤加犀角地黄汤合黄连解毒汤之类。

4. 开窍法

（1）温开：苏合香丸类（大苏合香丸、小苏合香丸、神犀苏合香丸）。

（2）凉开：安宫牛黄丸、至宝丹、紫雪散。

（3）化浊开窍：复方菖蒲郁金汤。

（4）涤痰开窍：猴枣散。

5. 息风法

（1）凉肝息风：治以风火相煽（壮热少汗），药用羚羊钩藤汤。

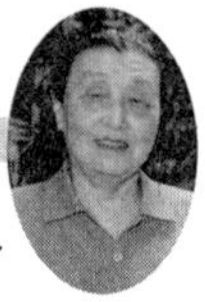

（2）滋阴息风：治以虚风内动，药用大、小定风珠汤。

6. 滋阴法（益水制火）

（1）甘寒生津：治以清热养阴，药用竹叶石膏汤或益胃汤。

（2）滋阴润肠：治以增水行舟。便秘、苔光干，药用增液汤；便秘腹胀、苔光干，药用增液承气汤。

（3）滋补肾阴：治以咸寒增液，药用三甲复脉汤。

7. 回阳固脱

（1）阴寒内盛：四肢厥冷、身寒、蜷曲，药用四逆汤。

（2）汗多、面色苍白，药用生脉饮；肢冷，大汗淋漓，神志恍惚，药用参附汤，或龙牡桂枝汤益气固脱，敛阳温阳。

八、治验医案

案1

陈某，男，59岁，干部。初诊日期：1992年2月17日。

慢性支气管炎史20余年，肺性脑病史2年，1992年2月16日咳嗽、胸闷气急不能平卧，当地医院采用抗菌、平喘、化痰药后诸症不能缓解急送医院。症见咳嗽、气喘，胸闷气急，伴唇甲发绀、嗜睡、黑便，舌紫降，苔黄厚干，脉细滑数。T 35.4℃，P 28次/分钟，R 110次/分钟，律齐，BP由143/98mmHg下降为90/38mmHg，面色晦暗，嗜睡，球结膜水肿，结膜充血，呼吸急而低弱，颈静脉怒张，肝颈静脉反流征阳性，桶状胸，两肺满布哮鸣音及干湿性啰音，心界缩小，心搏动剑下明显，可闻及吹风样杂音Ⅱ级，肝脾触及不满意，腰以下浮肿，呈凹陷性。

检查：HGB 160g/L，WBC 1.2×10^9/L，N 82%，L 8%，M 5%，E 5%。K 3mmol/L，Na 137mmol/L，Nacl 77mmol/L；纤维蛋白原（FIB）168g/L，三P试验：弱阳性，红细胞压积（RCT）42%。血气分析：pH 7.219，PaO_2 5.3kPa，$PaCO_2$ 14kPa，SaO_2 60%。

中医诊断：肺胀、喘证、便血、厥脱证。

辨证：伏饮，寒邪引动，上渍于肺，郁而化热，日久气滞血瘀，痰瘀互结，内陷营血，致气机逆乱，上窜蒙闭心窍，下溢迫血妄行。

治则：益气固脱，豁痰开窍，清热泄营，凉血止血，温阳利水。

处方：人参5g，西洋参10g，炖汤，鼻饲。另犀角（先下）9g，生地黄30g，牡丹皮15g，金银花炭30g，连翘15g，金荞麦30g，炒黄芩30g，炒莱菔子12g，制胆南星12g，郁金12g，石菖蒲12g，黄连5g，地榆30g，王不留行12g，紫珠草30g，葶苈子30g，椒目12g。3剂，水煎，分两次服。

二诊（1992年2月20日）：神志不清，喉间痰鸣（吸痰），便色深，舌紫绛，苔光干，脉细滑数。血压128/60mmHg，呼吸26次/分钟，心率98次/分钟，律齐。痰浊初化，郁热尤重，阴津亏枯。

处方：人参5g，西洋参10g，炖汤，鼻饲。另犀角（先下）9g，生地黄30g，牡丹皮15g，金银花炭30g，连翘15g，金荞麦30g，炒黄芩30g，制胆南星12g，郁金12g，石菖蒲12g，黄连5g，地榆30g，王不留行12g，紫珠草30g，葶苈子30g，椒目12g，鲜石斛30g，鲜芦根30g。3剂，水煎，分两次服。

三诊（1992年2月23日）：神志渐清，呼吸急促，痰多稠黏不畅，色黄白相兼，面色晦暗，唇绀指青，浮肿消退，便色转黄，舌红绛，苔光有津，脉细滑。BP 150/83mmHg，复查：HGB 140g/L，WBC 8.0×10^9/L，N 78%，L 22%，PLT 70.8×10^9/L；血气分析：pH 7.38，PaO_2 10.5kPa，$PaCO_2$ 6.65kPa，SaO_2 93.2%，大便潜血：阴性。痰热已微，伏于肺中，肺阴未复，瘀血气滞未解。治以清热豁痰，佐以活血化瘀。

处方：金荞麦30g，炒黄芩15g，重楼12g，桔梗12g，桑白皮12g，浙贝母20g，川芎15g，丹参30g，紫苏子、紫苏梗各12g，莪术15g，木蝴蝶9g，天竺黄12g，鲜石斛30g，鲜芦根30g，海浮石12g，款冬花12g，天冬20g，麦冬20g。5剂，水煎，分两次服。

四诊（1992年2月28日）：神清痰白，纳增便调，可在床上活动，舌淡紫，苔少，脉弦滑。痰浊已伏，气阴仍虚，闭阻脉络。治以清肺豁痰，活血化瘀，健脾益肾调理。

上方加减服4个月后告愈，随访3年，生活自理。

按：肺心病，肺、脾、肾俱虚，日久气虚血脉瘀阻于内，常因外感而引动伏饮，上渍于肺，痰壅化热，灼伤肺阴，更伤气耗津，造成痰瘀互结，最后导致气血凝滞，气机逆乱的变证。故急以益气固脱、豁痰、凉血止血法；缓解后始终以清肺化痰、活血化瘀为法，以解除痰浊瘀阻。

案2

患者，男，72岁，教授。初诊日期：1991年1月24日。

高血压史15年，胆囊切除术7年，直肠癌术后5年，因语言不清，行动不便，于1991年1月24日诊为中风入院。次日黑便3次，每次约300g，神志不够清晰，喉间痰鸣，颈部抵触，舌质紫红，苔黄厚糙，脉细无力。血压由210/90mmHg下降至150/68mmHg，两肺闻及痰鸣音和细小干湿性啰音，心率126次/分钟，律齐，腹膨隆，肝脾触及不满意，左侧腹部人工肛门，肠鸣

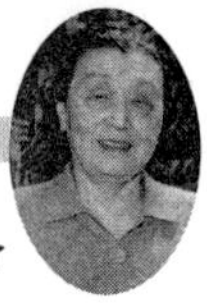

音亢进，右巴彬氏征阳性。检查：WBC 10.6×10⁹/L，N 80%，L 16%，M 4%；尿常规：蛋白（+++），大便潜血：强阳性，三P试验：阴性，纤维蛋白原（FIB）0.50g/L；ESR 38mm/h；红细胞压积（RCT）0.34%；心电图：窦性心律，电轴中度左偏，偶发房早，ST段轻度改变；CT：右顶叶局限性脑梗死、脑萎缩。

诊断：中风厥脱证。

辨证：患者年老，肾精早亏，肝阴暗耗，又兼痰浊郁而化热，随风夹痰上扰清窍，内陷营血，致气血逆乱，变证丛生。

治则：益气固脱，平肝息风，凉血止血，豁痰开窍。

处方：急用人参5g，西洋参10g，水煎，代茶饮。另犀角（先煎）6g，钩藤15g，女贞子12g，炒僵蚕12g，郁金12g，石菖蒲12g，制胆南星12g，天竺黄12g，泽泻12g，桔梗12g，牡丹皮15g，浙贝母20g，墨旱莲9g，生地黄炭30g，紫珠草30g。2剂，水煎，分两次服。

二诊（1991年1月26日）：神志时清时蒙，喉间痰鸣消失，血压稳定，大便转褐色，潜血（+），舌紫，苔光，脉细滑。痰浊已化，津液亏耗。治以益气固脱，平肝息风，养阴生津，祛痰开窍，凉血止血。

处方：人参5g，西洋参10g，水煎，代茶饮。另南沙参30g，北沙参30g，麦冬30g，浙贝母20g，桔梗12g，黄连4g，鲜石斛30g，鲜芦根30g，天花粉15g，郁金12g，石菖蒲12g，女贞子12g，佛手12g，紫珠草30g。3剂，水煎，分两次服。

三诊（1991年1月29日）：神清，全身肌肉关节酸痛，胸闷脘痞，纳食无味，大便黄褐，舌紫，苔光少津，脉细小数。大便潜血弱阳性。湿浊全清，郁热势减，津液亏虚。治以益气育阴，生津和胃。

处方：人参5g，西洋参10g，代茶饮。南沙参30g，北沙参30g，麦冬30g，鲜石斛30g，鲜芦根30g，天花粉15g，郁金12g，佛手12g，制黄精15g，炒当归12g，炒白芍12g，五味子9g，鸡内金12g，炒谷芽15g，炒麦芽15g，乌梅炭12g，10剂，水煎，分两次服。

四诊（1991年2月8日）：热去津生，纳佳，便调，舌淡紫，苔薄白，脉弦滑。左侧肢体活动欠佳。各项生化检查均属正常范围，CT检查同前。治以益气助阳，活血通络，佐以养阴。补阳还五汤加味调治而愈。

按：老年精血本亏，肝肾阴血不足，易因痰湿化火，风自暗动内煽，夹痰上扰清窍，内陷营血，使气机逆乱，变证丛生，出血、昏迷、休克同存是中风厥脱之险证。故急用人参、西洋参力挽厥脱；犀角、地黄、羚羊角、钩藤、郁金、石菖蒲、猴枣散并用平肝息风，豁痰开窍，凉血止血；后采用益气育阴，生津助阳，活血通络之法，促使阴阳平衡，使机体代偿功能恢复。随访2年，患者生活能够自理。

案3

患者，女，52岁，干部。初诊日期：1992年3月22日。

系统性红斑狼疮史15年，常服地塞米松1天0.75mg或强的松1天10mg，胆囊炎和高血压病史10年。1992年2月24日发现黑便，自服止血药便色转黄，3月20日突然解柏油样便约800g，感头晕乏力、汗出，由家庭病床转住院。中西医结合治疗5天，体温上升至38.9℃，神志不清，自言自语，循衣摸床，球结膜水肿，舌质红绛，苔根黄厚腻、前光干。血压下降至75/45mmHg，两肺底闻及细小湿啰音，心率104次/分钟，律齐，心尖部可闻及吹风样收缩期杂音Ⅱ级，腹部和四肢满布针尖样鲜红出血点，下肢凹陷性水肿（+）。检查：HGB 80.79g/L，WBC 17.6×10^9/L，N 68%，L 26%，E 2%，PLT 27×10^9/L，Na 140mmol/L，K 4.5mmol/L，Nacl 102mmol/L，Cr 106μmol/L，BUN 7.8mmol/L，血培养：大肠杆菌；纤维蛋白原（FIB）1.5g/L。

诊断：厥脱证，热毒内陷（气营血三燔）。

辨证：湿热互蕴，日久伤津，热移大肠，伤络下溢，津液更亏，气随液脱，气机逆乱，故现气营血三燔变证。

治则：益气固脱，清营解毒，凉血止血。

处方：急用西洋参20g，人参5g，代茶饮。另犀角9g，玄参9g，生地黄30g，金银花30g，白茅根30g，地榆30g，麦冬15g，连翘15g，黄连5g，郁金12g，石菖蒲12g，牡丹皮12g，紫草15g，茯苓皮15g，车前子15g。2剂，水煎，分两次服。

二诊（1992年3月24日）：神志转清，精神萎靡，头晕目眩，心烦厌食，口干，舌红，苔光干，脉细弦滑。体温37.2℃，血压135/75mmHg，原出血点色转暗未增多，便色咖啡样，潜血阳性。湿浊已去，营阴大劫，津液亏枯，郁热仍盛。原法化裁，益气养阴，清热养阴生津，凉血止血。

处方：西洋参20g代茶饮。另犀角（先入）9g，鲜生地黄30g，金银花30g，鲜芦根30g，鲜石斛30g，麦冬15g，泽泻15g，黄连5g，玄参12g，女贞子12g，生白芍12g，牡丹皮15g，地榆30g，白茅根30g，紫草15g。3剂，水煎，分两次服。

三诊（1992年3月27日）：全身肌肉酸痛，大便转黄，舌淡红，苔薄少津。检查：HGB 60.5g/L，WBC 8.3×10^9/L，N 72%，L 28%，PLT 32×10^9/L；大便潜血阴性。

处方：津液初复，热势已降，气血两虚。改用归脾汤合增液汤加鲜石斛、

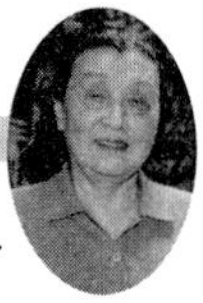

佛手、焦神曲、梅花补益气血，养阴生津而告愈。

随访5年，生活能够自理。

按：素体脾虚肾亏，气血失和，常以药物调治。今突然脾不能统血，使脾气更虚，输布失司，湿停中焦，郁而化热，伤及肠络，津随气脱，故出现气分未罢，邪毒内陷营血，见斑疹显露、神昏的气机逆乱之证。急以人参、西洋参合用力挽虚脱，并用犀角、生地黄合郁金、石菖蒲等清营凉血，解毒开窍，从而获愈。

案4

王某，女，23岁，工人。初诊日期：1984年6月12日。

患者自6月6日突然高热，体温40℃，稍感恶寒。6月9日在某市医院门诊，血检WBC 5.3×10^9/L，N 74%，L 26%，经青霉素80万单位，链霉素0.5各1日2次肌注，3天后体温不退，仍持续在39℃～40.5℃，并感乏力，纳差，于6月12日入内科就诊，因有麻疹接触史，以“麻疹待查”收入住院。中医诊断为湿温。西医诊断：1. 败血症；2. 伤寒待排；3. 结缔组织病。

体检：精神软，面色苍白，咽稍充血，咽后壁见绿豆大小溃疡点两个，颊黏膜上未见麻疹黏膜斑，两肺呼吸音稍增粗，心率98次/分钟，律齐。排除麻疹，并做各项实验室检查。血常规：HGB 95.0g/L，WBC 3.5×10^9/L，N 56%，L 42%；肝功能：TBIL 30μmol/L，ALT 102IU/L，TP 83g/L，ALB 35g/L，GLB 48g/L，AKP 120IU，IgG 18.5g/L，IgA 4.9g/L，IgM 2.9g/L。尿常规：蛋白微量。血、骨髓细菌培养：7天后报告，均分离出大肠杆菌，血、尿鲎试验均阳性。

症见恶寒壮热，午后尤甚，身痛，干咳，便烂，舌红，苔白厚，脉滑数。此为湿热在卫之证，并有入气之势。

中医诊断：湿温。

西医诊断：发热待查（败血症？伤寒待排？结缔组织病?）。

治则：辛凉泄热，宣气透表，佐以化湿。

处方：金银花30g，板蓝根30g，连翘15g，石膏40g，炒黄芩12g，牛蒡子9g，前胡9g，知母12g，炒地龙12g，大豆卷12g，蝉衣9g，六一散（包）9g，薄荷（后下）9g，赤芍9g，鲜芦根30g。1剂，水煎，分两次服。

二诊（1984年6月13日）：药后恶寒虽除，但发热不退（体温39℃～40℃），肌肤摸之有汗，汗出热稍降，继而热又甚，咳嗽，胸闷，恶心，不思饮食，口渴不欲饮，肢倦尿浊，腹胀便溏，舌红，苔黄糙根腻，脉濡数。

湿热之邪由表入里，蕴蒸阳明气分，又太阴之湿不化，里湿郁结，表气不能外通，虽已宣透，汗之仍不能得畅，湿热交蒸有弥漫三焦之势。治以清热宣气化湿，蒿芩清胆汤合银翘散加减。

处方：青蒿12g，黄芩15g，金银花15g，连翘15g，淡竹叶15g，鲜芦根40g，川厚朴9g，炒薏苡仁18g，牛蒡子9g，炒莱菔子9g，炒枳壳9g，炒陈皮9g。4剂，水煎，分两次服。

三诊（1984年6月17日）：服药4剂，体温38.5℃，咳嗽大减，仍有口渴，腹胀，胸腹部可见散在性斑疹，晶莹饱满，此乃湿热之邪留恋气分、郁蒸肌肤而成，属邪热外达、正能胜邪之佳象。

处方：三仁汤加减。白蔻仁（杵）4g，杏仁9g，炒薏苡仁30g，金银花18g，连翘15g，青蒿12g，炒黄芩12g，炒牛蒡子12g，炒枳壳12g，淡竹叶12g，神曲12g，鲜芦根40g，川厚朴9g，飞滑石（包）9g。3剂，水煎，分两次服。

四诊（1984年6月20日）：热退，咳除，纳增，腹胀消失，体力渐复，斑疹随热退而渐隐，二便正常，舌质转淡红，苔亦化，脉缓。守方3剂，病逐渐愈。复查：血及骨髓培养均无细菌生长；血、尿试验阴性，于7月13日痊愈出院。

按：败血症属中医学温病范畴，症状属“邪毒内陷”，主要由于温热之邪化火生毒，充斥表里，犯及气血，外窜经络，内攻脏腑，以致表里三焦同病。本例为由大肠杆菌引起的败血症，表现为湿热阻碍气机，枢机失利，因此症状缠绵迁延，经单纯中药治疗而告痊愈。

触类旁通，辨证灵活

一、古典经方为依托，随证加减疗效神

古典经方是先贤们经过多年临床经验积累而得出的，如《金匮要略》《景岳全书》《温病学》《伤寒论》等都记载了大量的经典方。临床使用古典经方不能太拘泥，要触类旁通，用发展的眼光去看它。尽管现在对疾病有了新的认识，但疾病的发生发展有一个过程，经方使用应以证为基础，疾病在发展过程中是由证来体现的。把握这一规律，通过随证加减就不会减低其作用，有的还可扩大使用范围。以古典经方为依托，还是大有文章可做的。如辛夷散用于过敏性鼻炎；阳和汤、三妙丸用于结缔组织病；枳术汤用于慢性肝病的低蛋白血症；葛根汤化裁用于偏头痛、颈椎病；桂枝汤用于更年期综合征；

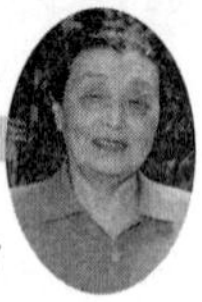

炙甘草汤用于心律失常；苓术汤用于月经失调等，经过表里寒热虚实临证加减，均能起到神奇疗效。

二、外感辨证重六经，内伤杂病重脏腑

外感病若治疗不当往往会延误病情和转化他病。外感病存在着气虚、阴亏、郁热等变化，可有兼症、并发症的存在，有时注重某疾病本身的同时，往往会促使原有的慢性病的发展，所以在着重从六经辨证时，要参考卫气营血辨证和三焦辨证，在治疗中要以宣、透、转的方法，使邪去正安。内伤杂病应从脏腑辨证着手，注意脏腑间整体性。如心血管疾病从心来分析与肝脾脏腑的关系，并兼顾气血阴阳的因素；呼吸系统疾病从肺、脾、肾着手，必兼顾痰瘀的因素关系；消化系统疾病应从胃的寒与热着手，并注意分辨肝脾对胃的影响，注重气机的顺畅等，这样用药才能恰到好处。

三、辨病辨证相结合，病理改变来补充

中医特色的辨证施治，证候贯穿于疾病始终，现代医学对疾病的确诊更明了，所以临床应辨病和辨证相结合，这是获得疗效的关键。在无证可辨时，更要以病机为基础，深入了解疾病的发生发展，进而归纳出理法方药。尽管中医的辨证不像现代医学那么直观，但也能分析疾病的内在微观变化。如急性起病，组织结构以充血、水肿为主，是因六淫之邪郁结，发生热毒滞留，可多用清热解毒佐以利水消肿之品；慢性病往往存在炎性渗出物积聚、潴留，黏膜分泌物的增多伴有增生、肥厚，可用一些行滞利浊、化瘀软坚之品；疾病晚期患者大都会出现组织的粘连、细胞萎缩、结构变性等，可逆性差，且多正气虚、阴阳失衡，治疗当用温通气血、祛瘀益气、养阴扶正之品，使机体气血通畅，阴阳平衡。

四、养生保健“治未病”，延年益寿抗衰老

五脏的自然虚衰，随着年龄的增长有先后次序，依次为肝、心、脾、肺、肾。在调养时可根据这一规律和不同的年龄、盛衰程度不同和发病的规律等权衡用药。同时注意“春夏养阳”“秋冬养阴”等，做到“治未病”。肾的精、气、阴、阳是人体的根本，它可影响五脏的功能。现代医学研究也证实，肾不但与内分泌有着密切关系，亦与机体免疫功能关系密切，并与遗传有关，故而调节肾阴、肾阳，是抗衰老、养生、长寿的关键。由于人们生活水平的提高、饮食结构的改变，营养不良已经很少见，多见的是营养过剩和饮食的不均衡，单纯的虚证少见，故不能一味用补药。防病保健应以调摄为主，调

其不均，养其不足，尽量做到气血通顺，阴阳平衡。特别是患多种慢性病或步入古稀、耄耋之年的患者，根治疾病已显得困难，要抓住有限的阶段积极调养，并与治疗相结合，确保增强抗病能力，提高生活质量，带病延年。

临证心法

一、辨证是灵魂

辨证论治是中医认识、诊断及治疗疾病所特有的一种方式。在辨证时应善于从纷繁复杂的征象中找出病变的本质与疾病的根由，并予以辨证用药。如常见的急性支气管炎、慢性支气管炎急性发作或支气管哮喘急性发作，外邪犯肺是主要病因。外邪可分风热、风寒之不同，临床常表现为咳嗽，咳痰不爽，痰色白或黄，咽痒咽痛，胸闷气急，便干，舌质红，苔白或黄，脉滑，以热证为主。从整体观并结合我国南方的气候特点来看，即便患者初感是风寒之邪，也易从阳化热，故在治疗时要特别重视清热法的运用，可用金荞麦、黄芩、鱼腥草、金银花等，用量可在30g以上。再则南方气候多潮湿，故感邪之中常夹湿，治疗时可加用大豆卷、川厚朴等。现在人们的精神压力普遍较大，久之易肝郁气滞，气机不畅，故临床上很多疾病都与肝郁有关。特别是现代医学称之为内分泌的疾病，如功能性不孕不育、月经不调、围绝经期综合征、糖尿病、甲状腺疾病乃至垂体病变、慢性胃炎、肝胆系统疾病、乳腺小叶增生等，治疗此类疾病需用疏肝药物，如柴胡、川楝子、香附、青皮；清肝药，如焦山栀、丹皮等；柔肝药，如白芍、乌梅等；养肝药，如山茱萸、地黄、杞子、首乌等。支气管炎和哮喘等呼吸系统疾病在诊治的不同阶段，证候也是在发生动态变化，急性期应以痰热为主，迁延期应以痰热伤阴为主，慢性期以肺气虚或肺、脾、肾俱虚为主，故在不同的阶段应采用不同的治法，这体现了辨证的衡动观。只有正确地辨证，才能取得较好的临床疗效。

二、治病求其本

生之本，本于阴阳。治病求本就是通过审因求证，辨明疾病的阴阳、寒热、虚实，即所谓的“证”。“证”是疾病发生和发展过程的客观反映，是中医辨证论治的主要临床依据；“治则”是针对“证”的表现特性采取的改变疾病过程的相应方法。每种疾病都有其特有的临床表现，治疗要点亦异，只

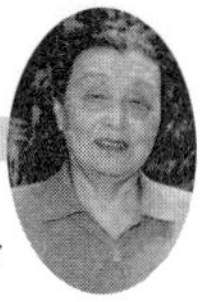

有抓住疾病的本质，方能达到事半功倍的效果。由于疾病表现的多样性、复杂性和易变性，临床中往往会出现真象、假象交织错杂、虚实夹杂的情况，而干扰治疗。面对复杂的证候群，要透过现象看本质，抓住辨证的纲领和关键的证候，准确地辨别病证的属性，制订相应的治疗方案，这样方能取得临床疗效。如治黄疸，不能一味用清热利湿之茵陈蒿汤，而要辨证用药，有时需温阳利湿，用淡附子、桂枝。一52岁男性王某患者，诊断为慢性乙型病毒性肝炎，肝炎后肝硬化失代偿，黄疸，腹水反复发作，曾多次住院治疗，效果不佳。当时目黄、身黄、腹胀、口干，但患者双手冰凉，望其衣着多于常人，加之前医多用清热利湿等苦寒之品，使阳气受损，湿从寒化，后经运用淡附子、桂枝、淫羊藿等温阳利湿法，2个月后黄疸降至正常范围，后改用健脾助运法善后，随访2年病情稳定，恢复劳动能力，并能工作。

三、引西为中用

中医学是通过搜集四诊资料，采用直接观察和类比归纳的方法认识疾病的，强调人体内部的协调完整性及人体与外界环境的统一性，通过四诊合参，辨证施治。随着科学的不断发展及人们健康意识的提高，许多疾病虽得到早期诊断但临床往往无症状，如高血压、高血脂、高血糖、镜下血尿、蛋白尿等，现代医学技术揭示了肉眼看不见的微观变化，尤其对局部的病变更加直接，是对中医四诊的补充，使中医辨证更准确，为中医对某些疾病的早期诊断和治疗提供了依据。

如在肺系疾病的诊治过程中，通过纤维支气管镜观察到气管壁的充血水肿，更重要的是，大量的痰黏附在气管壁的表面，或从炎症的气管分叉口中看到大量的痰液随呼吸不断向外排出，甚则堵塞气道口，加重了病情的发展，进一步从电子显微镜中可观察到，慢性支气管炎患者的支气管上皮细胞重度破坏，纤毛脱落、倒伏，从而确立祛痰、豁痰的治则。在治疗肺系病的方药中，可重用祛痰、豁痰药，如桔梗、桑白皮、天竺黄、海浮石、海蛤壳、皂角刺、寒水石等，其中桔梗用量宜大，一般为12g，重则可18g。如治一50岁女性患者吴某，发热1月余，体温高达39.5℃，咳嗽，咳痰不畅，时有咯血，胸部CT检查示右下叶肺不张，遍用各种抗生素但体温始终不退，并且存在咯血以后，体温下降并持续几天正常的情况。纤支镜检查示：支气管中有较多痰液，右下支气管开口处有大量的痰液溢出，有陈旧性肺结核病史，肺纤维钙化牵拉气管变形。由于长时间发热，身体虚弱，体重仅30多公斤。对此采用益气托毒排痰之法，用生黄芪益气，不惧桔梗有出血之虞，大胆使用，并合其他清热解毒、祛痰之品。经治1周，痰液咳出通畅，体温逐渐正常，经X

线检查，右下叶肺不张消失，后益气健脾，佐清肺化痰法调治月余，体重增加，精神转佳。

四、扶正为其要

中医学很重视人体的正气，认为内脏功能正常，正气旺盛，气血充盈，卫外固密，病邪难以侵入，疾病无从发生。《素问》说："正气存内，邪不可干。"又说："邪之所凑，其气必虚。"说明正气不足是疾病发生的内在原因，故治疗需注重扶正祛邪，并且重视冬病夏治与冬令调治。治病必须通过扶助正气才能达到治疗效果，药物仅仅是一种外力，是被动的、消极的，自身的摄养才是最重要的。正如王充在《论衡·自纪篇》所说："养气自守，适时则节，闭明塞聪，爱精自保，适辅药物引导，庶冀性命可延，期须不老。""冬病夏治""冬令调治"是从整体观出发，扶植体内的"正气"，改善内环境，使患者重新达到"天人相应"，从而避免和减少疾病的发生，延缓病情的发展。

"冬病夏治"是指冬天发生的疾病，在夏季得到暂时缓解后，取三伏天或夏至到秋分阶段，运用中医的各种手段（中药、针灸、气功等），进行扶正固本的治疗，从而使疾病在冬季减少发病率和减轻症状，或达到临床缓解。

冬、夏是正常气候的转变，由立春后气候暖和到夏至后炎热乃是阴气渐消、阳气渐长的现象，故称春夏为阳。《素问·生气通天论》说："阳者，卫外而为固也。"说明阳气在抗邪中的重要性。阳气虚弱，则邪气就会乘虚而袭。阳气有卫外而固表的功能，只有平衡协调，人体才能不生病，故必须注意保养。《素问·生气通天论》又说："故阳气者，一日而主外……日西而阳气已虚，气门乃闭。是故暮而收拒，无扰筋骨，无见雾露。"说明人体阳气在薄暮时间已趋向内移，内移后体表的阳气活动已呈收敛状态。也就是说，人到了晚上，阳气就能够收敛，不会使雾露内侵。阳气衰微很容易遭受阴寒之邪侵袭而影响人体健康。《素问·生气通天论》曰："阳气者，若天与日，失其所，则折寿而不彰。"更表明古人对人体阳气保养的重视，保养阳气可应用补阳气的药物，代表药以参、芪之类为主。

"冬令调治"是"冬病夏治"的延续，是在疾病得到缓解，或刚从急性期缓解后，利用冬至经三九寒冬到春分这个阶段，再进行预防性调摄的一种独特方法。"冬令调治"最好的剂型是膏滋药。

冬季是万物收藏之季。《素问·四气调神大论》说："此冬气之应养藏之道也。"表明潜伏的冬季，无扰于阳，腠理不要开泄，勿使潜藏的阳气向外发泄。"春夏养阳"之后，虽然体内的阳气已得到补充，但不一定能达到阴阳平

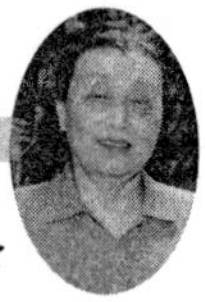

衡，因为气与血的关系极为微妙，“气为血之帅，血为气之母”，所以“气行则血行，气滞则血瘀”。故在冬令收藏之时，采用“秋冬养阴”之法是极其必要的，这也是“春夏养阳”的继续。如果冬季不能把阴血藏养好，一到春天，随阳气外泄，会使旧病复发或加剧。“阴”者，包括营和血，乃肝、肾二脏主宰，肝主藏血，肾藏精髓，又是同源，精血互生。张景岳认为：“阴虚即精虚，阴虚则病，阴绝则死。”即指出精虚则气无所附，生化之机息矣。所以补阴也是很重要的，代表药应属胶类，如阿胶、龟板胶、鹿角胶等。这些药物都是血肉有情之品，补血益髓，栽培人体之精血，配用益气、健脾、活血之药，在冬藏之时，调理阴阳、气血，可使次年阴阳平衡，五脏六腑协调，气血和顺，百病不生。

五、用药贵轻灵

肺系疾病患者常伴有皮肤过敏，故治疗此类疾病（如支气管哮喘）时，应注意使用地肤子、浮萍之类植物药，取其祛风止痒作用。此外，二者具有清热利水之功，不但能治皮肤病，而且能够增强他药治疗肺系疾病的疗效。肺主通调水道，具有宣发和肃降功能。水道通调，有助于肺气的宣肃，二者相辅相成，临床上常用的“提壶揭盖”法，即通过开提肺气，开上以通下治疗小便不利。同样，通过利水之法，可以使肺气宣通。

理气药可选用芳香清轻之品，如佛手、香附、绿萼梅、八月札、无花果、玫瑰花、代代花、甘松、川厚朴花、娑罗子等，这些药物具有理气而不伤阴之效。治疗虚人感冒可用参苏饮。参苏饮原方以人参、苏叶为主药，治疗时可以人参叶替代人参。人参叶为人参的干燥叶，功用类似人参，但效力低而无助热滋腻之弊，且有清利咽喉之效，对虚人外感尤其适用。又如神曲，临床常用作消食药，神曲由麦粉和杏仁、赤小豆、鲜辣蓼、鲜青蒿、鲜苍耳 6 种药物加工而成，具有宣肺解表、清热之功，外感发热可用。独活可作为胞宫的引经药；贯众可作为入肾的引经药；威灵仙、山慈菇可作为软坚散结之品；治口疮可用鹿衔草；治牙痛可用珠儿参；抗肿瘤可用藤梨根等。

六、顾胃气为先

《素问·灵兰秘典论》曰：“脾胃者，仓廪之官，五味出焉。”人体所需之水谷精微有赖于脾胃的运化，故脾胃又称为“气血生化之源”“后天之本”。《素问·玉机真脏论》说：“五脏者，皆禀气于胃；胃者，五脏之本也。”《脾胃论·脾胃虚实传变论》中又说：“元气之充足，皆由脾胃之气无所伤，而后能滋养元气。”若胃气本弱，饮食自倍，则脾胃之气既伤，而元气亦不能充，则诸病之所由生也。说明胃气之盛衰有无，关系到人体的生命活动及其存亡。临床诊治疾病时应重视脾胃的调摄，把顾护胃气放在重要的地位，胃气是决定药物能否顺利进入人体、到达病所的前提。任何一种疾病，若胃部不适、不能服药，或药物伤胃，药再好、再贵也没有用，病人不能依从，就起不到作用。顾护胃气可用佛手片、绿萼梅、川厚朴花、枳壳等清轻之品，理气不伤胃。

循证医学与中医辨证

循证医学是一门近十年来在国内悄然兴起的新兴的西医科学，是一种以证据为基础的医学模式，是以传统为基础的经验医学的发展和变革。简单来说，即是“以证据为基础的医学”，类似于中医的“据证而辨”“审证求因”。

一、中医、西医哲学思维差异

任何一门科学的发展，除了受到当时社会历史背景、政治经济等条件的制约外，哲学思想的指导也起到了极大的作用。在中国和西方截然不同的哲学思想的指导下，中医和西医走上了各自发展的道路，哲学思想中起着持久影响作用的是文化理念。

中国的先哲们认为，宇宙是连续的，万事万物之间都是通过“气”和“象”联系起来的，是不可分割的。老子《道德经》和《周易》都表达了这一种思想。对万事万物的认识中是以阴阳、五行等事物的“象”（也有人说是“属性”）来表示的。事物在头脑中的反映经常会随环境而改变，这一特点反映在医学上，则是同一疾病在不同的人、不同的时间、地点会有不同的治疗方法，即“同病异治”。

西方的哲人认为，宇宙是结构化的。这种思想使得人们认识事物都从微细的、具体的、静止的角度出发，表现在西医中最典型的例子就是对人体结构的具体化分析，也就是现在讲的细胞学、分子学说。在中国和西方的古代医学中，曾经出现过颇为相似的学说，即中国的“五行学说”和古希腊哲学家恩培多克勒的“四元素学说”。中国的“五行学说”讲的仅仅是“象”，如肺的“象”是“金”。恩培多克勒的认识却是具体的，如“神经由火、土和双份水组成”。之所以产生这种不同的结果完全是随着科技的发展、由不同的思维方式及认识所决定的，这也导致中西医不同的发展方向。西方医学在文

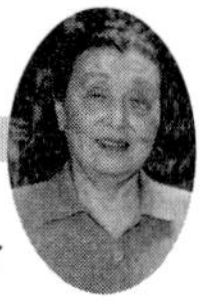

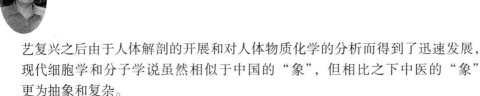

艺复兴之后由于人体解剖的开展和对人体物质化学的分析而得到了迅速发展，现代细胞学和分子学说虽然相似于中国的“象”，但相比之下中医的“象”更为抽象和复杂。

二、“天人合一”整体观是中医学优势所在

如果说连续和结构的观念对医学的直接作用决定了中西医发展的不同方向的话，那么从中衍生出来的系统和还原观念决定了医学这门具体学科在中国和西方不同方向中进一步升华。在中国，人们认为宇宙是一个整体，所以人体的生理状况也是和自然环境高度统一的，“天人合一”就是这个道理。在西方也出现了一种类似的且很有影响的占星术，但两者有着本质的区别。中医的“天人相应”思想视人体为一个小宇宙，与大宇宙生生相息，宇宙中某一部位的变化必然引起人体相应部位的变化，这是系统理念的表现。占星术则认为，天体运动引起人体的变化，这是将人与自然相割裂，就比如街上噪音引起人的反应一样。所以中医可通过研究某些特殊部位如面色、舌象、脉象的变化来诊察疾病，通过望、闻、问、切联系五脏六腑出现的表里、寒热、虚实、阴阳变化（也就是西方医学认为的病理变化），采取中药、针灸、理疗等整体治疗手段，可以达到气血和顺，阴阳平衡，使人的正气充沛，病证缓解和痊愈。

西方医学对人体和疾病的研究是割裂的，对人体生理功能的研究就是把人体和病原分开，再逐步深入讨论，这就使得西医走上了与中医完全不同的发展道路。如中医学在理解整个人体的同时，把内脏疾病的病机作为诊断依据，西方医学在精确地探讨人体内各部分细胞、分子状态的同时，却忽视了对人生命整体的把握，所以临床上多“对症下药”。

三、传统自然观及其思维方式的不同

闭合和开放的思维方式，使得中西医在认识世界和自我的方法上存在着显著差异。中医使用闭合的方式思考问题，认识世界总是以自然社会为本位，改造自我以适应之。西方则是开放的思维方式，以自我为本位，改造自然社会适应“我”之需要。这种思维方式的区别引起中西医特别是在治疗上的差异。中医针对的不是疾病而是证，是通过增强人的抗病能力调整内环境，即增强人体自身免疫能力，适应天地间环境的变化。

1. 对构成物质元素的理解不同

西方自然观认为，一切事物都是由原子构成的。亚里士多德指出，原子是不可分割的，是构成物质的最小单位，因此，构成物质世界的元素是个体

的、有形的。中国是气、一元论、自然观，即世界万物是由连续的物质——元气构成的，且构成物质世界的元素——气是整体无形的。气托起宇宙，气能穿透万物，在人体中气能推动血液，贯穿五脏六腑之间，成为不可缺少的物质。

2. 思维方式的不同。

中医注重人与自然、人与物、人与人之间的协调统一，善于对客观世界从整体理解，故中医有重阳则热、重阴则寒、阴损及阳、阳损及阴的理论，其在人体发病论中占有重要地位，而在中国哲学上不占重要地位的世界本原问题却是西方哲学所关心的。西方哲学认为，天人各异，先辨其异，再求其合。其思维方式偏重于逻辑分析，侧重于对自然和自然观的思索，尝试对客观现象作出各种解释和说明，思维习惯于从个体出发，故难以从整体上把握客观世界。由此造成了西方医学以机械观点看待疾病，强调各种致病因子，过分依赖检查结果和理化检验数据，着重从微观研究疾病。18 世纪意大利医生莫干仑和法国医生毕夏分别把疾病定位于器官和组织，德国病理学家魏尔啸创立的细胞病理学则把疾病定位于细胞的变态，这些都表明西方医学侧重于点的研究。

中医以阴阳学说为理论基础，认为自然界万事万物的生长、运动、变化及发展的根本规律在于事物内部的两个方面一阴一阳间的相互依存。人体只有保持阴阳相对平衡，才能维持正常的生理功能，才能不发生疾病。但是中医毕竟由中国传统文化发展而来，同样受到道家、儒家的影响，所以个别医者过度重视整体，忽略了对事物本质属性的分析，忽视了科学的逻辑推理及对具体形态、结构的认识，如儒家“身体发肤受之父母、不敢毁伤”，使得中医学对解剖知识缺乏深入探讨，无法从微观方面了解疾病的发生发展。所以在特定的科学、文化理念及哲学思维的背景下，由于社会文化差异和思维方式不同而形成了中西医两大医学理论体系。

西药的研究是从分子、量子的角度出发，中医药在辨证之后往往可以因人而异制订出不同的配伍，所以中医辨证施治可以更好地为西医在整体上保驾护航。实践证明，中西医结合已经取得了一定的成效，某些疾病的治疗取得了比单一疗法更好的疗效。中西医作为两门博大精深的医学理论体系，随着不断地发展和完善，一定能为人类健康的维护和疾病的防治做出更大贡献。

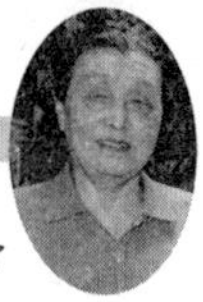

湿阻辨治思路

一、明机理，认清寒热

湿邪为患，有内外之分。外湿是指由地气升化之雨露雾湿，人在天地之中，若不能适应，则成易感之人。内湿是指饮食膏粱厚味，脾胃受损，健运失司，湿从内生。外湿、内湿可以相互影响，互为因果，纠缠不解。湿邪可以根据体质和脏腑的功能状态，出现热化、寒化。湿邪黏滞，易郁化热。阴虚之人，胃热积盛，多湿从热化。但湿为阴邪，易阻滞气机，损伤阳气，湿从寒化是湿邪致病的主要发展趋势。叶天士在《外感温热篇》中曰：“湿胜则阳微。”虽然湿证多端，但其致病有共同特点，其一是“重”。湿病之人多有头重如束布帛，颈项板滞，肢体沉重、倦怠。其二是“闷”。湿阻胸膈，气机不畅则脘腹痞闷。其三为“呆”。五脏中脾喜燥恶湿，故湿邪侵犯人体，常先困脾，使脾阳不振，运化无权，表现为纳食乏味呆滞。其四为“浊”。湿邪为病，其排泄物秽浊不清，二便等多秽浊不清或不爽，口臭。其五为“黏腻”。病程缠绵，舌苔厚腻。多起病缓慢，可迁延较长时间，不易速去。湿邪又与气候季节、地理环境有密切的关系，江南沿海一带，梅雨季节多发或加重。湿阻的病机主要为湿邪阻滞中焦，升降失常；病变部位以中焦脾胃居多，这与《素问·至真要大论》中提到的“诸湿肿满，皆属于脾”的理论相应。

二、辨证候，脾胃为要

湿阻临床以全身乏力、四肢困重、胸闷脘痞、饮食无味、苔腻等为主症。常见于消化系统疾病、风湿免疫性疾病等，如黄疸性肝炎、慢性肝病、鼓胀、胃肠功能紊乱、痢疾、泄泻、肥胖、自身免疫性疾病等。在治疗上只要符合湿阻的临床表现就可按湿阻辨证施治，不用拘泥具体的病证。《素问·平人气象论》说：“人以水谷为本，故人绝水谷则死。”李东垣《脾胃论·脾胃虚实传变论》曰：“元气之充足，皆由脾胃之气无所伤，而后能滋养元气。若胃之本弱，饮食自倍，则肠胃之气既伤，而元气也不能充，而诸病之所由生也。”在临床治疗应以脾胃为本，因胃气存可保证药物的摄入；脾胃运化正常，才能促进精微物质的吸收和输布，如此，则水湿易化，湿阻易除。

三、审法则，灵活施治

体内水液代谢主要由肺、脾、肾三脏共同完成。肺为水之上源，通调水道；脾主运化，统摄津液；肾主水，助脾阳温煦，三脏协调才能运化水液。三脏之中脾为枢纽，故治疗时应以健脾化湿为主，同时配合通降肺气，导水湿以下行，药用杏仁、桔梗等。

湿阻临床可分为湿困脾胃、湿热阻于中焦、脾虚湿滞等证型。治疗方法有芳香化湿、健脾化湿、淡渗利湿、清热化湿等。芳香化湿可用于湿困脾胃，药如藿香正气散；清热化湿可用于湿热中阻，方如王氏连朴饮；健脾化湿可用于脾虚湿滞，方如香砂六君子汤。利湿是治疗湿阻的通用之法，故仲景有“治湿不利小便，非其治也”的告诫，药物可用滑石、薏苡仁、车前子、淡竹叶之类，方剂如平胃散加减。湿浊病久而不化者，多因脾气不升、脾阳不振而致，故可加升麻、葛根，以升阳益胃。对湿困不化，苔腻以舌中舌根为主，有时虽为黄苔，但亦是脾阳不振所致。这是由于湿浊停滞，阳气不能蒸化，胃气遏滞之故。可用温肾而助脾阳的附子、干姜、淫羊藿之类，以温化蒸腾水湿。

“风胜湿”，犹低洼湿地，风吹之则干，据此在治疗湿病时，可加风药佐之，如防风。如患者头胀项滞甚，更应加白芷、羌活、苏叶祛风胜湿。

气能行津，气的升降出入是津液输布的动力，气机阻滞可导致水液停留而成湿阻，反之湿浊阻滞则气机不畅，如此形成恶性循环。故在治疗湿病时需注意行气化湿，药如陈皮、川厚朴。

要时刻注意外界的气候、季节变化，梅雨季节可加藿香、佩兰、苍术等芳香祛湿之品，防止外湿再次侵入，这样往往可收到意想不到的效果。

四、治湿阻，注意五点

1. 治湿宜守

湿性黏滞，难求速效，故认准之后宜守方，不宜频繁更方，一般疗程为3个月左右。诸祛湿药中，如猪苓、薏苡仁、车前子、泽泻、滑石等淡渗利湿之品，药性平和，灵活选用其中数味守服，并无大碍。其中薏苡仁一味，利湿兼能健脾，堪称治湿佳品。

2. 治湿忌补

湿邪为患，最易阻遏气机，困扰脾阳，故湿病患者最忌熟地黄、白芍、阿胶、二冬等阴柔之品，白术、淮山药、扁豆等益气诸药有健脾除湿之功，均属治湿要药可酌情选用。

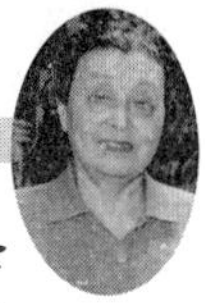

3. 化湿顾阴液

湿郁化热，暗伤阴液，再加上常用芳香温燥之品，更伤阴津，故在化湿时可用鲜芦根、淡竹叶、鲜石斛等养阴不碍湿之品，以防伤阴。

4. 饮食清淡

酒类及肥甘厚味能碍胃助湿，当属禁忌。

治湿当守衡，医家需嘱患者湿浊虽化，但来年梅雨季节或舌苔厚腻时仍需继续治疗，以使湿祛体健。

肺阴虚的病因病机

一、先天禀赋不足

《黄帝内经》云：“人之生也，有刚有柔，有弱有强，有短有长，有阴有阳……”说明人的先天禀赋不同，主要取决于父母之精气。如肺禀不足的父母，其子女常出现肺部疾病。我院对107例慢性阻塞性肺疾病患者的调查显示，其中有15%的父母患有哮喘、慢性支气管炎等。可见，父母体质强弱可影响其后代。

二、六淫、七情、饮食、药物损肺

（一）外感伤肺

华岫云在《临证指南医案》中指出：“（肺）为娇脏，不耐邪侵，凡六淫之气，一有所著，即能致病，其性恶寒、恶热、恶燥、恶湿，最畏火、风。”说明六淫皆伤肺。风、寒、湿蕴而日久则化热伤阴；暑热本属阳邪，易耗气伤津；燥为秋令，为肺金所主，易伤肺金之阴。可见，六淫之邪均能犯肺，损伤肺之津液，产生肺阴虚之症。从临床来看，慢性肺部疾病患者，约90%的病例都会有肺纤维化的表现，这与古人所说的“肺热叶焦而痿”颇为相似。

（二）情志伤肺

《内经·痿论》云：“肺者，脏之长也，为心之盖，有所失亡，所求不得，则发肺鸣，肺鸣则肺热叶焦。”情志是指人的喜、怒、忧、思、恐、悲、惊7种表现，太过均能伤及五脏，日久影响气机运行，渐至气郁化火暗耗津液，津日亏而火越盛，终成肺脏失养，津液枯涸而痿。我院统计55例肺癌病人，其中73%的患者属于情志抑郁型。可见，情志不畅、气滞日久是肺癌发病的重要因素之一，且此类病人有90%以上表现为肺阴虚，故肺阴虚与情志确有密切的关系。

（三）饮食伤肺

清代洪正立在《医学入门万病衡要》中指出：“肺为华盖，其气轻清，既不受寒，也不受热。然酒性本热，多饮则肺受火邪熏蒸，日久以至郁遏不清，胀大不饮，或喘或咳，渐至音哑，骨蒸，寒热，皮毛焦干，如之何以可救也。”所以酒或膏粱厚味均为助湿生热之物，过饮过食，日久必致机体阳热过盛。如平素嗜酒不节或喜食辛热厚味，致使湿热内蕴，上蒸于肺，一候外邪来犯，内外相合，邪热内蒸，热壅血瘀，肉腐血败，化而为脓，则成肺痈。此时热毒、瘀血交结，必伤阴津，故症见身热面赤、烦渴喜饮、舌红绛、少苔等一派肺阴虚表现。

（四）药物伤肺

误汗易伤阴，因汗为津液所化。但从临床体会，误下所亡之阴亦属肺之阴津，虽攻下部位在肠，但因肺与大肠相表里，大肠取肺之津液为用，故可损肺之阴液。药物用之不当，也能耗伤肺阴。

三、五脏相传

（一）心夹相火烁金

喻昌在《医门法律·咳嗽门》中曰：“以心与肺同居膈上。心火本易于克制肺金，然君火无为而治，恒不制动，有时劳其心而致咳，息其心咳亦自止……惟相火从下而上，夹君火之威而刑其肺，上下合邪，为患最烈。”心、肾之病可致肺阴亏虚。心居君主之位，性情稳重，即使有时因过劳而使心火有所亢盛，扰肺致气逆而咳，但不至于劫烁肺阴。一旦涉及命门相火内煽，暗耗肾阴，阴阳失衡，相火从下而上，亢盛内动，倚君火之威上犯于肺，下为相火所熏，三脏均病而出现肺阴不足、心阴亦亏的症状，表现为胸闷、心悸而烦、目赤口渴、喘息不得平卧、汗出淋漓等症。

（二）土虚不能培金

洪正义云：“或胃气不留，莫能输脾，脾气濡弱，莫能输肺，是母不养子，子无所生……由是精液日耗，枯涸日生，肌肤不泽，脏腑不荣，皮聚而毛落、皱揭，而血出。”说明肺之津液来源于脾胃所化之水谷。若饮食失节而致脾胃损伤，或因先天脾胃虚弱，致脾之精气亏虚而上输肺者亦少，外无以

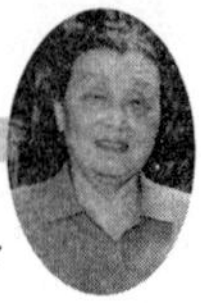

润肤泽毛，内无法充养五脏六腑，则诸症悉现。

四、气虚及阴

《医源》指出：“阴阳又各互为其根……无阳则阴无以生，无阴则阳无以化。”就肺而言，肺之阳气是化生阴液的动力。久病咳喘，可使肺之阳气日耗，久之必涉及阴液。如慢支、哮喘患者，先是表现为喘促短气、动则加剧、咳声低弱、自汗背寒、舌淡红、苔薄白、脉软弱等肺气虚之症，渐及于阴，出现喘咳少痰、黏而不畅、目睛血丝、口燥咽干、舌红、少苔、脉细滑等一派气阴两虚之症。

五、天癸绝，阴津枯

朱丹溪在《格致余论》中曰：“人受天地之气以生。天之阳气为气，地之阴气为血。故气常有余，血常不足……《内经》曰：‘年至四十，阴气自半而起居衰矣。’又曰：‘男子六十四而绝精，女子四十九而经断。’夫以阴气之成，以供给三十年之听言动。已先亏矣，人之情欲无涯，此难成易亏之阴……”可见，人随着年龄的增长，阴液日渐亏损。说明人体的生长发育和衰老现象不仅与阳气有关，更与阴液之盛亏相连。从临床分析来看，人体的衰老是从阴液衰退开始的，阴阳失于平衡，阳气亦随之减弱，如现代医学之老年性肺气肿、肺纤维化等都是由于肺阴渐亏，久及肺气亦虚的结果。

温通法的运用

一、温通译义

温通法是以温阳、通阳之法达温散、温消、温通目的治疗方法，治疗阳虚寒盛所致疾病。《素问》曰：“寒气入经而稽迟，泣而不行，客于脉外则血少，客于脉中则气不通。”外寒侵袭可致气血凝滞，郁而不通；阳虚内寒，少火亏乏，外则卫阳不固，血脉失于流畅，不能温煦肌肤，内则呼吸与腐熟蒸化水谷等功能低下，阴无以化则气滞血瘀，水湿不化则出现寒冷、凝滞之象。对于寒邪仅用温里祛寒、温补阳气之法，不足以祛邪补不足之阳，还需用辛散通达之品温化、温散、温消寒邪等，使阳气通达全身。肾为先天之本、脏腑功能活动的原动力，“五脏之阳气非此不发”，故温补肾阳是温里祛寒的根本，再用理气疏郁、活血通络之品可使阳气通达，散寒、化瘀、蒸湿、消饮效果更佳。临床可选附、桂、姜为君。附子、干姜辛热除寒，温补肾阳，桂枝辛温善通阳气，走脾肾，达三焦；选仙茅、淫羊藿辛散温通，温阳而兴阳道，助附、桂温元阳为臣。佐以枳壳、川厚朴、香附、乌药行气调气；红花、桃仁、鬼见羽活血化瘀通络，消散瘀结；猪苓、茯苓、薏薏苡仁健脾渗湿。君臣齐力可使脏腑调和，脉络通顺，阳气运行畅达，寒凝气滞、饮停痰浊皆可化解。

二、临床运用

温通法临床运用范围较广，具体有通阳化饮泄腑气、通阳解郁退黑疸、温阳化湿消水肿，常用于痰饮、湿病、胸痹心痛、腹满寒疝等，其发病根本为阴盛阳虚，阳气通达舒展受阻。温通法以温阳加上通散之品伸展阳气，使遏郁之阳迅速振奋，起到事半功倍之效。临床温阳药祛除沉寒效虽佳，但应考虑其辛热之性，尤其是在舒展肝阳时，应配以滋润柔和之品折其刚性，以使阴阳平衡。

三、治验医案

案1

黄某，女，64岁，退休。初诊日期：2003年7月25日。

患者20年前因胃癌行胃大部分切除术，术后情况稳定。2003年3月，因大便出血，医院诊断为直肠癌，行切除术后，并行化疗1月出院，继续门诊治疗。7月14日突然大便不下，伴恶心、呕吐、腹痛、发热等。曾服大承气汤无效。纤维肠镜检查：手术切口无异常。B超：左侧腹部肠腔明显扩张，肝、胰、胆、双肾均无异常。腹部平片提示：中腹部可见三个液平，考虑小肠梗阻。7月21日转入外科再行手术，病理诊断：肠系膜慢性炎症（病理号20033822）。术后3天仍然无大便，且不排气，请中医会诊。症见面色㿠白，精神软弱，双眼无神，表情淡漠，呼吸稍急促，舌质淡白，苔薄白，脉细弱小数。体检：T 37.3℃，P 26次/分钟，R 112次/分钟，BP 135/72mmHg，两肺呼吸音清晰，心率112次/分钟，律齐，腹稍膨隆按之质软，叩诊鼓音，肠鸣音消失，肝、脾均未触及，腹部未扪及包块。

中医诊断：呕吐，便秘。

西医诊断：升结肠癌术后不全性肠梗阻。

辨证：气虚无力推动血行，寒湿、水饮内蕴致肠腔缺乏血养，加之长期

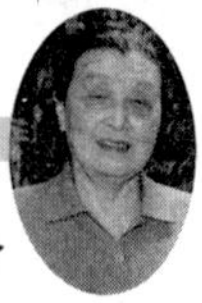

禁食，无物可以传导。

治则：温阳利水，行气活血佐以清热。

处方：桂枝 12g，小茴香 12g，乌药 12g，枳壳 20g，厚朴花 9g，红花 15g，桃仁 15g，生猪苓 15g，茯苓 15g，生白术 9g，生薏苡仁 30g，佛手片 12g，绿萼梅 9g，败酱草 30g，大血藤 30g。3 剂，水煎，分两次服。嘱若一时无法口服，1 剂可先灌肠。

二诊（2003 年 7 月 27 日）：昨日开始下水样便少量，同时伴矢气，恶心、呕吐已除，腹胀已减，但仍有低温，头晕无力，神疲懒言，口干纳差，舌质淡白，苔薄少中裂，脉细弱小数。腑气已通，浊气下降，气虚阴液难以恢复，加益气养阴之品。

处方：桂枝 12g，小茴香 12g，生枳壳 30g，厚朴花 9g，红花 15g，桃仁 15g，猪苓 30g，茯苓 30g，生白术 9g，生薏苡仁 30g，人参叶 30g，青蒿 30g，佛手片 12g，大血藤 30g，石斛 12g。7 剂，水煎，分两次服。

三诊（2003 年 8 月 3 日）：低温已解，腹胀消失，纳食增加，大便通顺，舌质淡白，苔薄少中裂，脉细弱。胃气已复，浊气已降，腑气亦顺，大便以时下，唯气血未复，阴阳失调，余邪未清。治以气血双补，养阴通阳，祛邪软坚。

处方：桂枝 9g，生枳壳 15g，厚朴花 9g，猪苓 12g，茯苓 12g，生白术 12g，人参叶 30g，太子参 15g，当归 12g，佛手片 12g，石见穿 15g，山慈菇 12g，绿萼梅 9g，槐米 30g，石斛 12g。15 剂，水煎，分两次服。

药后诸症消失，随访 10 年病情稳定。

按：患者结肠癌术后肠腑传导功能受损，气血未复，又因肠梗阻行第二次手术，阳气精血进一步耗伤，影响了肠腑蠕动。阳气虚推动无力，温煦失职，大、小肠中的水液停滞而寒化，进一步阻碍脾之运化、肾之温煦，造成清阳不升，浊气不降，夹瘀血阻滞，肠道失去蠕动而致气闭，此乃寒、虚、瘀所致，故用承气之辈攻下肠腑实热无效。此案药以桂枝温通化寒；枳壳、川厚朴、小茴香、乌药行气，促进肠蠕动而泻腑气；桃仁、红花活血化瘀助传导；猪苓、茯苓、薏苡仁、白术健脾化湿消饮；大血藤、败酱草清肠腑留滞之热。诸药相合，温通阳气，行气活血，腑气得阳则开，肛门排气，腹胀自消。

案 2

刘某，女，43 岁，干部。初诊日期：2003 年 6 月 30 日。

患者诉全身浮肿 6 年，曾去上海检查和治疗，未发现明显阳性体征，服双氢克尿塞浮肿稍退，但每至下午肿胀加重，并伴尿量减少，故长期服用双氢克尿塞片。症见肿胀处肌肉较硬，按之诉胀，无明显凹陷性水肿，余无他症，纳、便正常，舌质红，苔根厚，脉细缓。

中医诊断：水肿（阴水）。

西医诊断：特发性水肿。

治则：清下焦之湿，通阳利水。

处方：肥知母12g，炒黄柏12g，生地黄12g，地骨皮12g，泽泻15g，川芎15g，川桂枝9g，炒白芍15g，淮山药30g，茯苓皮30g，煨葛根30g，大腹皮30g，地骷髅30g。7剂，水煎，分两次服。嘱目前仍服用双氢克尿塞片，之后再慢慢减量。

二诊（2003年7月7日）：药后下肢未见浮肿，自觉小腿肌肉发胀，口溃，舌质红，苔白，脉细缓。

处方：肥知母12g，炒黄柏12g，生地黄12g，地骨皮12g，泽泻15g，川芎15g，川桂枝6g，炒白芍15g，淮山药30g，茯苓皮30g，煨葛根30g，大腹皮30g，地骷髅30g，淡竹叶9g。7剂，水煎，分两次服。

三诊（2003年7月13日）：下肢浮肿又起，下午为主，口溃已除，纳、便正常，舌质红，苔薄白，脉细缓。

处方：肥知母12g，炒黄柏12g，生地黄12g，水牛角12g，泽泻15g，川桂枝9g，炒白芍15g，生枳壳20g，生白术6g，淮山药30g，茯苓皮30g，煨葛根30g，大腹皮30g，地骷髅30g，大腹皮30g。7剂，水煎，分两次服。

四诊（2003年7月21日）：下焦湿已解，舌质淡红，苔转薄白，下肢浮肿未见，仍然发胀。

处方：川桂枝9g，生姜皮9g，川牛膝9g，生黄芪12g，生白术9g，猪苓30g，茯苓30g，生枳壳30g，泽泻15g，车前草15g，地骨皮12g，鸡内金12g，独活12g地骷髅30g。7剂，水煎，分两次服。

五诊（2003年7月28日）：下肢发胀稍减，尿量仍少，舌质淡红，苔薄白，脉细缓。仍配用双氢克尿塞。

处方：川桂枝9g，生姜皮9g，生黄芪12g，生白术9g，生枳壳30g，川牛膝9g，猪苓30g，茯苓30g，泽泻15g，砂仁9g，蔻仁9g，车前草15g，地骨皮12g，地骷髅30g，桑椹子30g。7剂，水煎，分两次服。

六诊（2003年8月4日）：下肢肿胀仍下午为主，腓肠肌处特别胀，尿量少，舌质淡红，苔薄白，脉细缓。

处方：生黄芪15g，生白术9g，软柴胡9g，生姜皮9g，生枳壳30g，猪苓30g，茯苓30g，绞股蓝20g，升麻3g，地骷髅30g，大腹皮30g，仙茅15g，淫羊藿30g。14剂，水煎，分两次服。

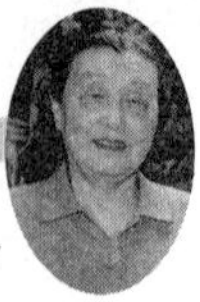

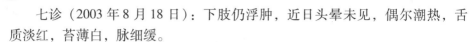

七诊（2003年8月18日）：下肢仍浮肿，近日头晕未见，偶尔潮热，舌质淡红，苔薄白，脉细缓。

处方：生黄芪30g，生白术12g，炒当归12g，软柴胡9g，生枳壳30g，猪苓30g，茯苓30g，川牛膝12g，粉丹皮15g，绞股蓝20g，鹿角片6g，仙茅15g，淫羊藿30g，地骷髅30g。7剂，水煎，分两次服。

八诊（2003年8月25日）：下肢午后仍然肿胀，程度有所减轻，头晕改善，舌质淡红，苔薄白，脉细缓。

处方：生黄芪30g，生白术12g，生枳壳30g，猪苓30g，茯苓30g，地骨皮12g，白芥子12g，葶苈子12g，生姜皮9g，鹿角片6g，仙茅15g，淫羊藿30g，地骷髅30g。7剂，水煎，分两次服。

九诊（2003年9月1日）：下肢浮肿减轻，其余无殊，舌质淡红，苔薄白，脉细缓。

处方：生黄芪30g，生白术12g，生枳壳30g，猪苓30g，茯苓30g，白芥子12g，葶苈子12g，地骨皮12g，生姜皮9g，川椒目6g，鹿角片6g，仙茅15g，淫羊藿30g，地骷髅30g。7剂，水煎，分两次服。

十诊（2003年9月8日）：午后仍下肢肿胀，乏力，纳可，便干，舌质淡红，苔薄，脉细缓。

处方：淡附子10g，肉桂（后下）6g，生地黄12g，山茱萸6g，猪苓15g，茯苓15g，淮山药30g，粉丹皮15g，泽泻15g，炒白芍15g，川芎15g，白芥子12g，葶苈子9g，仙茅15g，淫羊藿30g，大腹皮30g，车前草15g。7剂，水煎，分两次服。测血电解质均正常。

十一诊（2003年9月15日）：下肢肿胀减轻，乏力存在，纳可，便调，夜寐欠安，舌质红，苔根白，脉细缓。

处方：淡附子10g，肉桂（后下）6g，生地黄12g，山茱萸6g，猪苓15g，茯苓15g，粉丹皮15g，淮山药30g，泽泻15g，炒白芍15g，川芎15g，白芥子12g，葶苈子9g，仙茅15g，淫羊藿30g，大腹皮30g，车前草15g。7剂，水煎，分两次服。

十二诊（2003年9月22日）：下肢肿胀明显减轻，自行减利尿剂，口干，纳可，便调，舌质尖红边齿，苔白，脉细缓。

处方：淡附子10g，肉桂（后下）6g，生地黄12g，熟地黄12g，山茱萸6g，泽泻12g，猪苓15g，茯苓15g，粉丹皮15g，淮山药30g，川芎15g，白芥子12g，葶苈子9g，仙茅15g，淫羊藿30g，桑椹子30g。7剂，水煎，分两次服。

十三诊（2003年9月29日）：下肢肿胀消失，利尿剂停用，舌质红，苔薄白，脉细缓。

处方：淡附子10g，肉桂（后下）6g，生地黄12g，熟地黄12g，山茱萸6g，泽泻12g，猪苓15g，茯苓15g，粉丹皮15g，淮山药30g，川芎15g，白芥子12g，葶苈子9g，仙茅15g，淫羊藿30g，桑椹子30g。14剂，水煎，分两次服。

十四诊（2003年11月3日）：下肢肿胀半月未现，近来头痛，夜寐欠安，纳可，便调，舌质红，苔白，脉细缓。

处方：淡附子10g，肉桂（后下）6g，生地黄12g，熟地黄12g，山茱萸6g，泽泻12g，猪苓15g，茯苓15g，粉丹皮15g，淮山药30g，川芎15g，白芥子12g，葶苈子9g，仙茅15g，淫羊藿30g，桑椹子30g，煨葛根30g。14剂，水煎，分两次服。

十五诊（2003年11月17日）：11月3日月经来潮，出现面部浮肿，潮热，耳鸣，夜寐已安，舌质红，苔白，脉细缓。

处方：淡附子10g，肉桂（后下）6g，生地黄12g，熟地黄12g，山茱萸6g，猪苓15g，茯苓15g，粉丹皮15g，淮山药30g，川椒目6g，焦山栀9g，白芥子12g，葶苈子9g，石斛12g，淫羊藿30g，桑椹子30g。7剂，水煎，分两次服。

十六诊（2003年11月24日）：面部浮肿减，夜寐安，腰酸，月经已行且量多，舌质红，苔薄白，脉细缓。

处方：淡附子12g，肉桂（后下）6g，生地黄12g，熟地黄12g，猪苓12g，茯苓12g，山茱萸12g，粉丹皮15g，淮山药30g，白芥子12g，石斛12g，白蔹12g，巴戟天12g，桑椹子30g，淡竹叶9g。10剂，水煎，分两次服。

十七诊（2004年2月23日）：下肢肿胀未见，纳佳，体重增加，月经2月10日已行，量多兼块，纳可，便调，舌质红，苔薄白，脉细缓。

处方：嫩桂枝9g，生白术12g，白茯苓12g，生枳壳30g，泽泻12g，石斛12g，白蔹12g，决明子30g，淫羊藿30g，苦丁茶20g，绞股蓝15g，桑椹子30g，芦荟1g。14剂，水煎，分两次服。

十八诊（2004年4月19日）：停药两月，近1周又开始出现下肢浮肿，纳可，便调，舌质红，苔厚，脉细缓。

处方：川桂枝9g，生白术9g，决明子30g，生枳壳30g，猪苓15g，茯苓15g，地骨皮12g，白蔹12g，苦丁茶20g，绞股蓝20g，白芥子9g，淫羊藿30g，桑椹子30g，车前草12g，芦荟1g。14剂，水煎，分两次服。

十九诊（2004年5月18日）：下肢浮肿又起，与前相比症状减轻，乏力，纳可，便调，舌质红，苔薄，脉细缓。

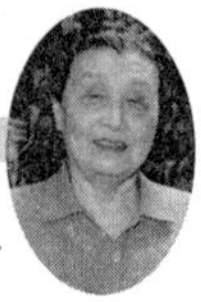

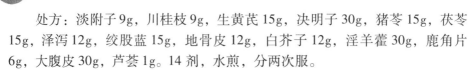

处方：淡附子9g，川桂枝9g，生黄芪15g，决明子30g，猪苓15g，茯苓15g，泽泻12g，绞股蓝15g，地骨皮12g，白芥子12g，淫羊藿30g，鹿角片6g，大腹皮30g，芦荟1g。14剂，水煎，分两次服。

二十诊（2004年6月21日）：下肢浮肿时起时伏，舌质红，苔白，脉细缓。

处方：淡附子12g，川桂枝9g，生白术9g，生枳壳30g，猪苓20g，茯苓20g，泽泻12g，地骨皮12g，广木香12g，淮牛膝12g，白芥子12g，地骷髅30g，鹿角片6g，车前草15g。14剂，水煎，分两次服。

二十一诊（2008年7月4日）：4年一直病情稳定，未出现下肢肿胀。近日来下肢又出现浮肿，纳可，便调，舌质淡红边锯，苔薄，脉细缓。

处方：川桂枝9g，生白术12g，生枳壳30g，猪苓30g，茯苓30g，地骨皮12g，桑白皮12g，生姜皮6g，泽泻15g，地骷髅30g，鹿角片9g，淫羊藿30g，车前草30g，7剂，水煎，分两次服。

二十二诊（2008年7月11日）：午后出现肢胀，面脸肿，口干饮多，舌质淡红，苔薄白，脉细缓。

处方：淡附子9g，川桂枝9g，生白术12g，生枳壳30g，猪苓30g，茯苓30g，泽泻30g，白芥子9g，鲜石斛30g，白蔹12g，鹿角片9g，仙茅15g，淫羊藿30g，地骷髅30g。7剂，水煎，分两次服。

二十三诊（2008年7月18日）：下肢仍肿胀，腰痛，皮肤干燥，纳可，便调，舌质淡红，苔白，脉缓。

处方：淡附子12g，川桂枝9g，生黄芪9g，生白术12g，生枳壳30g，猪苓30g，茯苓30g，泽泻30g，粉丹皮15g，山茱萸9g，鹿角片9g，川椒目9g，大腹皮30g，紫丹参30g。14剂，水煎，分两次服。

二十四诊（2008年8月1日）：下肢肿胀减轻，纳可，便调，舌质淡红，苔白，脉细缓。

处方：淡附子15g，，川桂枝9g，生黄芪12g，生白术12g，生枳壳30g，山茱萸9g，猪苓30g，茯苓30g，泽泻30g，粉丹皮15g，鹿角片9g，川椒目9g，大腹皮30g，紫丹参30g，巴戟肉12g。14剂，水煎，分两次服。

二十五诊（2008年8月15日）：下肢浮肿减轻，脱发，面油，舌质淡红，苔薄，脉细缓。

处方：淡附子15g，川桂枝12g，炒白芍15g，生黄芪15g，白术12g，生枳壳30g，炒当归12g，生猪苓30g，茯苓30g，泽泻30g，粉丹皮15g，鹿角片12g，菟丝子12g，巴戟天12g，川椒目9g。14剂，水煎，分两次服。

二十六诊（2008年9月5日）：肿胀好转，乏力，纳欠香，舌质淡红，苔薄，脉细缓。

处方：生晒参3g，生黄芪15g，生白术12g，淡附子15g，川桂枝12g，炒当归12g，炒白芍15g，生枳壳30g，猪苓30g，茯苓30g，粉丹皮15g，泽泻30g，鹿角片12g，巴戟天12g，菟丝子12g，川椒目9g。14剂，水煎，分两次服。

二十七诊（2008年9月19日）：近日来肿胀又起，出现口腔溃疡，纳、便正常，舌质淡红，苔白，脉细滑。

处方：生黄芪20g，川桂枝9g，淡附子9g，川黄连4g，猪苓30g，茯苓30g，泽泻15g，桑白皮12g，生姜皮9g，地骨皮12g，鹿角片9g，小茴香9g，地骷髅30g，鹿衔草30g，川椒目6g。7剂，水煎，分两次服。

二十八诊（2008年9月26日）：浮肿基本缓解，口腔溃疡仍存，纳可，便调，舌质淡红，苔薄，脉细缓。

处方：生黄芪20g，川桂枝9g，淡附子9g，川黄连6g，鹿角片9g，小茴香9g，猪苓30g，茯苓30g，泽泻15g，人中白15g，桑白皮12g，地骨皮12g，生姜皮9g，菟丝子12g，地骷髅30g，鹿衔草30g，川椒目6g。14剂，水煎，分两次服。

二十九诊（2008年10月27日）：下肢肿胀基本消失，口腔溃疡已解，纳可，舌质淡红，苔薄，脉细缓。

处方：生黄芪30g，生白术12g，防风9g，淡附子12g，川桂枝9g，炒白芍12g，猪苓20g，茯苓20g，炒当归15g，泽泻15g，地骨皮15g，生姜皮9g，粉丹皮15g，鹿角片9g，菟丝子12g，甜苁蓉12g，地骷髅30g，川椒目6g。14剂，水煎，分两次服。同时开出膏方。

处方：淡附子150g，嫩桂枝120g，生地黄120g，熟地黄120g，猪苓300g，茯苓300g，山茱萸120g，淮山药300g，泽泻300g，车前草300g，鹿角片90g，生晒参80g，寸麦冬120g，五味子90g，生黄芪200g，生白术120g，生枳壳300g，炒杜仲120g，川续断120g，巴戟天120g，甜苁蓉120g，菟丝子120g，覆盆子120g，女贞子200g，墨旱莲120g，淫羊藿300g，炒当归120g，炒白芍120g，川芎150g，生薏苡仁300g，藤梨根300g，川黄连60g，粉丹皮150g，鹿衔草300g，灵芝草120g，制香附120g，砂仁90g，蔻仁90g，川椒目60g，白芥子90g，潼蒺藜120g，白蒺藜120g，制首乌300g，陈皮90g。水煎浓缩，加入鹿角胶100g，龟板胶400g，冰糖500g，黄酒250g。收膏备用，早、晚各1匙，开水冲服。

嘱遇外感、腹泻及其他急性疾病时即停药，请医师改方，病愈后再服。若天气热或膏滋出现霉变时，用纱布抹去霉点，盖上盖隔水蒸，待药沸后取

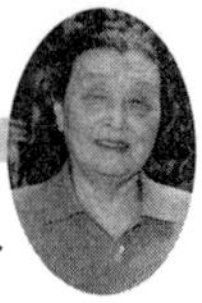

出，冷却后加盖，备用。

按：《内经》云："寒伤形，热伤气，气伤痛，形伤肿。"肿胀乃伤形也。又云："热胜则肿。"阳气内郁日久必生痈肿。皮肌无红热痛之象，但舌根厚此乃水湿下注，肾阳不足，气化不利，并郁而化热。

水肿包括肿与胀。肿为凹陷性，多见于心源性水肿、肾性水肿、肝腹水、肺源性水肿。胀无凹陷性的，下肢多见，医学检验很少得到阳性指标。中医学属"阴水"范畴，是气化功能障碍的一种表现，其本在肾，其制在脾。该患者属脾肾二脏失职，水为阴，因郁久化热，故先清下焦之湿，通阳利水；待湿热解后，加大温肾健脾利水之药。药后病情缓解4年，2008年又复肿胀，以附桂六味合二仙汤加减，最后以膏滋药收功。

案3

李某，女，48岁，教师。初诊日期：2003年10月16日。

因双下肢肿胀7月就诊，患者7月前无明显诱因出现双下肢浮肿，遂去医院就诊，多次血、尿常规正常，生化全套、肾小管功能、24h尿蛋白总量均正常，血沉、抗核因子全套无殊，双肾B超正常，诊为特发性水肿。服双氢克尿噻、安体舒通等肿退，但停用肿胀复又及膝。初诊时双脚背浮肿，压之凹陷不起，诉傍晚肿至小腿，服双氢克尿塞后，晨起肿退，伴体倦乏力，形寒肢冷，纳可，便溏，舌质偏淡，苔薄白，脉沉细而涩。

中医诊断：水肿（阴水，阳虚水停）。

西医诊断：特发性水肿。

治则：通阳化湿，利水消肿。

处方：淡附子10g，桂枝15g，仙茅15g，淫羊藿30g，枳壳20g，川厚朴12g，大腹皮15g，红花6g，鸡血藤30g，猪苓15g，茯苓15g，淮山药30g，泽泻12g，车前草15g，生地黄12g，白芍12g。7剂，水煎，分两次服。并嘱渐减双氢克尿塞剂量。

1个月后肿渐消，形寒乏力好转，去附、桂，加黄芪等益气之品续服2个月而愈。

按：《素问·逆调论》曰："肾者水胜，主津液。"患者年近半百，值更年之际，天癸始衰，肾阳亏虚，蒸腾气化无力，膀胱开阖失常，气不化津，津液潴留，输布不利，三焦水道失畅，下聚泛溢肌表。以附、桂辛热散寒，温肾阳，通达三焦；仙茅、淫羊藿补肾阳，通利水道而消肿；佐以枳壳、川厚朴、大腹皮宽中而疏利气机，使水湿得以运行而周流全身；红花、鸡血藤活血通经络；淮山药、猪苓、茯苓、泽泻、车前草益气健脾助运，渗湿利水消肿；生地黄、白芍滋阴敛阳，使阳气归阴，肾阳化生有源。全方辛温而通达阳气，温阳而蒸腾水湿，如《景岳全书·肿胀》曰："气化而痊愈者，愈出自然。"

肺络为病

——谈肺间质纤维化

肺间质纤维化根据病因可分为特发性和继发性两类，两类均是慢性肺泡炎和肺泡结构紊乱最终导致肺间质纤维化为特征的疾病。根据临床症状和现代医学诊断，应属于中医"络病"范畴。由于长期痰热交灼阻于肺中脉络，导致肺气虚弱，络气不足，无力排出肺络之痰浊，致脉络血瘀。痰瘀互结、凝滞肺络是本病的基本病机。

一、脉络的基本理论

（一）脉络定义

脉络，又称络脉，是由经脉分出来的呈网状的大小分支。广义的脉络又可分为十五络、络脉和孙络三类。比十五络小的络脉散布全身，数量众多；比络脉更小、有极多分支的是孙络，配合经脉网络全身组织，运行营卫气血。《灵枢·脉度》曰："经脉为里，支而横者为络，络之别出为孙。"明确指出脉络有网的意思，纵横交错，网络全身，无处不到。脉络在《内经》中称之为血络、血脉等。如《素问·调经》曰："血有余则怒，不足则恐，血气未并，五脏安定，孙络外溢，则经有留血，视其血络，刺其出血，无令恶血取入于经以成其疾。"所以脉络具有"行气血，和阴阳""内灌脏腑，外濡腠理"的功能，脉络是维持人体生命活动和人体达到"天人相应"的网络结构。

（二）脉络为病的病理变化

邪入络脉，别络、孙络、浮络和血脉所发生的病变均为脉络病，它不是一个单独的疾病，是多种疾病发展过程中缓慢形成的病理变化，是内因、外因相搏和相互交杂，使人体的气血损伤、津液耗灼、阴阳失衡、气滞血瘀等导致的。脉络既是病邪传播的最好途径，也是促进疾病发展和加重的一个环节。脉络损伤为各种疑难杂病的共同病理变化，也是疾病难以治愈的恶性循环中介。中医学对此早有认识，有"久病入络，久病必瘀"之说。其临床表现为痰湿内蕴、气滞血瘀、损阴津、伤阳气等证候群。由于络脉受损，致使

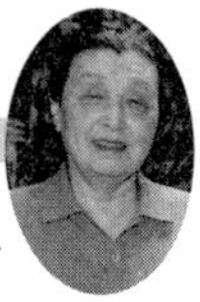

病位较深，病理损伤严重，常累及多个脏腑，治疗难以速效，会留下很多后遗症，可表现为痛、胀、闷、满、肿、血、倦、乏、昏、晕、痰、湿、积、聚、痿、弱，甚则厥等错综复杂的症状，给临床明确诊断带来难度。实验表明，此类病常可出现血黏度增高，血生化各项指标异常，纤维化指标上升，甲皱微循环障碍，X线胸片及CT肺纹理紊乱、纤维增殖病变等，动脉血气分析异常，肺通气功能和弥散功能障碍。这都为中医的诊断和病理机制提供了有力依据。

二、肺间质纤维化属脉络病变

肺间质纤维化是一种原因不明的、进行性的、以两肺间质纤维化伴蜂窝状改变为特征并导致肺功能衰竭的慢性疾病。肺泡的组成是毛细血管，这与中医学所指的脉络是一致的。当肺泡发生病变时，CT片和肺部病理切片报告证实有全肺弥漫性胶原纤维增生，肺泡壁增厚，毛细血管周围弹力纤维和胶原纤维增生更为明显，有大量的炎性细胞浸润，肺泡内有大量炎性细胞和渗出液，内含大量纤维素，肺泡实变和塌陷分布不均匀，部分肺泡扩张，晚期肺间质增生，伴肺气肿、肺泡上皮细胞增生、肺泡壁增厚、肺毛细血管被纤维组织侵蚀和破坏，肺泡数量减少，死腔形成；肺小动脉内膜增生，管壁增厚，细支气管扩张，肺组织出现囊状改变，这就是导致肺间质纤维化病理改变的全过程。中医学认为，肺间质纤维化是痰和瘀互结于脉络，使气道不通，痰贮于肺而成，日久伤及肺气，涉脾及肾，所以有“肺不病不咳，脾不病不久咳，肾不病不咳不喘”的理论，也诠释了“久病必瘀，久病入络”的道理。肺间质纤维化的形成过程属脉络之病变，其病理机制有如下几点。

（一）肺络受邪

肺的脉络是营卫气血津液输布的通道，也是连接五脏六腑的枢纽。脉络细小、分布广泛，分支众多，功能主呼吸，辅心血，主治节，通调水道，是一身之气血的交换场所，同时起着卫外抗邪的作用。故当邪客于肺之脉络，可致气停水聚，功能失职。此与现代医学所说的细胞水肿、影响通气、弥散障碍是相同的。由于长期受邪，脉络反复损伤，久而久之形成恶性循环，致使肺气虚弱难以卫外，人体抵抗力减退。肺络反复客邪，“邪之所凑，其气必虚”。

（二）痰浊蕴结

由于肺络长期受风热或风寒或寒湿的侵袭，肺的通调功能失常，肺络水液停滞，阻碍气血畅行，聚而灼炼成痰，时而热化，时而寒化，阻于脉络和气道之中，故有“肺为贮痰之器”的说法。此时肺部病理改变为细胞水肿，肺泡壁损伤，肺泡毛细血管及小动脉管腔明显狭窄，甚至完全闭合，大量的炎性细胞产生，临床常见咳嗽而咳痰不畅，甚至无痰可咳。

（三）郁热伤络

在上述病变基础上，痰贮于肺络，蕴结化热，热伤肺络，络失通畅，或痰浊渗透络中，气血渗灌失常，无力输送津液，肺脏在气虚基础上又出现肺阴不足，难以滋养脉络，导致血瘀于内，脉络下陷，络虚不荣。此时 CT 片表现为肺纹理紊乱、囊状、结节、纤维增生等，肺功能表现为重度通气功能障碍和弥散功能障碍等。动脉血气分析可示低氧血症和二氧化碳潴留等。此时临床多见痰黄白相兼，黏稠不畅，胸闷气急，动则加剧，面色晦暗，唇指发绀等症。

（四）肺及脾肾

由于痰凝肺络，肺主气能力减弱，失通调之职，无治节之能，津液滞于脉络之中，津血同源，津停血则瘀，气机失常，气不化津，化液为痰湿。肺间质纤维化病检可见肺间质水肿，纤维蛋白渗出物增多，肺泡腔内充满液体或细胞渗出液，提示肺间质纤维化患者有痰湿凝滞肺部。肺病首先影响脾，气生成不足则水液代谢随之失常，导致水液停聚，患者往往因痰而咳，故说“脾为生痰之源”，此时主要表现为胸脘痞闷，食欲下降等。日久涉肾，肺为水之上源，肺气宣发和通调赖于肾气蒸腾。肾的气化有赖于肺的肃降，肺病必累及于肾。水为病则肿，甚则为喘，故《素问·水热穴论》曰：“其本在肾，其末在肺，其制在脾，皆积水也。”《医述》云：“肺不病不咳，脾不病不久咳，肾不病不咳不喘。”所以此时的患者往往出现多脏器损伤。

（五）阴亏瘀阻痰滞

由于肺、脾、肾三脏长期阳气亏虚，痰热郁蕴，气血瘀滞，阻碍气血生成，气不能生血，血不濡养脏腑，气不能依附于血，阴阳失于平衡，在痰凝血滞的基础上郁而化热，灼伤肺阴，出现阴阳转化，即“阳损及阴”表现。现代研究发现，此时出现肺泡塌陷、干瘪。X 线胸片提示多囊、空泡、肺不张等，肺功能出现重度通气和弥散障碍，血气分析为重度低氧血症。临床表现为气喘，动则明显，甚至端坐呼吸，胸闷气憋，面色晦暗，唇绀指青，舌质紫红或绛，舌苔光干，或四周伴有白厚苔。此时表明患者的病情已发展到痰、瘀、热互结，气虚、阳弱、阴亏、津乏之本虚，会出现更多的变化。

综上所述，痰、瘀、热互结，气虚、阳弱、阴亏、津乏本虚为肺间质纤维化病的基本病机，且错综复杂。治疗上不能墨守成规，要从治脉络着手，

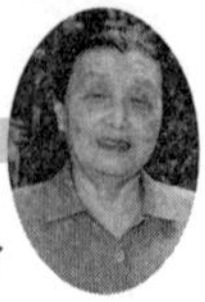

先清肺祛（豁）痰，软坚活血，宽胸行气；再益气固表，清肺祛痰，软坚散瘀，健脾理气；最后益气健脾，清肺祛痰，软坚行瘀，温肾纳气，如此，方可取得一定疗效。

冬病夏治与冬令调治

冬病夏治与冬令调治，是一种对慢性呼吸系统疾病缓解期两种相关的治法，是利用慢性呼吸系统疾病发作期与缓解期的时间差使疾病得到缓解，甚至达到临床痊愈。呼吸系统疾病，不论急、慢性支气管炎、哮喘还是感冒、咳嗽等，都好发于春、秋、冬三季。夏季虽然酷暑高温，严冬虽然寒冷，但因此时的气温稳定，呼吸系统疾病急性发作少，所以抓住夏、冬两季的调摄对于疾病的治疗与病情的恢复具有积极的意义。加之此类疾病好发于幼年和老年，年幼发育未成熟，老年机体逐渐衰退，都存在“虚”“弱”的情况，遇到外邪诱发往往形成“虚中夹实”“实中夹虚”“阴阳交错”“脏腑为病”的错综复杂情况，所以遵循《素问》春夏养阳、秋冬养阴的原则，采用清中带补、寒温相并、动静结合、急则治本、缓则治标、标本兼治之法，可使慢性呼吸系统疾病得到真正缓解，这也充分体现出中医药在防治呼吸系统疾病的实用性。

一、冬病夏治与冬令调治的概念

1. 冬病夏治

冬病夏治是指冬天发生的呼吸系统疾病，在夏季得到暂时缓解后，取三伏天或夏至到秋分阶段，运用中医的各种手段如中药、针灸、气功等，扶正固本，从而使冬季减少发病和减轻症状，或达到临床缓解。

2. 冬令调治

冬令调治是冬病夏治的延续，在疾病得到初步缓解后，或急性期后，利用冬至经“三九”到春分这个阶段，再次进行预防性调摄的一种独特方法。

二、冬病夏治与冬令调治理论依据

1. 冬病夏治的理论根据

冬、夏是正常气候的转变，由立春后天气暖和到夏至后天气炎热是阴气渐消、阳气渐长至极盛的阶段，故称春夏为阳。春天是阳气开始升发之时，万物生长，人体的阳气也随之生发，腠理开泄。到了夏季腠理大开，以汗来调节体温和阴阳。《素问·生气通天论》说：“阳者卫外而固也。”指出阳气在抗邪中的重要性。若阳气虚弱则邪气就会乘虚而袭，有呼吸系统疾病的患者本来已肺、脾、肾三脏阳气俱虚，加上冬天疾病缠身，收藏的精气所存无己，到了春夏之季，随着腠理的开泄，阳气更显不足。再加上夏季的生冷、水湿又伤脾气，所以必须采取“春夏养阳”的方法，抓住长夏三伏天至秋分之时补充卫外的阳气，以在秋冬之季能抵御寒邪而不发生呼吸系统疾病。补阳气的药物，以参、芪之类为代表。

阳气有卫外而固表的功能，阳气充盛，人体才不会生病，故必须注意保养。《内经》说：“气百乃闭，是故暮而收拒，无扰筋骨，无见雾露。”说明人体阳气在薄暮时已趋向内移，内移后体表的阳气呈收敛、闭拒状态。也就是说，人体经过白天的活动，到了晚上就该休息，这样阳气就能够收敛。若阳气衰微，则容易遭受阴寒之邪的侵袭而发生疾病。《素问·生气通天论》曰：“阳气者，若天与日，失其所则折寿而不彰。”说明古人对人体阳气的保养非常重视。

2. 冬令调治的理论根据

冬季是万物收藏之季。《素问·四气调神大论》说：“此冬气之应藏，养藏之道也。”指出冬季应注意收藏，不要使潜藏的阳气向外发泄。在“春夏养阳”之后，虽然体内的阳气已得到补充，但尚未达到阴阳平衡。古人云：“气为血之帅，血为气之母。气行则血行，气滞则血瘀。”因此在冬令收藏之时，采用“秋冬养阴”之法十分必要，它是“春夏养阳”的继续。如果冬季不能把阴血调整好，到了春天，阴血会随阳气外泄，外走脉外，加剧脉中的瘀阻，使旧病加剧，或再发新病。“阴者”包括营和血，乃肝、肾二脏主宰，肝主藏血，肾主藏精，肝肾同源，精血互生。张景岳认为：“阴虚即精虚，阴虚则病，阴绝则死。”表明精虚则气无所附，生化之机息矣，所以补阴也是很重要的。代表药应属胶类，如阿胶、龟板胶、鹿角胶等，此乃补血益髓，血肉之有情之品，配用益气、健脾、活血之药，在冬藏之时调理阴阳、气血，有助于身体达到阴阳平衡，五脏六腑协调。气血和顺，则百病不生。

三、冬病夏治与冬令调治的作用

1. 冬病夏治与冬令调治符合“治未病”原则

《金匮要略》云：“夫治未病者，见肝之病，知肝传脾，当先实脾。”古人把“治未病”的医生称为“上工”。《内经》指出，“不治已病，治未病”的意义有二：一是未病时防止疾病的发生；二是已病后防止疾病的传变。前

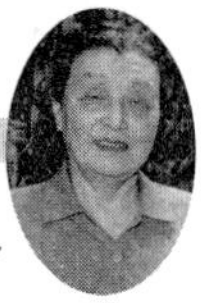

者采取各种措施增强体质，避虚邪，调饮食，以防止疾病的发生。后者强调早期诊断，早期治疗，预防疾病传变，使患者尽快恢复到健康状态。

2. 冬病夏治与冬令调治体现了治疗与调摄相结合

疾病的发生、发展与转归都是邪正相争的结果。其中正气起着决定性的作用。《黄帝内经》说：“正气存内，邪不可干。”“邪之所凑，其气必虚。”此处的“气虚”是内因变化的根本。在自然环境发生突变时，人体自身往往难以调节，从而使邪气乘虚而入，导致发病。冬病夏治与冬令调治通过治疗与调摄相结合，扶助体内“正气”，改善内环境，使患者达到“天人相应”，从而避免和减少疾病的发生。

3. 冬病夏治与冬令调治体现了中医的整体观

呼吸系统疾病多虚实夹杂，病情复杂，小儿多发育欠佳，胸廓畸形，营养不良，甚者幼时已形成“夙根”。老年多呈器官、组织退行性变化，功能衰减，由于长期患病，体内多形成痰瘀，气血、阴阳及脏腑功能失调，在这种情况下，冬病夏治与冬令调治可以发挥中药整体调节的作用，促进疾病的早日康复。

四、冬病夏治与冬令调治的方法

（一）冬病夏治的方法

1. 夹脊或穴位灸法

一般使用麝香或药饼，在脊椎两旁的大杼、肺俞、心俞、膈俞、脾俞等穴，从“三伏”的头伏开始进行贴敷，每伏换 1 次以起微泡或发红为度。

2. 药酒擦脊背法

一般使用自拟药酒，将酒敷于背部督脉经上（脊椎），然后用双手在背上抓脊，使脊上皮肤至发红、发热为止，三伏天每伏分别进行。

3. 穴位注射

采用黄芪、当归、鱼腥草等注射液，在三伏天进行穴位注射，穴位以手内关、曲池、足三里等穴位为主。

4. 中药治疗

中药的治疗方法很多，多在急性期后，或三伏天，或夏至到秋分时期治疗。方法有健脾、补肺、温肾、纳气、益气养阴、活血化瘀等，主要从肺、脾、肾三脏着手，调节三脏的气血和阴阳平衡，去除瘀、痰，减少复发，达到“治未病”。我院院内制剂有夏治 1 ~ 4 号、升血灵胶囊，中成药有贞芪扶正冲剂、玉屏风丸（口服液）、百令胶囊、金水宝胶囊、咳喘固本胶囊、生保灵等。此外，根据患者的体质和疾病的寒、热、虚、实、阴、阳、气、血的不同，自拟处方制成丸剂在缓解期服用。

（二）冬令调治的方法

膏滋药是冬令调治的最佳剂型。

膏滋药的应用

一、膏滋药定义

所谓膏滋（膏子）是滤取药物的煎液，经浓缩后加入糖或蜂蜜等熬炼成稠厚的药膏，因药物多具有滋补性质，故称为膏滋药。

二、膏滋药的历史

从唐宋时期开始，医家已重视膏滋的使用，并把它视为去病强身、延年益寿的方法。宋朝洪景严在《洪氏集验方》中载有琼玉膏，主治虚劳，是养阴润肺的祖方。金元时期，医学流派百家争鸣，各创新说，滋阴派朱丹溪变琼玉膏的剂量，仍以“琼玉”为名，用于填精、补虚、调摄、养生，成为滋阴、强身、延年的代表方。刘完素在《素问病机气宜保命集》中介绍了许多养生延年之法，并提倡使用膏滋。他创制的桑椹子膏，主治血虚生风、血痹风痹、老年便秘、夜寐不安等，确是补虚扶正、养生保健的膏滋良方。明代李时珍在《本草纲目》中较为详细地叙述了益母草膏制取的过程，指出膏滋制作的重要性，以后各家均以养生延年、补虚扶正为主导，创制出诸多名方。如张景岳的两仪膏、王肯堂的参术膏均是益气补虚之妙方。清代后膏滋药渐为普遍，如张路的二冬膏，何炫的坤髓膏、卫生膏等流传至今。另有《摄生秘旨》中的杞圆膏、《医方集解》的龟鹿二仙膏均被视为抗老延年的有效膏方。膏滋不仅医家喜用，也广受老百姓的青睐，为“治未病”、抗衰老、促长寿做出了贡献。

三、膏滋药的功用

膏滋药的主要作用是扶正补虚，体现了《黄帝内经》“正气存内，邪不可干”的预防思想，其功用以调阴阳、补五脏、益气血、助正气为主，兼顾去邪治病，例如清里热、除冗寒、化痰湿、行气血、疏经脉、调冲任、展旷阳、消积聚等，体现了中医寓攻于补、攻补兼施的治疗特色。现代医学多用于增强人体免疫功能等。

四、膏滋药的应用范围

1. 用于慢性虚弱性疾病

“久病多虚，虚则补之”是慢性虚弱病的治疗原则。因呼吸系统疾病多病程长，常有虚实夹杂、气虚血瘀、阴亏阳弱的表现，非一针一药所能奏效，故必须选择一种适宜久服，既不伤脾胃，又能补虚，简便、安全的剂型，膏滋药最为理想。

2. 用于病后、术后、产后调理

此类患者体质虚弱，全身功能减退，胃肠消化能力降低，需服调补药。膏滋不仅容易吸收，又有滋补作用，促使机体尽快康复。

3. 用于养生延年

人到中年开始出现衰老，精气、肝肾、津血日益衰弱。抗衰老非一朝一夕之事，膏滋能够维持人体阴阳平衡，增强脏腑气血功能，起到延年益寿的作用。

五、膏滋药的辨证论治

膏滋药是中药的传统剂型，必须根据中医的基础理论，通过八纲辨证、脏腑辨证，审因求证，辨气血虚弱、阴阳失衡、脏腑失和的不同类型，分别选用不同的补益方剂，不能滥施妄用补法。

六、膏方的处方注意与配伍要点

自古以来，医者都十分重视膏方脉案，其包括病因、病机、症状、立法、处方等。例如，王某五脏六腑、十二经脉充盛，气血满盈以达平定。由于肺气虚弱，难以卫外，加之饮食不节，伤及脾胃，运化失职，聚精成湿，蕴郁化热，灼炼成脂，沉积于肝，窜走脉中，阻碍气血畅行，肝失疏泄，营阴暗耗，气滞血瘀，郁热时下迫大肠，肠风出血，或下移膀胱，气化不利，肾气同亏，藏精不足，无力濡养腰脊。症见容易感冒，纳佳，血脂、胆固醇、血黏度升高，脂肪肝，腰酸乏力，痔血，尿淋漓，舌质红，苔白稍厚，脉细弦。给予益气固卫、健脾助运、化浊消脂、清泄肠热，补肾壮腰、固摄活血之法。制成膏滋缓调治。

医师处以膏方时需要注意的是：

1. 医必执方，医不执方。

2. 补而不滞，动静结合。

3. 五脏六腑，阴阳平衡。

4. 益气补血，生津填精。

5. 培补脾胃，滋润肝肾。

七、膏滋药的制作方法

1. 以饮片为主，贵重药品研粉，鲜果实取汁备用。

2. 煎煮：把饮片放入大容器内，冷水浸泡一夜（12 小时以上），水漫过药面 10～20mm。第 2 天用文火煎煮，待药得到充分膨胀，改用大火煎沸 1 小时以上，过滤取汁，反复 3 次以上。以药味淡薄为度。将 3～4 次药汁混合，再用毛巾或四层纱布过滤（可重复），取澄清液，备用。

3. 浓缩：将备用的澄清液，先用武火煮沸，去浮沫，改用文火，同时不断搅动以防焦化，直到表面结皮。

4. 收膏：将冰糖或蜂蜜加入浓缩药液中，边加边搅，再度浓缩，直至收膏。若要加胶类（阿胶、龟板胶、鹿角胶等），应在浸泡饮片时，同时把胶类药物放入 250g 酒中溶化，煎药前先蒸化备用。浓缩液加入冰糖或蜂蜜后，稍搅拌收膏时即可把备用的胶类药物倒入，边加边搅，直至收膏。收膏要求：当搅拌棒上的膏汁下滴呈一条线时（类似拔丝），或膏汁滴入冷水中呈珠状时，即离火，倒入洗干净的容器中（不能用玻璃和铝罐），冷却后加盖，收藏备用。

八、膏滋药的优点与注意点

1. 优点

①可以缩小剂量，不含纤维和杂质，不损胃气，利于吸收消化，药效持久。

②方便，久服，无需熬煎。保存妥当，一般可达 2 个月以上，适宜四季服用。

③服用适口，不限年龄，老少皆宜。

2. 注意点

①早、晚各 1 匙，开水冲服或含化。若遇外感、腹泻等急性病时停服。

②初服膏滋药时宜少，逐渐增加药量。若出现胃胀，请处方医生调治后再服用。

③注意贮存。熬成的膏必须冷却后加盖，容器要洗净，缸内取药的汤匙

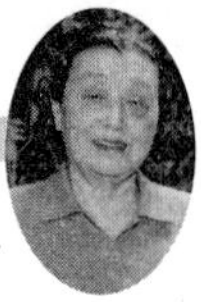

要干净，且不能沾水和重复使用，以防霉变。若出现霉点应去掉霉变层，加盖蒸沸；或直接在文火上煮沸，边煮边搅，以防焦化。须冷却后加盖放冰箱内贮存。

九、膏滋药的分类

膏滋药可分素膏和荤膏两大类。

1. 素膏

仅以糖和蜜熬炼成膏的称素膏，有滋润脏腑的功效。

2. 荤膏

含有动物类药物，以胶炼膏的称为荤膏，具有滋而补虚、润而泽脏的作用。因胶滞柔腻，故需遵循先少量、逐步增量的原则。

十、膏滋处方应注意的问题

1. 脉案

历来医家对膏滋药的处方十分讲究，对患者的要求也十分苛刻，要求医者字秀、文美、理晰、药精。这类处方的脉案比较讲究，一般要求包括述症、求因、探病机、论治法，不但要反映出医者学术与临床上的深厚功底，还要体现文学方面的良好修养。

2. 主方

膏方脉案一般不指出所采用的主方名称，但这不等于没有主方，因治疗针对的证多，需照顾的面广，尽量做到面面俱到。因此，一张膏方往往同时选用几个主方，但也有主次之分，主辅结合，随证变化。从补益来说，常用的主方有四君子汤，包括异功散、六君子汤、香砂六君子汤、保元汤、参苓白术散、补中益气汤等；四物汤包括圣愈汤、当归补血汤、归脾汤、八珍汤、十全大补汤、人参养荣丸、生脉散、炙甘草汤等；理中丸包括桂枝人参汤、小建中汤、黄芪建中汤、当归建中汤、大建中汤等；六味地黄丸包括麦味地黄丸、杞菊地黄丸、知柏地黄丸、都气丸、左归丸、左归饮、大补阴丸、一贯煎等；肾气丸包括加味肾气丸、右归丸、右归饮及地黄饮子等。

3. 药味

每方用药 24 ~ 34 味，一般 30 味左右。所用的胶类药有阿胶、龟板胶、鹿角胶、鳖甲胶、黄明胶等，每方胶类药用 1 ~ 2 种。每方果品类药物有红枣、莲子、龙眼、胡桃、白果、黑枣，每方 2 ~ 4 味不等，由病情、体质与医者习惯决定。

4. 剂量

每味药用量一般为常用处方量的10倍左右，其中补肝肾之药剂量略偏大，祛邪药包括辛热、苦寒类药宜偏小。如生地黄、熟地黄可用至200～300g，木香60g，香附60～90g，半夏60g，川黄柏、泽泻、青皮、桂枝各60～90g，炮姜30～60g，川芎60～90g，砂仁为除膏药之腻，每方用至30～60g（内热著者易为陈皮、玫瑰花，同时熟地黄改为首乌）。

5. 比例

指扶正与祛邪之间的比例。剂量差别见上述。药味上一般扶正药与祛邪药掌握10∶2左右的比例为宜。以每方30味为例，扶正药23～25味，祛邪药5～7味。需指出的是，祛邪药宜选择作用相对缓和、药力不太峻烈者，一般知母与川黄柏、肉桂与附子不同时应用，其他如龙胆、山栀、川乌、草乌之类临床很少使用。

6. 调味

膏滋药的调味品为冰糖，本草载此味性甘温，功能补脾缓肝，润肺和中，消痰治嗽。然多食易助热，因此用量大小宜根据病情、体质的不同与平素饮食习惯的差异灵活掌握，也有辨证的问题，一般每剂膏滋药用冰糖250～500g，如平素喜甜食者可量大，否则量宜小；脾虚者可量大，肝热者量宜小；阳虚者可量大，阴虚者量宜小。近来也有医者在冰糖的基础上加入饴糖或蜂蜜，如为糖尿病患者可以木糖醇为主，掺入适量的蜂蜜，这都是适应病情需要的一种变法。

7. 注意收膏药物的运用

并非所有的药物都能收膏，在辨证配伍中要注意多使用能增汁收膏的药物。果实类药如枸杞子、五味子、桑椹子、金樱子、柏子仁等。滋腻厚味药如生地黄、熟地黄、首乌、巴戟、参类药物等。滋汁多的药如黄精、萸肉、天冬、麦冬、百合、百部、枣仁等。淀粉类药如薏苡仁、莲子、白扁豆、山药、芡实、泽泻、茯苓等。

十、治验医案

案1

郭某，男，39岁，干部。初诊日期：2010年10月10日。

高血压10余年，冠心病5年。症见胸闷心慌、怔忡，怕冷，乏力，颈背板滞，腰酸，夜寐欠安，舌质红，苔薄白，脉细缓。此乃气血未通畅，肝、肾阴亏，拟益肾柔肝、健脾宁心、活血通络之法，按秋冬养阴原则巩固调治。

诊断：高血压，冠心病。

处方：枸杞子200g，生地黄120g，熟地黄120g，白茯苓100g，泽泻

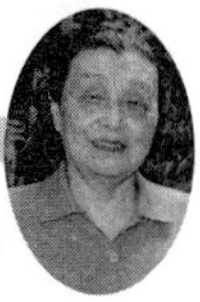

100g，粉丹皮100g，淮山药200g，山茱萸100g，西党参200g，麦冬120g，五味子90g，炒当归120g，炒赤芍120g，炒白芍120g，淮小麦300g，苏梗120g，苏木120g，制黄精200g，川桂枝100g，炙甘草90g，佛手片120g，煨葛根200g，炒地龙120g，炒杜仲120g，川续断120g，桑椹子200g，砂仁60g，蔻仁60g，生薏苡仁120g，炒薏苡仁120g，制玉竹150g，炒枣仁200g，夜交藤200g，绞股蓝150g，女贞子120g，参三七80g，灵芝草100g，潼蒺藜100g，白蒺藜100g，金狗脊100g，川牛膝100g，陈皮90g。水煎浓缩，加入龟板胶400g，鹿角胶100g，冰糖500g，黄酒250g。收膏备用，早、晚各1匙，开水冲服。

嘱遇外感、腹泻及其他急性疾病时即停药，请医师改方，病愈后再服。若天气热或膏滋出现霉变时，用纱布抹去霉点，盖上盖隔水蒸，待药沸后取出，冷却后加盖，备用。

经两个冬天的宽胸理气、养血宁心、通阳益肾调治后，胸闷心慌、怔忡，颈背板滞，腰酸基本消失，怕冷，乏力，夜寐欠安明显好转。

案2

范某，女，35岁，技术员。初诊日期：2009年11月12日。

哮证已成夙根，肺、脾、肾三脏俱虚，虽经治疗病情缓解，肺卫仍然失固，易被六淫之邪诱发。脾气不足，生化无力，气血双亏，子病及母，心气不足，心失所养。肝血不藏。肾髓缺乏，不养冲任。症见头晕颈板，神疲乏力，口腔溃疡，夜寐欠安，腰酸肢软，胸闷心悸且烦，月经量少色暗，舌质红，苔白，脉细缓。治以益气固表，健脾养血，平补肝肾，调和冲任。正值冬令，以膏滋调治。

诊断：哮喘。

处方：生黄芪200g，生白术100g，防风90g，金荞麦200g，炒黄芩120g，炒当归120g，生地黄120g，熟地黄120g，川芎120g，炒白芍120g，桑白皮120g，浙贝母150g，白桔梗100g，地肤子100g，紫背浮萍100g，水牛角120g，肥知母120g，淡竹叶90g，西党参200g，麦冬120g，五味子90g，苏梗120g，紫丹参200g，淮小麦300g，制首乌200g，制玉竹120g，独活90g，制香附120g，炒杜仲120g，桑椹子200g，女贞子100g，川续断120g，胡黄连50g，绞股蓝150g，潼蒺藜100g，白蒺藜100g，失笑散（包）90g，陈皮90g。水煎浓缩，加入龟板胶400g，阿胶100g，冰糖500g，黄酒250g。收膏备用，早、晚各1匙，开水冲服。

嘱遇外感、腹泻及其他急性疾病时即停药，请医师改方，病愈后再服。若天气热或膏滋出现霉变时，用纱布抹去霉点，盖上盖隔水蒸，待药沸后取出，冷却后加盖，备用。

经膏方治疗后，哮喘半年未发。口腔溃疡，头晕颈板基本消失，胸闷心悸，乏力，腰酸肢软，夜寐欠安明显好转。

案3

杨某，女，39岁，职工。初诊日期：2010年11月10日。

肝经郁热，疏泄、条达失司，藏血功能受损，精血难以充养，冲任失调（宫外孕病史）。症见月经先期1周、量少、兼块，经前腹痛，乳房胀痛，痤疮明显，头昏乏力，血压偏低，夜寐梦多，舌质红，苔薄白，脉细缓。治以疏肝解郁，养血益肾，调和冲任。煎膏缓图治。

诊断：月经失调先期，痤疮。

处方：炒当归120g，软柴胡100g，白茯苓100g，炒白芍120g，炒白术100g，焦山栀90g，粉丹皮100g，制香附120g，广郁金120g，紫丹参200g，川芎120g，生地黄120g，熟地黄120g，独活120g，延胡索150g，青皮90g，陈皮90g，重楼120g，山慈菇120g，小茴香90g，生蒲黄100g，熟蒲黄100g，五灵脂90g，枸杞子200g，制黄精200g，淮山药200g，泽泻100g，山茱萸100g，玫瑰花90g，绿萼梅90g，香白芷120g，白桔梗90g，煨葛根200g，炒地龙120g，明天麻120g，制首乌200g，佛手片120g，砂仁60g，蔻仁60g，潼蒺藜100g，白蒺藜100g，炒杜仲120g，川续断120g，桑椹子200g，灵芝草100g。水煎浓缩，加入龟板胶400g，阿胶100g，冰糖500g，黄酒250g。收膏备用，早、晚各1匙，开水冲服。

嘱遇外感、腹泻及其他急性疾病时即停药，请医师改方，病愈后再服。若天气热或膏滋出现霉变时，用纱布抹去霉点，盖上盖隔水蒸，待药沸后取出，冷却后加盖，备用。

服膏方后月经周期趋于正常，量渐增多，血块消失；经前腹痛、乳房胀痛、痤疮明显缓解；头昏乏力，夜寐梦多消失。

案4

杨某，男，72岁，退休。初诊日期：2013年11月17日。

耄耋之年，肝肾失调，湿浊下注焦急，经6年调治，诸症均有好转，体质明显增强。但肝、心、脾日益衰减，气血、阴阳，失于和顺。症见口腔溃疡，胸闷心慌，时时口干，夜寐欠安，尿频急，舌质红，苔少，脉右缓，左细弦。此乃肝肾阴液暗耗，虚火上炎，肾气化不利，心阴不足而致。予膏滋药调治，治以滋阴柔肝，养血宁心，健脾清胃，益肾敛阴。

诊断：泌尿系感染。

处方：枸杞子200g，肥知母100g，炒黄柏100g，生地黄120g，熟地黄120g，白茯苓120g，粉丹皮120g，淮山药200g，鹿衔草300g，水牛角120g，凤尾草200g，香白芷120g，西党参200g，寸麦冬120g，柏子仁120g，桑椹子

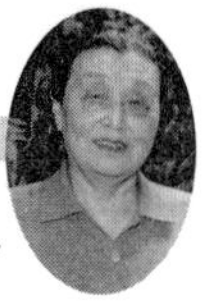

300g，金樱子 300g，芡实 120g，生薏苡仁 120g，炒薏苡仁 120g，绞股蓝 150g，石斛 120g，石见穿 120g，炙炮甲 100g，炒杜仲 120g，川续断 120g，炒枣仁 200g，佛手片 120g，女贞子 100g，川牛膝 100g，陈皮 90g。水煎浓缩，加入龟板胶 400g，阿胶 100g，冰糖 500g，黄酒 250g。收膏备用，早、晚各 1 匙，开水冲服。

若嘱遇外感、腹泻及其他急性疾病时即停药，请医师改方，病愈后再服。若天气热或膏滋出现霉变时，用纱布抹去霉点，盖上盖隔水蒸，待药沸后取出，冷却后加盖，备用。

药后口腔溃疡，口干消失；胸闷心慌，夜寐欠安，尿频急缓解。

案 5

王某，女，4 岁，幼儿园。初诊日期：2011 年 10 月 19 日。

自幼患哮喘，常因天气之变和外感而诱发。发作时肺失宣降，痰阻气道，气管痉挛，而致喘证。日久肺气亏虚，涉及脾、肾二脏，脾失健运，胃失和降，痰伏于膈下，贮于肺中，加之肾气未充，症见反复咳嗽，痰量不多，鼻涕时流，纳食一般，便调，舌质淡红，脉细缓。治以益气固表，祛风化痰，健脾助运，和胃益肾。

处方：生黄芪 150g，生白术 100g，防风 60g，西党参 150g，麦冬 100g，五味子 60g，金荞麦 150g，炒黄芩 120g，炙麻黄 60g，苍耳子 90g，香白芷 100g，辛夷 90g，川芎 100g，生薏苡仁 120g，炒薏苡仁 120g，淮山药 150g，砂仁 60g，蔻仁 60g，炒白扁豆 100g，桔梗 60g，桑白皮 100g，浙贝母 100g，地肤子 100g，浮萍 100g，制香附 90g，佛手片 100g，川断 100g，桑椹子 150g，芡实 90g，金樱子 150g，女贞子 90g，陈皮 90g。枣泥 1000g，冰糖 750g，紫河车粉 40g。制成素膏备用，早、晚各 1 匙，开水冲服。遇感冒、腹泻停服，哮喘发作时来院换药控制。

经膏方治疗后，一个冬天哮喘未发，咳嗽减少，纳食增加，体质增强。

案 6

王某，男，43 岁，教师。初诊日期：2010 年 12 月 5 日。

痰浊之体，脾胃功能早虚，脾阳不振，运输困难，水液内停，聚而成湿，伏于膈下，时而上渍于肺，痰贮气道，肺失宣降，阻碍阳气，迫液外越，又日久化热，灼炼成脂，窜走脉络，郁于肝脏，使肝之疏泄、条达失常，肝阳上亢。症见咳嗽多痰，夜间汗多，血脂升高，脂肪肝，血压升高，纳佳便干，体重超出 17kg，舌质红，苔薄白，脉细缓。治以健脾助运，化湿祛浊，滋阴益肾，平肝潜阳。值冬令收藏之季，制以膏滋缓慢调治。

诊断：高血压，高血脂，脂肪肝。

处方：生黄芪 200g，炒苍术 100g，炒白术 100g，猪苓 100g，茯苓 100g，

桔梗120g，桑白皮120g，浙贝母200g，生枳壳300g，决明子300g，苦丁茶150g，绞股蓝150g，金荞麦300g，双钩藤200g，夏枯草120g，桑椹子300g，皂角刺90g，制胆星120g，广郁金120g，枸杞子300g，制首乌300g，芦荟20g，川黄连60g，淡竹叶90g，制黄精300g，淮山药300g，粉丹皮150g，泽泻100g，生地黄120g，潼蒺藜120g，白蒺藜120g，炒杜仲120g，川续断120g，淮牛膝120g，防风90g，瘪桃干120g，女贞子120g，陈皮90g。水煎浓缩，加入龟板胶400g，冰糖500g，黄酒250g。收膏，备用，早、晚各1匙，开水冲服。遇感冒、腹泻停服。

药后咳嗽多痰，夜间汗多缓解；血压稳定；胃纳减少，大便次数增多，体重减轻3kg。

案7

王某，女，30岁，记者。初诊日期：2012年12月3日。

产后气血大亏，阴阳失衡，肝、脾、肾三脏失调，肝失所养，肝阴暗耗，虚阳上扰，横逆犯胃，胃火上炎，肝血不足与肾不能互生精血，脉络空虚，心失所养，心阳不足，冲任、胞宫血虚，经水不能按时而下，肝经郁热，下迫肠道，肠血下溢。症见头痛喜裹，胃胀嗳气，牙痛且浮，胸闷心慌，腰酸怕冷，月经后期、量少色暗，痔血，舌淡红，苔薄白，脉细缓。今正值冬令，治以养血柔肝，益气健脾补肾，引火归源，通阳宁心。

诊断：产后气血亏虚。

处方：炒当归200g，川芎120g，生地黄120g，熟地黄120g，炒赤芍120g，炒白芍120g，葛根200g，西党参200g，炒白术100g，寸麦冬120g，五味子90g，软柴胡100g，云茯苓100g，川桂枝90g，焦山栀90g，炒地龙120g，女贞子120g，桑椹子200g，炒杜仲120g，川牛膝120g，千年健200g，菟丝子120g，鹿衔草200g，淡竹叶90g，槐米200g，白蔹120g，制香附120g，广木香120g，青皮90g，陈皮100g，佛手片120g，潼蒺藜120g，白蒺藜120g。水煎浓缩，加入龟板胶400g，阿胶200g，冰糖500g，黄酒250g。收膏备用，早、晚各1匙，开水冲服。遇感冒、腹泻停服。

药后头痛，牙痛、胃胀嗳气消失；胸闷心慌、腰酸怕冷缓解；月经正常、量增加。

案8

方某，女，40岁，教师。初诊日期：2009年11月5日。

湿浊郁热，互结于胞宫，致卵巢囊肿、子宫肌瘤，并已切除，冲任二脉受损，太冲脉虚郁热，迫血妄行，故月经前期1周、量多兼块、时淋沥不尽。郁热上炎，犯及肝经，疏泄失司，伤及营阴，与肾不能相互制约，相互资生；气血失和，不能上荣于脑，髓海空虚，心神不守，阳气不展，阻于胸中，心

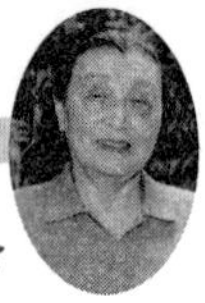

血无力鼓动脉律。症见头晕胸闷，颈板肢麻，心悸且烦，ST 波改变，平时易怒，夜寐易醒，腰酸便秘，舌质红，苔薄白，脉细小弦。治以疏肝理气，清滞化湿，健脾养血，宁心安神，益肾调经。冬令正值，制成膏滋缓缓调治。

诊断：月经失调。

处方：炒当归 200g，软柴胡 90g，白茯苓 100g，生白术 100g，防风 90g，广郁金 120g，白蔹 120g，炒白芍 120g，制香附 120g，生薏苡仁 150g，炒薏苡仁 150g，山慈菇 120g，皂角刺 90g，橘核 120g，焦山栀 90g，粉丹皮 150g，苏梗 120g，苏木 120g，西党参 200g，寸麦冬 120g，五味子 90g，紫丹参 120g，川芎 120g，煨葛根 300g，明天麻 120g，鸡血藤 300g，炒杜仲 120g，川续断 120g，桑椹子 300g，制玉竹 120g，炒枣仁 300g，合欢花 300g，淡竹叶 90g，生地黄 120g，熟地黄 120g，淮山药 300g，女贞子 120g，潼蒺藜 120g，白蒺藜 120g，失笑散（包）90g，益母草 120g。水煎浓缩，加入龟板胶 400g，阿胶 100g，冰糖 500g，黄酒 250g。收膏备用，早、晚各 1 匙，开水冲服。遇感冒、腹泻停服。

月经淋沥不尽消失，月经周期恢复正常，月经量减少；头晕胸闷、颈板肢麻、心悸易怒、夜寐易醒、腰酸便秘改善。

案 9

胡某，男，37 岁，职工。初诊日期：2011 年 11 月 8 日。

因车祸致慢性肺疾久治不愈。此乃肺气虚弱，不能固卫，故反复受六淫之邪侵袭。伤及脾气，运化失司，水停液聚，痰浊蕴伏，肺失肃降，胸阳不振。症见咳嗽痰黄，黏稠不畅，胸闷胸痛，容易疲劳。近 1 年经清肺祛痰、宽胸理气、活血健脾之治，症情明显好转。现正值冬令，按秋冬养阴之原则，治以益气固表，补肺祛痰，健脾益肾，活血化瘀，制成膏滋缓缓图治，以巩固治疗。

处方：生黄芪 200g，生白术 100g，防风 90g，金荞麦 300g，云雾草 150g，西党参 200g，寸麦冬 120g，五味子 90g，炒黄芩 120g，白桔梗 120g，桑白皮 120g，浙贝母 150g，生薏苡仁 120g，炒薏苡仁 120g，皂角刺 90g，石见穿 100g，炒当归 120g，炒白芍 120g，川芎 100g，生地黄 120g，熟地黄 120g，制黄精 200g，炙白薇 120g，石斛 120g，制玉竹 150g，栀子 200g，白茯苓 120g，淮山药 200g，粉丹皮 100g，绞股蓝 150g，灵芝草 100g，桑椹子 200g，炒杜仲 120g，川续断 120g，潼蒺藜 100g，白蒺藜 100g，陈皮 90g。

水煎，浓缩，加入龟板胶 500g，冰糖 500g，黄酒 250g。收膏，储藏备用。早、晚各 1 匙，开水冲服，遇感冒、腹泻停服。

服膏滋后咳嗽痰黄、黏稠不畅，胸闷胸痛、容易疲劳情况明显好转。

案 10

缪某，男，63 岁，退休。初诊日期：2012 年 12 月 5 日。

肝硬化病史 20 余年，经 8 年调治，体质明显增强。现年过花甲，肝、心二脏功能开始衰减，藏血不足，肝肾时有不调，今年体检 B 超示肝硬化明显改善。但因食膏粱厚味，反伤脾气，运化失职，液停成湿，灼炼成脂，窜走脉络，阻碍气血，肝失疏泄，肝脾失调，影响肝之藏血，上不荣脑。症见血压升高，血脂增高，颈背板滞，纳佳便调，舌质红，苔白，脉缓。今冬令正值，治以益气健脾，助运化湿，益肾活血，平肝消脂，用膏滋调治。

诊断：肝硬化，高血压，高脂血症。

处方：制黄精 200g，制首乌 200g，土茯苓 300g，炒苍术 120g，生地黄 120g，熟地黄 120g，淮山药 300g，泽泻 120g，粉丹皮 120g，山茱萸 100g，枸杞子 300g，决明子 300g，双钩藤 150g，苦丁茶 150g，绞股蓝 150g，皂角刺 90g，生枳壳 120g，佛手片 120g，煨葛根 300g，夏枯草 120g，女贞子 100g，炙鳖甲 120g，石斛 120g，桑椹子 200g，紫丹参 300g，制香附 120g，西党参 200g，广木香 100g，生薏苡仁 200g，制胆星 90g，玉米须 200g，参三七 90g，潼蒺藜 100g，白蒺藜 100g，炒杜仲 120g，淫羊藿 300g，陈皮 90g。水煎浓缩，加入龟板胶 400g，鹿角胶 100g，冰糖 500g，黄酒 250g。收膏备用，早、晚各 1 匙，开水冲服。遇感冒、腹泻停服。

服膏滋后血压稳定，血脂未增高；颈背板滞改善，胃纳减少，大便次数增多。

如何为小儿开膏方

小儿属纯阳之体，当生机蓬勃。由于先天禀赋不足，五脏六腑，十二经脉柔弱，气血充盈不盛，肾气未实，正气不足，无力抗邪。虽然得到父母的呵爱，补充营养，精心调理，仍难以避免六淫之邪的侵犯。若得不到及时治疗，可导致小儿气血亏虚，阴阳失衡，脏腑功能虚弱，易患各种疾病。若病情缓解，便可使用膏滋药以调节营卫气血，增强脾胃运化功能，促使病儿增强体质，助长智力，正常发育。开小儿膏方应注意以下几点。

一、寓攻于补，补攻兼施

《小儿药证直诀·序》指出：“脏腑柔弱，易虚易实，宜寒宜热。”小儿

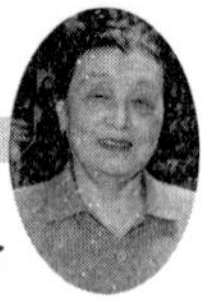

膏方要掌握扶正（补虚）、祛邪（泻实）的比例，不宜使滋腻的胶类或单纯用补药，以免引起脾胃壅滞，影响水谷精微的转输。为小儿开膏方时，要注意寓攻于补，补攻兼施。根据患儿的体质特点、病情轻重、病程长短分清寒热虚实，主辅结合，随证变化，灵活加减，做到“虚则补之，实则泻之”，寒温同用，清补并重，动静结合，降升兼顾，只有这样，才能取得满意的效果。

二、重视“脾常不足”

小儿“脾常不足”。脾为后天之本，属中州之土，生化之源，宜护不宜伐。小儿膏方要把握脾胃燥湿相济、刚柔相伍的特点。脾为阴土，得阳气温煦始能运化无穷，故脾阳当健；胃为阳土，得阴津滋润方可受纳不断，故胃阴当润。这与叶天士所云的“太阴脾土得阳始运，阳明燥土得阴自安”相符。因为小儿“脾常不足”，脾气不盛，一旦邪犯于肺，极易及脾，故常出现厌食、恶心、呕吐等症，故膏方中一定要顾及胃腑。胃者，足阳明经矣，多气多血，且“阳明以通为补”，一旦中焦壅阻，则清气不升，浊气不降，故小儿膏方要注意“通消”。

三、把握“稚阴稚阳”

10岁以下小儿脏腑娇嫩，形气未充，为“稚阴稚阳”之体。褚澄云：“男子为阳，阳中必有阴；阴之中数八，故一八而阳精升，二八而阳精溢。女子为阴，阴中必有阳；阳之中数七，故一七而阴血升，二七而阴血溢。阳精阴血皆饮食五味之实秀也。”从临床上看，长期发热的小儿舌苔多花剥（地图舌），口腔、舌与唇易发溃疡，且躁哭易怒，这些均是阴津被劫的表现；若饮食不当，则易出现呕吐脘胀、腹痛腹泻、面色苍白甚至白、身寒肢冷、容易出汗等阳气被夺之象。如得不到能及时治疗，往往导致夭折。故膏方中不但要注意益气固卫，和营敛汗，健脾和胃，滋肾养血，还要注意阴中求阳，阳中求阴，使阴阳有所依附，升降有序，补消同用。

小儿因肺卫不固，脾运失司，肾气不敛，所以多见感冒咳嗽、厌食少食、体弱遗尿等。虽然虚象明显，但不宜使用补益之药，用药宜清灵平和。小儿肾虚可理解为相对的虚，实为未实也。随年龄增长肾气必会充实，所以小儿膏方强调平补，用一些生地黄、熟地黄、淮山药、桑椹子、桑螵蛸、制黄精、金樱子、紫河车等即可，慎用温肾壮阳之品。张景岳说：“善补阳者，必于阴中求阳，则阳得阴助而生化无穷；善补阴者，必于阳中求阴，则阴得阳升而泉源不竭。”

四、伍施“行气活血”

小儿乃“稚阴稚阳”之体，气血生化常不足。气血是人体不可缺少的物质。《难经》云：“气主煦之，血主濡之。”“气为血之帅，血为气之母。”“气能生血，气能行血，气能摄血。血是气的载体，血得气而行。气虚则血滞，气滞则血瘀”。小儿患病后会引起气血失调，所以膏方需重用“行气”之品，以使气行血行，血动气旺。行气药宜轻升消滞结合，药如软柴胡、佛手片、绿萼梅、代代花、玫瑰花、砂仁、蔻仁、枳壳、青皮、陈皮等，同时，加用鸡内金、炒谷芽、炒麦芽、生山楂、焦山楂、六神曲等，以和胃降逆，消滞而不伤气，促进脾胃运化。活血药如川芎、炒当归、炒白芍等，以促使患儿气血和顺，阴阳平衡，五脏六腑、十二经脉通达，体质增强。

五、治验医案

汪某，3 岁，上幼儿园。症见容易感冒，咳嗽，咽喉发炎，纳食一般，夜寐易惊，夜尿 2 次或遗尿，舌质红，苔薄，脉缓，指纹正常。

诊断：咳嗽，咽炎。

辨证：肾气未充，肺气失固，难以抗邪，风热之邪常缠于咽鼻之间，气道失宣，痰易阻碍，故反复咳嗽。脾气虚弱，气血失和，心失血养，心神失守。

治则：益气固表，健脾和胃，养血宁心，益肾缩泉。制成素膏，冬令缓调治。

处方：生黄芪 120g，生白术 90g，防风 60g，金荞麦 120g，炒黄芩 100g，浙贝母 120g，桑白皮 100g，白桔梗 90g，生薏苡仁 120g，炒薏苡仁 120g，木蝴蝶 90g，鹅不食草 30g，土牛膝 60g，香白芷 100g，海蛤壳 90g，地肤子 100g，紫背浮萍 100g，西党参 120g，天冬 100g，麦冬 100g，五味子 50g，夜交藤 100g，鸡内金 120g，淮山药 200g，白茯苓 100g，淡竹叶 60g，桑椹子 120g，炒杜仲 100g，川续断 100g，女贞子 60g，潼蒺藜 90，白蒺藜，90g，化橘红 100g，金樱子 120g，桑螵蛸 120g，合欢花 120g。水煎浓缩，加入枣泥 1000g，冰糖 500g。收膏备用，早、晚各 1 匙，开水冲服。外感或腹泻时停服，经医师治疗后再服。

次年随访，1 年间基本未感冒，遗尿现象消失。

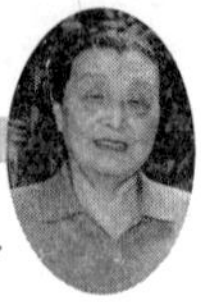

呼吸系统疾病的膏滋调治

一、膏滋调补在呼吸系统疾病中的作用

膏滋能健旺脏腑，增强体质，预防外邪侵入。呼吸系统疾病如感冒、咳嗽、哮证、喘证等往往随四季气候变化、辛劳疲倦或情志异常而反复发作，若未及时调治会随着体内正气抗病能力下降而日益加重，甚者传至其他脏腑。呼吸系统疾病的膏滋调补是呼吸系统疾病治疗的补充，对于疾病痊愈具有积极作用。

（一）未病先防

肺位居上，主表，易为外邪侵袭。膏滋能很好地预防外邪入侵。膏滋中有大量滋补品，如黄芪、党参、白术能增强机体网状内皮细胞的吞噬能力；肉桂、仙茅、菟丝子能促进抗体形成；玄参、天冬、麦冬、沙参能延长抗体存在时间，调节机体免疫功能。在冬令收藏时期服用，能吸收药物精华，调整机体免疫力，使“正气内存，邪不可干”，延长疾病缓解期，预防急性发作。

（二）既病防变

膏方是综合处方，防治结合，寓治于防，在缓解期服用，有效缓、稳定、持久的特点，如哮证、喘证，通过服用膏方可扶正固本，增强抗病能力，不仅能减少急性发作，防止传变，还可使疾病向痊愈方向发展。

（三）减轻发作病情

膏方能调节机体阴阳平衡，使气血调和，脏腑功能健旺，即使外邪引发呼吸道疾病，机体也有能力进行抵抗，使发作的病情较轻，恢复较快。

二、呼吸系统疾病膏方处方原则

呼吸系统疾病的膏方由30味左右的中药和胶脂组成。呼吸系统疾病有明确的定位，核心是肺，膏滋的目的是增强肺脏功能。人体是一个有机的整体，五脏六腑之间有经络相连，血脉相通，故膏滋除着重肺脏外，还要根据其他脏腑气、血、阴、阳、津、液的亏损及满溢，补其不足，损其有余，使机体达到新的平衡。呼吸系统疾病膏方的主要治则如下。

（一）护卫固表是关键

肺主表护卫，为人体屏障。肺气充足，卫外有力，肌肤得以濡养，腠理肌肤开合有度，皮肤柔润，肌肉坚实，外邪不易入侵。所以护卫固表是呼吸系统膏方的关键所在。然呼吸系统疾病往往因反复发作而耗损正气，出现子盗母气和母病及子现象，易损及脾、肾两脏。因肾为先天之本，“受五脏六腑之精而藏之”。精是化生元气的物质基础，通过三焦循行全身，内入五脏六腑，外达肌肤腠理，肾之元气对保护卫表具有重要作用。脾胃化生的水谷精微是维持生命活动所需营养物质的主要来源，是脏腑功能发挥的重要保证。谷精中的营养物质是免疫活性关键，脾胃生化有源，对提高机体免疫力、提高抗病能力具有重要作用。呼吸系统膏方护卫固表作用是通过补肺、健脾、益肾完成的。虽然呼吸系统疾病会影响心、肝功能，但只要肺卫有力，脾气生化有源，肾气充足，则外邪无隙可入，病变不易发生。故坚固卫表是关键，常用的护卫固表方有玉屏风散、六君子汤、人参蛤蚧散，药如党参、白术、黄芪、山药等。若阴液不足可加左归丸、麦味地黄丸、一贯煎，药如沙参、麦冬、百合滋阴润肺；阳气不足可加右归丸、肾气丸，药如淫羊藿、肉桂、紫河车、补骨脂、蛤蚧温补肾阳；虚象不明显者，以六味地黄丸、四物汤、四君子汤平补气血。另外，膏方滋补碍胃，可用佛手、陈皮、木香、谷芽、麦芽理气助运，以助吸收。

（二）清肺化痰贯穿其中

肺为清轻之脏，一物不容。邪干于肺，可使宣降失常，出现咳嗽咳痰。肺通调水道，朝百脉而主治节。肺系疾病易致肺通调水道失职，湿浊内停久而化为痰湿。朝百脉不力而使血脉不畅，血行缓慢，瘀血内生。痰湿、瘀血是常见客肺之内邪，两者交阻，遇外邪而作祟。所以呼吸系统膏方必须加祛邪之品，宣肺清肺、化痰涤痰、活血祛瘀必须贯穿其中。通过祛除呼吸道内的浊气，使肺络通畅，气机畅达，使膏滋调补发挥最佳作用。清肺可用金荞麦、黄芩、鱼腥草、金银花、紫花地丁；宣肺可用前胡、木蝴蝶、蝉衣、苍耳子、白芷、防风；祛热痰可用瓜蒌皮、贝母、竹茹、天竺黄、海浮石、蛤壳；化寒痰可用半夏、制南星、旋覆花；涤痰可用桔梗、白芥子、紫苏叶、葶苈子、桑白皮；活血化瘀可用川芎、丹参、苏木，需注意根据不同情况随症加减。

三、合理选胶以求阴阳平衡

常用的胶脂有阿胶、龟甲胶、鹿角胶。阿胶味甘，性平，入肺、肝、肾经，滋阴润肺，补血止血，能加速血中红细胞和血红蛋白生成，为呼吸系统

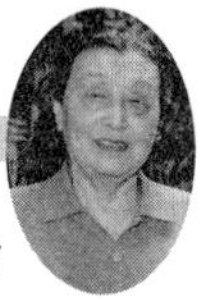

疾病膏方首选之品。但阿胶阴柔黏腻，守而不走，痰湿饮邪未化尽者慎用。龟甲胶咸、甘，微寒，滋阴潜阳，益肾健骨，能益肝肾，强筋骨，滋阴精，充骨髓，对阴虚火旺咳嗽、咯血者效佳。但其咸寒沉降，阳虚者不宜。鹿角胶甘咸而温，入肝、肾经。壮元阳，益精血，补督脉，强筋骨，尤其适用于阳虚气喘者。选胶时应根据患者体质，阳气不足宜用鹿角胶，阴血亏虚宜用阿胶、龟甲胶，也可根据需要二胶或三胶并用，以求阴阳平衡。因胶质滋补性腻，脾胃虚弱须兼顾，感受表证或泄泻者停用。

四、呼吸系统疾病的膏方辨证要点

1. 固表卫外

表虚易感多汗，药如玉屏风散。

2. 调和营卫

阳气虚衰，营卫不和，药如桂枝汤。

3. 健脾化痰

脾虚失运，痰贮气道，药如苓桂术甘汤、参苓白术散。

4. 益气补肾

肺脾气虚，肾不纳气，药如七味都气丸、杞菊地黄丸、左归丸、右归丸。

5. 活血化瘀

久病必瘀，气虚血滞，药如活血化瘀药物。

6. 清肺养阴

肺热痰壅，热伤肺阴，药如沙参麦冬汤、清肺解毒药。

总之，膏方是一种标本兼治的方法。处方时需注意清补、温凉、生津、活血、动静结合。

服食膏方的误区

膏方又称膏滋药，在杭城可以说家喻户晓，各大、小中医院和各药店都在开膏方，有的药店还举办把它成为膏方节、膏方月。1983 年冬季，浙江省中医院首次在中医内科举办了有 100 多人参加的膏方学习班，第 2 年人数增加到 200 余人。随着人们对膏方了解的逐渐深入，以及膏方疗效的显现，医院开膏方的科室已有内、外、妇、儿、肿瘤、皮肤科等，一个冬天全院可开出 4000 余张膏方。

膏滋药采取的是补治结合，是病后或产后治疗的一种延续，对湿浊、出血、痰浊、急慢性胃炎、急慢性呼吸系统疾病等不能立即开方，必先行治疗或用引路方再决定是否开膏方。

膏滋药的服用具有一定的适应证，并非所有人都适合。

一、患者方面

1. 已患病的人，未经过治疗和调理就想立即吃膏方，这是不对的。
2. 胃纳不好的人立即服膏滋会引起胃胀不适。
3. 中医认为，湿重的人一般不宜服膏滋，即舌苔厚腻者必须经开路方化湿后，才能决定可不可以服膏方。
4. 有的人为了方便，希望用膏滋减肥，这是不可能的。
5. 膏滋药是补药，不能当治疗药。所以必须病情稳定后由医师决定。

二、医师方面

1. 任何人要求开膏方就给开方，这是不对的。
2. 膏方是一张大方，一般要求服 2 ~ 3 个月。因此，要经过深思熟虑，辨证施方。有的医师一下开出二三十张膏方，这是不可取的。
3. 有的医师认为有钱就可以开高价方，不管什么人都开冬虫夏草、别直参、西洋参、生晒参甚至野山参等。这类药属贵重药，如入煎剂太浪费，研粉入药口感又不好，有的病人根本就不需要。这种医生纯粹为了生财之道。一般膏方一料 1000 元左右，不可以膏方牟利。

所以冬藏之时，调理气血，平衡阴阳是为来年能长时间身体阴阳平衡，五脏六腑协调，气血和顺。少生病，不生病，有充沛的精力工作和学习。

食疗与养生

一、我的养生经

我今年 77 岁了，但精力充沛，每周门诊，还上课带教，晚上经常写点东西。我心态很好，很乐观，想吃什么就吃什么，不大忌口，虽然锻炼的时间不多，但双休日还是经常外出走走。根据自己的身体状况，每年保健性地滋补两次，1 次是头伏、三伏间，吃些别直参。秋燥多吃水果、蔬菜，多喝水，

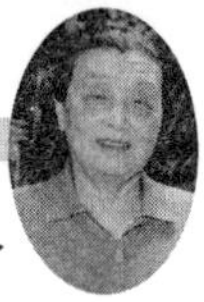

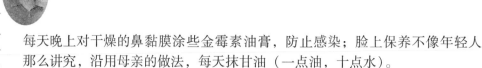

每天晚上对干燥的鼻黏膜涂些金霉素油膏，防止感染；脸上保养不像年轻人那么讲究，沿用母亲的做法，每天抹甘油（一点油，十点水）。

二、常用食疗方

（一）山药甲鱼煲

山药（滋阴，健脾，补肾）250g，甲鱼（味美，碱性，滋阴，多蛋白，日本人认为能治糖尿病）1只，砂锅煲，气虚阴亏者用之。

（二）黄精南瓜粥（或黄精薏苡仁粥）

黄精（降糖，补气滋阴，益寿）50～100g，南瓜适量，大米25g，煲粥，适用于糖尿病人。

（三）玉米须虫草茶

玉米须（利尿，降压，和胃，降糖）30～200g，先煎水；冬虫夏草（补益肺肾）1～2g，用玉米须水隔水煮虫草或煲，特别适合糖尿病肾病患者。

（四）家庭自制小膏方

1. 脾胃虚弱，平素面色萎黄，少气懒言，纳食不香，脘腹胀满者，可取莲子250g，薏苡仁150g，红枣100g，赤豆100g，阿胶250g。

2. 产后血虚，神疲乏力，头晕，夜寐不佳，便秘者，可取芝麻200g，大核桃250g，阿胶250g。

3. 肝肾阴亏，老年体虚，头昏目糊，腰酸膝软，少年白发及慢性肝炎恢复期者，可取芡实200g，枸杞子200g，首乌100g，石斛150g，阿胶250g。

4. 慢性咳嗽，反复发作，呼吸气促，体虚易感冒者，可取冬虫夏草20g，大核桃250g，生黄芪100g，阿胶200g。

（五）防秋燥食疗方

秋天易使人伤津耗液，因此应用一些生津养阴、润肺化痰之食疗方。

1. 北沙参30g，百合30g，鸭肉150g。共煮，待鸭肉熟后，饮汤食肉。

2. 雪梨1个（去核），将川贝粉3g、冰糖10g混合后纳入梨中，隔水蒸熟，食梨饮汤。

3. 鲜百合50g，蜂蜜30g，煎汤服食。

4. 玄参15g，麦冬12g，生地黄12g。煎水，代茶饮。

5. 红葡萄60g，荸荠30g，白茅根30g。煮汤，代茶饮。

6. 胡萝卜适量，洗净，切碎，加米一起煮粥。

7. 银耳20g，冰糖少许，炖熟食用。

徐志瑛教授大事记

一、年谱

1939年12月17日　生于浙江省杭州市。

1959～1965年　就读于浙江中医学院（现浙江中医药大学）中医医疗系（六年制），本科毕业。

1962年4～8月　跟随魏长春老师学习。

1964年4～11月　在杭州市红十字会医院内科，跟随吴宝森老师学习。

1964年12月～1965年6月　在宁波市中医院妇科，跟随宋世焱老师学习。

1965年9月～1966年10月　下基层开展血防工作，到江西省开展乙脑防治工作，被评为江西省“三好积极分子”。

1965年10月～1971年1月　在江西高安县人民医院工作，住院医师，以内科、传染科、妇科、儿科等为主，每年被评为医院的“三好积极分子”。

在传染病科以中药治疗流行性出血热，成功将死亡率从96.7%下降为16.9%，成为全国流行性出血防治点，并举办了全国讲习班，为中医辨证论治主讲人。

1971年至今　在浙江中医药大学附属第一医院（浙江省中医院）工作。

1972年　晋升为主治医师，主持中医病区工作。

1997年　被浙江中医学院聘为临床兼职教师。

1980年　率先在医院开展中医药防治“三衰”，成立中医急症科，为省内开展和组建中医急症协作组，负责高热、出血、中风、休克、急性菌痢等课题研究，并任浙江省急症协作组副组长。

1981年　“通里攻下、活血化瘀法对肺心病发作期的治疗及其对血气、血液流变学与电解质的影响”论文获1978～1980年浙江省自然科学较佳学术论文奖。

1983年　担任中内科主任，成立呼吸科，兼中医内科教研室主任，参与教学任务。

1983年　率先在浙江省开展“冬病夏治”“冬令调补（膏方调治）”。

1984年　承担全国中西结合呼吸病学会的年会主办单位。

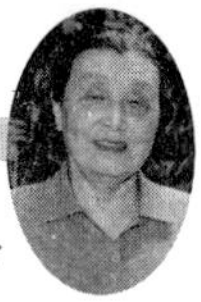

1985 年　晋升为副主任医师。在此期间担任科主任和学科带头人，并担任硕士研究生导师。

1985～2010 年　历任浙江省中医药学会常务理事和浙江省中医院学会内科分会专业委员会委员。

1986 年～今　每年均被聘为浙江省保健委员会专家和顾问。

1987 年　被聘为浙江省卫生厅药品审评委员会委员。

1987 年　被聘为中国中西医结合研究会呼吸病专业委员会委员。

1987 年　开办中医急诊课程，为主讲人和组织者。

1987～1994 年　任浙江省中医院院长兼浙江中医学院中医系主任。为实现医教结合，医院增设血液、肿瘤、小儿保健、前列腺、气管炎、整形、气功等特色专科，开发内窥镜下乳头括约肌切开取石、尿道内直视下内切开术、白血病细胞药敏、造血干细胞培养等新技术、新项目。1987 年医院床位数增至 500 张，年门诊量达到 767736 人次。

1988 年　被聘为中华医学会浙江分会国际医学交流中心理事；光明中医药函授学院浙江分院院务委员会委员；杭州西湖气功医院顾问。

1988 年　医院实行院长负责制，开设专家门诊，成立医药科技开发部，取得科研成果奖 4 项。特色专科门诊达到 26 个，购置 CT 机、碎石机、电子胃镜、血气分析仪等大型医疗设备。

由血液科和血研所马逢顺主持的“白血病祖细胞集落形成及其对 HOM 和 Ara－c 的敏感性测定”课题获浙江省科学技术进步三等奖。

1989 年　“清热解毒法与温阳蠲饮法治疗肺心病急性发作期的对照研究”论文获 1986～1988 年浙江省科技协会三等奖。

1989 年　被聘为《生活与健康》报编辑委员会委员，中国防痨学会浙江分会肺部疾病专家。

1989 年　由超声诊断科马孔阜主持的“左心室超声彩色动静态三维图像再建”课题获浙江省科学技术进步三等奖。

1990 年　被聘为浙江省科学基金生命科学评审组成员，《中国中西医结合临床》杂志常务编委。

在任浙江省中医院院长期间，医院评审通过浙江省三级甲等医院和浙江省文明医院，先后成立浙江省呼吸生理研究中心、浙江省中医临床研究中心、医疗质量控制中心。增置脑干诱发电位、全自动生化分析仪、牙科激光治疗仪等 14 件进口医疗设备。

由马孔阜主持的“左心室三维彩色图像再建研究”获浙江省自然科学三等奖和第二届北京国际博览会金奖；“造血干细胞培养及其对再障临床分型治

疗机理的研究”获浙江省自然科学四等奖；“三尖杉有效成分对急性非淋巴细胞性白血病的研究”获首届中国中医药文化博览会“神农杯”金奖；益视冲剂、苏肝口服液获“神农杯”优秀奖。

为医院组织8批下乡医疗队，支援磐安县的卫生事业。

1991～1996年 被聘为《浙江中医杂志》编委。

1991年 医院再次荣获浙江省文明医院和支援农村医疗工作先进单位称号。

3月中旬，医院首批下乡医疗队开赴缙云，先后开展了胃癌切除、胃镜、B超等新项目、新技术。

成立浙江省中医临床研究中心、呼吸病临床研究室。

1992年 被聘为全国中医院校临床教育研究会筹委会委员。由徐志瑛主持的“慢性肺源性心脏病缓解期的冬病夏治临床研究”获浙江省卫生厅科技进步二等奖。

率先引进一台具20世纪90年代先进水平的电脑近红外乳腺扫描诊断仪，开展近红外乳腺癌早期诊断；骨伤科成功应用DicK钉治疗外伤性截瘫。

1993年 晋升为主任医师。

1993年 为医院6450m^2的Ⅰ期工程门诊综合楼完工，立项6500m^2的Ⅱ期工程。购置全身CT机。血液科成功开展高难度的自体和异体骨髓移植。

成立浙江省聋儿康复研究室及肾病科，取得科学技术进步奖3项。

1994年 由徐志瑛主持的“止血1号的研究”获1992年浙江省医学科学技术进步三等奖。

1994年 为医院泌尿科引进国内先进技术和设备，在省内率先开展经尿道激光气化治疗前列腺增生症。

1994年 “慢性肺源性心脏病缓解期的冬病夏治临床研究”获1992年浙江省中医学科学技术进步二等奖。

1994年 被聘为《浙江省人民医院院刊》特约编委。

1996年 被聘为中国中西医结合学会呼吸病专业委员会委员。

1997年 被评为浙江省名中医。

1998年 被聘为浙江省中西医结合学会首届呼吸病专业委员会顾问。

1999年 由徐志瑛主持的“慢性肺源性心脏病阴阳转化实验研究及清热养阴法应用”获1999年浙江省教育委员会科技进步三等奖。

2002年 由徐志瑛主持“益气温肾清热活血法对慢阻肺的肺功能保护作用的研究”获2002年浙江省中医药科学技术创新二等奖。

2002年 在浙江中医学院“本科教学工作随机性水平评估”中被评为先

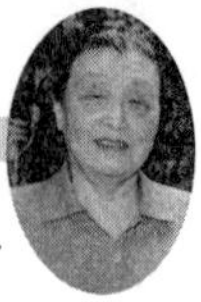

进个人。

2002 年　被原人事部、卫生部和国家中医药管理局联合遴选为“第三批全国老中医药专家学术经验继承工作指导老师”，为学术继承人。

2003 年　获浙江省教育厅颁发的教师资格证书，成为全国中西医结合呼吸病学会单位，任副秘书长。

2002 ~ 2010 年　被聘为浙江省医学会和杭州市医学会医疗事故技术鉴定专家库成员。

2003 年 9 月 ~ 2006 年 9 月　每周到东阳市中医院指导查房，建立呼吸中医病房，培养吴允华为学科带头人。

2004 年　获浙江中医学院 2003 年度“优秀授课教师”称号；荣获全国老卫生科技优秀工作者称号；入选“中华名院、名医、名药”专栏。

2006 年　获中华中医药学会“首届中医药传承特别贡献奖”；被聘为《中华现代中医学杂志》专家委员会常务编委。

2006 ~ 2008 年　参与“针灸系的美容”中医专题课程。

2007 年　被聘为浙江省名中医研究院研究员。

2007 ~ 2012 年　为浙江省老科技工作者协会理事，浙江省老卫生科技工作者协会常务理事、中医专业委员会常务副主任委员。

2011 年 9 月 1 日　国家中医药管理局批准成立“徐志瑛全国老中医药专家传承工作室”。

2012 年　被原人事部、卫生部和国家中医药管理局联合遴选为“第五批全国老中医药专家学术经验继承工作指导老师”，为学术继承人。

2013 年　被浙江中医药大学聘为博士研究生导师。

二、著作

1992 年副主编《实用中西医结合呼吸病学》，中国医药科技出版社出版。

1996 年参编《实用农村手册》中药一章，浙江科技出版社出版。

1999 年参编《呼吸病药理学和治疗学》，撰写第 41 章，中国医药科技出版社出版。

2004 年审校《健康与合理用药》，上海科技文献出版社出版。

2006 年参编《中国医院管理难点要点指导》中的中医医院和专科医院管理篇“谈谈中医病房和专科病房的现状与发展”卫生部医院管理研究所出版社出版。

2007 ~ 2009 年《浙江省名中医研究院徐志瑛手稿》，浙江省名中医研究院内部刊物。

2008年参编《浙江中医药名家之路》，中国中医药出版社出版。

2011年主审《徐志瑛膏方经验》，中国中医药出版社出版。

2011年参编《临证医案集萃——徐志瑛呼吸系统疑难杂病专家》，浙江科技出版社出版。

三、学术论文

1. 徐志瑛. 沥胞难产治例体会. 浙江中医杂志，1965（8）：19.

2. 徐志瑛. “导泻法”治疗急性肾功能衰竭14例疗效观察. 浙江中医学院学报，1984（1）：24.

3. 徐志瑛. 中医中药治疗肠道传染病疗效观察. 浙江中医学院学报，1985（1）：14.

4. 徐志瑛. 清热解毒与温阳蠲饮法治疗肺心病急性发作期的对照研究. 浙江中医杂志，1988（6）：34.

5. 徐志瑛. 慢性肺心病急性期失代偿性呼吸性酸中毒40例分析. 浙江中医学院学报增刊，1989（1）：55.

6. 徐志瑛. “冬病夏治”法治疗慢性肺源性心脏病219例. 浙江中医学院学报，1991（3）：17.

7. 徐志瑛. 温肾益气固本丸治疗支气管哮喘缓解期40例. 浙江中医杂志，1991（11）：482.

8. 徐志瑛. 己椒苈黄汤加味治疗右心衰竭30例. 浙江中医杂志，1993（4）：156－157.

9. 徐志瑛. 昏迷、休克、出血验案2例. 中国中医急诊增刊，1996（5）：128.

10. 徐志瑛. 急症临床验案. 浙江中医学院学报，1997（1）：31.

11. 徐志瑛. 肺心固本冲剂治疗缓解期慢性肺源性心脏病的临床和实验研究. 中国中医药科技，1998（4）：119－120.

12. 徐志瑛. 冬病夏治与冬令调治. 浙江中西医结合杂志，2003（6）：331－333.

13. 王德玉，徐志瑛. 论肝与代谢综合征. 浙江中西医结合杂志，2004（1）：23－24.

14. 徐志瑛. 急性肠梗阻的辨证论治. 浙江中西医结合杂志，2004（4）：595－596.

15. 徐志瑛. 肺间质纤维化的辨证施治. 浙江中西医结合杂志，2008（5）：265－267.

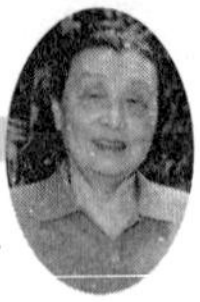

16. 徐志瑛．肺络为病·论肺间质纤维化．浙江中西医结合杂志，2009（6）：331－332.

四、获奖课题

1. “止血1号的研究”获1992年浙江省医学科学技术进步三等奖。

2. “慢性肺源性心脏病缓解期的冬病夏治临床研究”获1992年浙江省中医药科学技术进步二等奖。

3. “慢性肺源性心脏病阴阳转化实验研究及清热养阴法应用”获1999年浙江省教育委员会科技进步三等奖。

4. “益气温肾清热活血法对慢阻肺的肺功能保护作用的研究”获2002年浙江省中医药科学技术创新二等奖。

五、获奖论文

1. “‘通里攻下活血化瘀法’对肺心病发作期的治疗及其对血气、血液流变学与电解质的影响”获1978～1980年浙江省自然科学较佳学术论文奖。

2. “清热解毒法与温阳蠲饮法治疗肺心病急性发作期的对照研究”获1986～1988年浙江省科技协会三等奖。